Cárie Dentária
Diagnóstico e Monitoramento

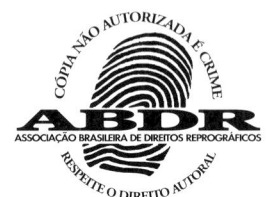

C277	Cárie dentária : diagnóstico e monitoramento / Organizador, Nigel Pitts ; tradução: Gabriela Langeloh ; revisão técnica: Sonia Groisman. – São Paulo : Artes Médicas, 2012. 231 p. : il. color ; 25 cm.
	ISBN 978-85-367-0168-4
	1. Odontologia. 2. Cárie dentária. I. Pitts, Nigel.
	CDU 616.314-002

Catalogação na publicação: Ana Paula M. Magnus – CRB 10/2052

Nigel Pitts
(Organizador)
Dental Health Services and Research Unit University of Dundee
Mackenzie Building, Kirsty Semple Way
Dundee DD2 4BF (UK)

Cárie Dentária
Diagnóstico e Monitoramento

Tradução:
Gabriela Langeloh

Consultoria, supervisão e revisão técnica desta edição:
Sonia Groisman
Cirurgiã-dentista. Coordenadora do curso de especialização em
Saúde Coletiva da Faculdade de Odontologia da Universidade
Federal do Rio de Janeiro (UFRJ). Membro do conselho editorial
da publicação internacional Caries Research e da diretoria da
Organização Europeia de Pesquisa e Cariologia. Pós-graduada em
Cariologia e Periodontia pela Lund University. Mestre e Doutora
em Saúde Coletiva pela Universidade Federal Fluminense (UFF).

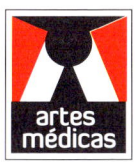

2012

Obra originalmente publicada sob o título Monographs in Oral Science, Vol.21: Detection, Assessment, Diagnosis and Monitoring of Caries.

ISBN 978-3-8055-9184-3

Copyright© 2009 by S.Karger AG, Allschwilerstrasse 10, CH-4058 Basel, Switzerland

This book has been translated from the original by Editora Artes Medicas, Brazil, a Division of Grupo A.

S.Karger AG, Basel, cannot be held responsible for any errors or inaccuracies that may have occurred during translation.

This book is copyright-protected. Please note that any distribution in whole or in part requires written consent from S.Karger AG.

Diretor editorial: *Milton Hecht*

Gerente editorial – Biociências: *Letícia Bispo de Lima*

Editora responsável por esta obra: *Juliana Lopes Bernardino*

Capa: *VS Digital – arte sobre capa original*

Editoração: *Techbooks*

Preparação de originais: *Cynthia Costa*

Leitura final: *Silvia Spada*

Reservados todos os direitos de publicação, em língua portuguesa, à EDITORA ARTES MÉDICAS LTDA., uma empresa do GRUPO A EDUCAÇÃO S.A.

Editora Artes Médicas Ltda.
Rua Dr. Cesário Mota Jr., 63 – Vila Buarque
CEP 01221-020 – São Paulo – SP
Tel.: 11.3221.9033 – Fax: 11.3223.6635
www.grupoaeditoras.com.br

É proibida a duplicação ou reprodução deste volume, no todo ou em parte, sob quaisquer formas ou por quaisquer meios (eletrônico, mecânico, gravação, fotocópia, distribuição na Web e outros), sem permissão expressa da Editora.

Unidade São Paulo
Av. Embaixador Macedo Soares, 10.735 – Pavilhão 5 – Cond. Espace Center
Vila Anastácio – 05095-035 – São Paulo – SP
Fone: (11) 3665-1100 Fax: (11) 3667-1333

SAC 0800 703-3444

IMPRESSO NO BRASIL
PRINTED IN BRAZIL

Coautores

A. Ferreira-Zandona
Department of Preventive and Community
Dentistry Oral Health Research Center,
Indiana University School of Dentistry
415 Lansing Street
Indianapolis, IN 46202 (USA)

A. Ismail
Maurice H. Kornberg School of Dentistry
Temple University
Philadelphia, Pa. (USA)

A. Lussi
Department of Preventive, Restorative and
Pediatric Dentistry
School of Dental Medicine
University of Bern
Freiburgstrasse 7
CH–3010 Bern (Switzerland)

B.T. Amaechi
UTHSCSA Department of Community Dentistry
7703 Floyd Curl Drive MC 7917
San Antonio, Texas 78229–3900 (USA)

C. Longbottom
Dental Health Services and Research Unit
University of Dundee
Mackenzie Building, Kirsty Semple Way
Dundee DD2 4BF (UK)

D. Bonetti
Dental Health Services and Research Unit
University of Dundee
Mackenzie Building, Kirsty Semple Way
Dundee DD2 4BF (UK)

D. Richards
Department of Public Health
NHS Forth Valley
Carseview House
Castle Business Park
Stirling (UK)

D. Ricketts
Dundee Dental Hospital and School
Park Place
Dundee DD1 4HR (UK)

D.T. Zero
Indiana University School of Dentistry Indianapolis,
Ind. (USA) **G.V.A. Topping**
Dental Health Services and Research Unit
University of Dundee
Mackenzie Building, Kirsty Semple Way
Dundee DD2 4BF (UK)

H. Eggertsson
Department of Preventive and Community
Dentistry Oral Health Research Center,
Indiana University School of Dentistry
415 Lansing Street
Indianapolis, IN 46202 (USA)

H. Ngo
5 Lower Kent Ridge Road
Singapore 119074 (Singapore)

J.E. Clarkson
Dental Health Services and Research Unit
University of Dundee
Mackenzie Building, Kirsty Semple Way
Dundee DD2 4BF (UK)

K.R. Ekstrand
University of Copenhagen
20 Nørre Allé
DK–2200 Copenhagen (Denmark)

K.W. Neuhaus
Department of Preventive, Restorative and
Pediatric Dentistry
School of Dental Medicine
University of Bern
Freiburgstrasse 7
CH–3010 Bern (Switzerland)

M.- C. Huysmans
Department of Cardiology & Endodontology
TRIKON: Institute for Dental Clinical Research
University of Nijmegen, PO Box 9101
6500 HB Nijmegen (The Netherlands)

M. Fontana
Department of Preventive and Community
Dentistry
Indiana University School of Dentistry
Indianapolis, Ind. (USA)

M. Kambara
Department of Preventive and Community
Dentistry
Osaka Dental University
Osaka (Japan)

R. Ellwood
Skelton House
Manchester Science Park
Manchester M15 6SH (UK)

R. Freeman
Dental Health Services and Research Unit
University of Dundee
Mackenzie Building, Kirsty Semple Way
Dundee DD2 4BF (UK)

S. Martignon
Research Centre
Dental Faculty
Universidad El Bosque
Bogotá (Colombia)

S. Twetman
Department of Cariology and Endodontics
Faculty of Health Sciences
University of Copenhagen
Nørre Allé 20
DK–2200 Copenhagen N (Denmark)

Sumário

Introdução   9
Como a detecção, a avaliação, o diagnóstico e o monitoramento das lesões cariosas se relacionam com o tratamento personalizado da doença cárie
N.B. Pitts

1 **Detecção clínica visual da lesão cariosa**   23
G.V.A. Topping – N.B. Pitts, para o Comitê do Sistema Internacional de Detecção e Avaliação da Cárie

2 **Métodos auxiliares tradicionais para a detecção da lesão cariosa**   50
K.W. Neuhaus – R. Ellwood – A. Lussi – N.B. Pitts

3 **Novos auxiliares para a detecção da lesão cariosa**   60
K.W. Neuhaus – C. Longbottom – R. Ellwood – A. Lussi

4 **Avaliação da atividade da lesão cariosa**   71
K.R. Ekstrand – D.T. Zero – S. Martignon – N.B. Pitts

5 **Avaliação do risco de cárie do paciente**   99
Svante Twetman – Margherita Fontana

6 **Histórico da dentição e das lesões cariosas**   110
H. Eggertsson – A. Ferreira-Zandona

7 **Avaliação do comportamento de saúde do paciente**   121
Ruth Freeman – Amid Ismail

8 **Plano de tratamento personalizado**   136
N.B. Pitts – D. Richards, para o Comitê do Sistema Internacional de Detecção e Avaliação da Cárie

9 **Cuidado em nível básico**   152
N.B. Pitts

10	**Opções tradicionais de tratamento preventivo**	157
	C. Longbottom – K. Ekstrand – D. Zero	
11	**Novas opções de tratamento preventivo**	164
	C. Longbottom – K. Ekstrand – D. Zero – M. Kambara	
12	**Opções tradicionais de tratamento operatório**	172
	D.N.J. Ricketts – N.B. Pitts	
13	**Novas opções de tratamento operatório**	182
	D.N.J. Ricketts – N.B. Pitts	
14	**Retorno, reavaliação e monitoramento**	196
	J.E. Clarkson – B.T. Amaechi – H. Ngo – D. Bonetti	
15	**Implantação**	207
	N.B. Pitts	
16	**Glossário de termos específicos**	218
	C. Longbottom – M.-C. Huysmans – N.B. Pitts – M. Fontana	
	Índice de nomes	226
	Índice	227

Introdução

Como a detecção, a avaliação, o diagnóstico e o monitoramento das lesões cariosas se relacionam com o tratamento personalizado da doença cárie

N.B. Pitts

Dental Health Services and Research Unit, University of Dundee, Dundee, UK

Resumo

Este capítulo traz uma visão geral de como a detecção, a avaliação, o diagnóstico e o monitoramento das lesões cariosas correlacionam-se com o tratamento personalizado da doença cárie. No contexto, é considerado o peso que a cárie, como doença passível de prevenção, tem representado em escala global. Apesar disso e da evidência de que uma abordagem puramente restauradora não "cura" a doença, o controle preventivo da ocorrência de lesões cariosas tem tido sua adoção reduzida em muitos países. Após iniciativas desenvolvidas na última década, hoje temos acesso a uma variedade de critérios e ferramentas clínicas que podem ser empregados para auxiliar o clínico no planejamento de um cuidado abrangente, centrado no paciente e preventivamente guiado. No centro dessa abordagem está uma sólida base de detecção, avaliação e diagnóstico que, quando combinados com informações apropriadas sobre o nível de risco do paciente e seu monitoramento, possibilitam um plano de tratamento eficaz. O Sistema Internacional de Detecção e Avaliação da Cárie (ICDAS)* pode facilitar esse processo. O ICDAS oferece critérios e códigos clínicos, juntamente com uma estrutura que possibilita o tratamento personalizado e abrangente das lesões cariosas, a fim de obter resultados melhores a longo prazo. O público-alvo deste livro compreende aqueles interessados no tema da cárie dental e seu tratamento clínico – de forma alguma, porém, isso o dissocia das missões paralelas nos domínios da saúde odontológica pública, da pesquisa ou da educação. Quando há avanços nesse campo, é importante que o conhecimento possa ser compartilhado em todos os domínios da odontologia, ultrapassando as fronteiras dos países. Isso assegurará uma melhor compreensão clínica e do paciente e ajudará no emprego dos achados científicos na prática clínica de forma mais eficiente.

Copyright©2009. S. Karger AG, Basel

A cárie dentária continua a representar um grande peso em termos de doenças passíveis de prevenção em escala global.[1,2] Um artigo de 2009 publicado em *The Lancet* aponta que a "saúde bucal constitui uma área negligenciada da saúde mundial e tradicionalmente tem pouco impacto nos marcadores da política nacional", que os cirurgiões-dentistas

---

* Sigla de *International Caries Detection and Assessment System*.

preferem "tratar em vez de prevenir as doenças bucais" e que "ainda, o ônus das doenças e condições bucais mais importantes é alto. A cárie dentária é uma das doenças crônicas mais comuns no mundo todo. Noventa por cento das pessoas já tiveram problemas dentários ou dor dentária provocada por cáries".[1] Embora o artigo tenha seu foco direcionado para fazer com que outras profissões se engajem na prevenção da cárie, afirmando que "a saúde bucal deve ser compromisso de todos",[1] muito também pode ser conseguido pela própria odontologia, ao adotar uma abordagem mais preventiva de tratamento. Um artigo anterior da mesma publicação concluiu que "a abordagem de prevenção primária deve se basear em fatores de risco comuns; a prevenção secundária e o tratamento devem se concentrar no tratamento do processo carioso e ao longo do tempo em cada paciente, com uma abordagem minimamente invasiva a preservadora do tecido dentário".[2]

Apesar dessas visões bastante claras, construídas com base em evidências e consenso internacional, e do conhecimento de que uma abordagem puramente restauradora/cirúrgica não "cura" a doença,[3] o controle preventivo do acometimento da doença cárie ou de lesões cariosas tem sido menos adotado em muitos países. Essa doença passível de prevenção ainda é responsável pela realização de muitas anestesias gerais em crianças, em ambiente hospitalar, e décadas de trabalho restaurador levaram muitos adultos a acumular mais cáries e um número cada vez maior de restaurações. Como resultado disso, em muitos países "desenvolvidos", legiões de idosos e de adultos retêm mais dentes do que seus predecessores. Esses dentes apresentam trabalhos restauradores complexos e superfícies expostas ao risco de novas lesões cariosas e de lesões cavitadas ou não, descritas como "cáries secundárias", à medida que alterações salivares, menor destreza manual e medicações constituem fatores que aumentam o risco de acometimento de lesões cariosas em graus variados nesses indivíduos.

Em muitos países, durante várias décadas, houve fracasso na implementação da prevenção mais abrangente da doença cárie na prática generalista. A disparidade entre o que é ensinado nas escolas de odontologia, na área de cariologia clínica, e o que é realizado e cobrado permanece muito grande. Ao mesmo tempo, a Organização Mundial da Saúde (OMS) e a World Health Assembly vêm aconselhando os governos a reorientarem as políticas no sentido de promoção de saúde e prevenção.[4] Na concepção de políticas e estratégias para saúde bucal, os países estão sendo orientados no sentido de que se deve "dar ênfase particular aos seguintes elementos... Aumento da capacidade *nos sistemas de saúde bucal orientada para a prevenção da doença e do cuidado primário,* organização dos serviços de saúde bucal, *variando desde prevenção, diagnóstico precoce e intervenção até a provisão de tratamento e reabilitação, e o tratamento de problemas de saúde bucal* da população de acordo com as necessidades e os recursos disponíveis".[4] A resolução da Sixtieth World Health Assembly no que diz respeito à saúde bucal: plano de ação para promoção e prevenção integrada da doença – demanda que os países membros adotem um número de "medidas para assegurar que a saúde bucal seja incorporada de forma apropriada às políticas de prevenção e tratamento integrados das doenças crônicas não comunicáveis e comunicáveis". As outras ações incluem o reconhecimento da necessidade de "fortalecer a pesquisa em saúde bucal e o uso de promoção de saúde bucal e prevenção da doença baseadas em evidências, de forma a consolidar e adaptar os programas e incentivar o intercâmbio de experiências e conhecimentos confiáveis entre países.[4]

O propósito deste livro

O propósito deste livro é fornecer uma síntese atualizada dos campos relacionados a *detecção, avaliação, diagnóstico e monitoramento das lesões cariosas*, na qual as evidências disponíveis são revisadas e as visões internacionais atuais sobre a melhor prática são resumidas, mostrando como a informação coletada pode ser reunida e servir de base para o planejamento, a realização e a avaliação clínica de um *tratamento abrangente da doença cárie e centrado no paciente*.

A filosofia da odontologia baseada em evidências nos guia no planejamento do cuidado, resultando na *realização da coisa certa, feita corretamente, no momento certo e pela pessoa certa*. É por esse motivo que os planos de tratamento personalizados têm aumentado, isto é, planos centrados no paciente, substituindo o interesse mecanicista, no qual pacientes muito diferentes com diferentes estados de atividade da doença e diferentes comportamentos e necessidades acabam sendo alvo de planos de tratamento muito semelhantes e "automáticos".

Agora os planos de tratamento são mais *abrangentes* do que algumas décadas atrás, já que os clínicos (e os pacientes) buscam planos mais holísticos e de longo prazo. Esses planos de tratamento não englobam apenas a cárie dentária e a restauração de dentes individuais, mas também consideram as necessidades e preferências dos indivíduos. Hoje, os cirurgiões-dentistas possuem maior variedade de informações que podem ser úteis e maior número de opções de tratamento disponíveis. As ações em saúde pública defendendo mudanças no sentido de um planejamento de saúde compartilhado no cuidado com o paciente se combinam muito bem com as práticas odontológicas centradas no paciente/cliente, desejando ser comercialmente bem-sucedida e, ao mesmo tempo, cultivar pacientes satisfeitos, motivados e leais, que retornem ao serviço por um longo período de tempo.

O público-alvo deste livro compreende aqueles interessados na doença cárie dental e seu tratamento clínico; de forma alguma isso o dissocia das missões paralelas nos domínios da saúde odontológica pública, da pesquisa ou da educação.

O papel do ICDAS

Todos os objetivos e elementos do tratamento descritos acima estão ligados aos aspectos do ICDAS e sua estrutura. Não há relação intrínseca entre eles; os elementos individualmente delineados neste livro podem ser considerados de modo isolado, e o são. Entretanto, os autores desejam compartilhar o potencial da metodologia do ICDAS para acentuar e possibilitar os processos para *detecção, avaliação, diagnóstico e monitoramento das lesões cariosas*, bem como para o planejamento de um *tratamento abrangente da doença cárie e centrado no paciente*. Os leitores também devem realizar sua avaliação sobre a utilidade dos vários critérios e ferramentas aqui delineados.

A visão compartilhada do ICDAS é a de que:

- se trata de um sistema clínico visual de classificação para uso na prática clínica e na educação, pesquisa e epidemiologia odontológica;

- é elaborado para levar a uma informação de melhor qualidade, a fim de ajudar nas decisões sobre o diagnóstico, o prognóstico e o tratamento clínico apropriado, nos níveis individual e de saúde pública;
- fornece uma estrutura que sustenta e possibilita o tratamento abrangente e personalizado da doença cárie, alcançando assim um melhor resultado para a saúde e a longo prazo.

O ICDAS foi gerado como um sistema colaborativo e aberto que se seguiu a uma série de iniciativas para melhor compreender, diagnosticar e tratar clinicamente a cárie, em um contexto cada vez mais "baseado em evidências". Houve uma série de tentativas na comunidade da cariologia para melhor manejar a patologia e o diagnóstico da cárie e introduzir um tratamento clínico mais lógico.[5] Em 2001, nos Estados Unidos, o National Institutes of Health convocou uma conferência para o desenvolvimento de um consenso sobre o "Diagnóstico e tratamento da cárie dentária ao longo da vida".[6] Esse evento internacional considerou uma série de revisões sistemáticas e narrativas de evidências sobre, entre outros assuntos, as aplicações clínicas e os resultados do uso de indicadores de risco no tratamento da doença cárie.[7] Ao mesmo tempo, a comunidade científica que pesquisa cariologia também estava revisando sua metodologia, as evidências e o consenso sobre a detecção das lesões cariosas e sua avaliação em ensaios clínicos,[8] buscando uma revisão da detecção visual e tátil-visual da doença cárie dentária[9] e conceitos modernos de seu tratamento.[10]

Esses avanços levaram a uma série de encontros internacionais realizados por um grupo de voluntários a fim de dar continuidade a essas iniciativas e formar o Comitê do ICDAS. O trabalho levou o grupo a reunir grande número de pequenos sistemas utilizados em um sistema único, incorporando o melhor do que se encontrava disponível na clínica e na literatura, de modo a desenvolver um sistema internacional para a detecção e avaliação precoce das lesões cariosas, para "auxiliar na epidemiologia e pesquisa da doença cárie e seu tratamento clínico apropriado".[11] Esse sistema continuou evoluindo e foi testado em várias situações.[12] Além do enfoque clínico visual na detecção e na atividade, o sistema foi desenvolvido para trabalhar com as informações das ferramentas diagnósticas para a detecção precoce das cáries.[13] O ICDAS foi estabelecido como fundação sem fins lucrativos, com o objetivo de disseminar a visão explicitada anteriormente. Detalhes desse trabalho e das publicações podem ser encontradas na internet, no endereço www.icdas.org.

O movimento em busca de um enfoque mais preventivo no tratamento clínico da cárie

A tendência do tratamento clínico das lesões cariosas nas últimas décadas tem sido diferenciar mais claramente pacientes portadores de lesões cariosas que poderiam ser submetidos ao *cuidado preventivo*, ou, com base nas informações recolhidas, aconselhamos ao *cuidado operatório*.[14] Neste segundo caso, a intervenção operatória somente é planejada quando limiares específicos tiverem sido excedidos, e o cuidado preventivo também é fornecido para tentar, assim, controlar os fatores causais, em vez de apenas lidar com as consequências da doença. Tem havido uma mudança internacional gradual em prol de uma abordagem de mínima intervenção odontológica,[15] sendo apoiada pela Fédération Dentaire Internationale. Embora a proporção de cirurgiões-dentistas de diferentes países que têm se movimentado para adotar tal conceito seja bastante variável,[16] atualmente ela parece estar crescendo globalmente. Ainda existem discrepâncias entre a prática atual e as recomendações internacionais, sendo necessário um misto de educação e critérios de desenvolvimento dos serviços para manter o progresso e dar apoio aos cirurgiões-dentistas durante esse período de mudanças.

O enfoque também está em demonstrar de que modo o uso correto da detecção visual das lesões cariosas e dos métodos de avaliação, combinados com informações adicionais sobre a detecção e a atividade da lesão cariosa, bem como informações sintetizadas sobre o paciente, possibilitam o desenvolvimento de melhores planos de tratamento e consequentemente melhores resultados na cariologia clínica. Há um crescente consenso de que, embora faltem ensaios randomizados de alta qualidade avaliando diretamente as questões da prática clínica rotineira, no que diz respeito ao paciente em sua individualidade, existe maior reconhecimento da importância de intervalos personalizados para retorno à consulta no risco de ocorrências de progressão ou acometimento de novas lesões cariosas.[17,18]

Além das atividades no Comitê do ICDAS, ao longo dos últimos anos tem havido uma profusão de atividades paralelas e de desenvolvimentos liderados por indivíduos trabalhando em organizações como: European Organization for Caries Research, International Association for Dental Research Cariology Group, Caries Management by Risk Assessment Groups, American Dental Association, Fédération Dentaire Internationale, American Dental Association Cariology Special Interest Group e Scottish Dental Clinical Effectiveness Programme (SDCEP).

Um desafio fundamental nessa área é o uso conflituoso de termos aparentemente semelhantes, mas diferentes para descrever a cárie, as lesões de cárie (cariosas) e a forma como se caracterizam. Isso fica mais nítido ao percorrermos os domínios da prática clínica, do ensino odontológico, da pesquisa e da epidemiologia, e a confusão criada serve como barreira para a comunicação e para o avanço do cuidado clínico.

Este livro inclui um glossário de termos mais empregados desenvolvido com o apoio de vários profissionais influentes, e é de vital importância que todos os que lidam com a doença cárie e seu tratamento tenham bem claro o significado dos diferentes estágios do processo de cárie e compreendam os significados específicos embutidos nos termos: detecção; avaliação; diagnóstico; monitoramento.

A Figura 1 apresenta uma versão atualizada de um cubo da lesão cariosa precoce,[10] apontando três diferentes tipos de mensuração da cárie. Ela relaciona a *detecção da extensão da lesão* na face frontal (classificando diferentes estágios de severidade da doença com os códigos do ICDAS), a *avaliação da atividade da lesão* na face superior (fazendo uma avaliação imediata com um único exame) e o *monitoramento do comportamento da lesão ao longo do tempo* na face lateral (onde a situação da lesão é monitorada em vários pontos no tempo, utilizando os códigos do ICDAS apropriados). É importante compreender os diferentes empregos clínicos desses três tipos de

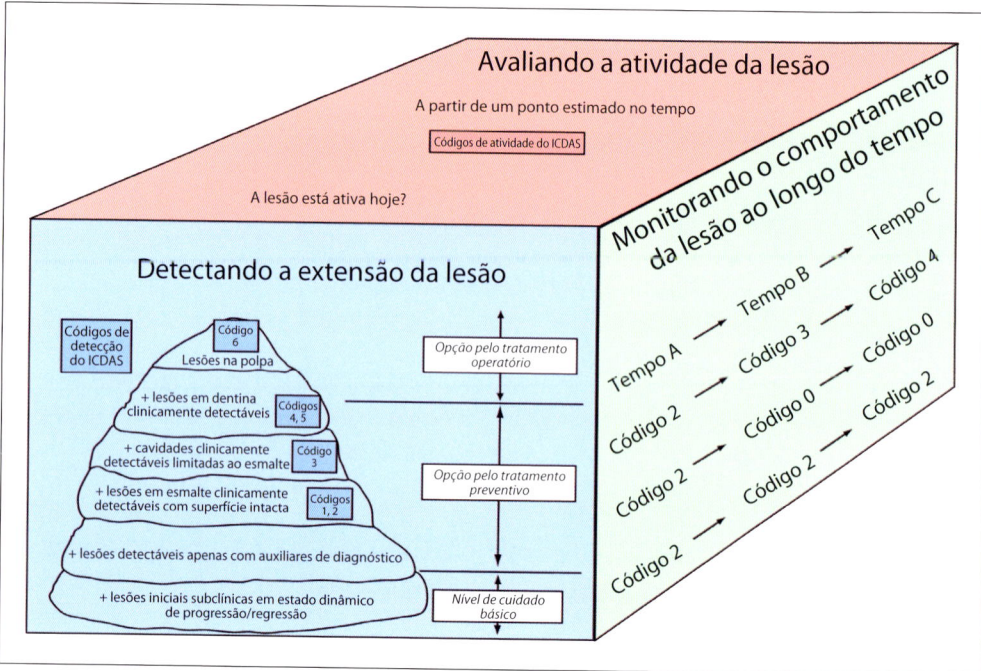

Figura 1 O cubo da cárie: relacionando a detecção da extensão da lesão, a avaliação da atividade da lesão e o monitoramento do comportamento da lesão ao longo do tempo.

mensurações da cárie, todas contribuindo para o planejamento e a avaliação do tratamento personalizado.

A estrutura para o tratamento centrado no paciente possibilitada pelo ICDAS foi utilizada como espinha dorsal para este livro. Ela delineia as necessidades de informação e o fluxo exigido por essas informações. A Figura 2 compreende um gráfico que representa a estrutura clínica. As maneiras pelas quais a informação é coletada são apresentadas nos capítulos respectivos, alinhando-se com a estrutura. O Capítulo 8 sobre plano de tratamento personalizado (neste volume, pp. 136-151) considera mais profundamente a maneira pela qual as informações são sintetizadas.

Os autores dos capítulos foram selecionados devido à sua experiência com os vários elementos da cariologia. Em alguns casos, foram selecionados vários autores para combinar a evidência internacional, a prática e as visões nas áreas em desenvolvimento. Nos capítulos determinantes, nos quais o Comitê do ICDAS apresenta um consenso obtido após um longo período, autores influentes escreveram em nome do Comitê.

Os capítulos deste livro são:

1. Detecção clínica visual da lesão cariosa (para o Comitê do ICDAS)
2. Métodos auxiliares tradicionais para a detecção da lesão cariosa
3. Novos auxiliares para a detecção da lesão cariosa
4. Avaliação da atividade da lesão cariosa (para o Comitê do ICDAS)

5. Avaliação do risco de cárie do paciente
6. Histórico da dentição e das lesões cariosas
7. Avaliação do comportamento de saúde do paciente
8. Plano de tratamento personalizado (para o Comitê do ICDAS)
9. Cuidado em nível básico
10. Opções tradicionais de tratamento preventivo
11. Novas opções de tratamento preventivo
12. Opções tradicionais de tratamento operatório
13. Novas opções de tratamento operatório
14. Retorno, reavaliação e monitoramento
15. Implantação
16. Glossário de termos específicos (produzido em colaboração com: ICDAS, European Organization for Caries Research e American Dental Education Association Cariology Special Interest Group – Caries Glossary Groups).

Quando possível, os capítulos empregam o uso consistente da terminologia-chave da cárie, de acordo com o definido no Capítulo 16, escrito por Longbottom e colaboradores, pp. 218-225, que tem como base o trabalho realizado pelos vários grupos para uniformizar a terminologia nessa área. Os grupos planejam continuar desenvolvendo o glossário no futuro. Dadas as diferentes necessidades e experiências dos vários "usuários", e especificamente dos grupos tão diferentes quanto pesquisadores (que necessitam de precisão) e clínicos praticantes (que necessitam de clareza e simplicidade), o glossário será dividido em quatro domínios com níveis de detalhe apropriados para a prática clínica, o ensino odontológico, a pesquisa e a epidemiologia da cárie.

Quando possível, os capítulos incluíram uma estimativa do nível de evidência que, atualmente, sustenta o trabalho nesse campo (ver a seguir), uma lista de prioridades a serem pesquisadas (com base nas lacunas da base de evidências), bem como uma lista de prioridades de implementação (para colocar em prática os achados científicos).

Classificação das recomendações

A classificação das recomendações para a prática clínica com base na força das evidências revisadas é um campo complexo e em desenvolvimento. Existe uma variedade de sistemas descritos e preparados para fazê-lo. É uma tarefa complexa fazer a ligação entre a força da evidência concernente a uma intervenção clínica específica (determinada pela qualidade da pesquisa disponível na literatura, incluindo a consideração do desenho e do rigor do estudo) com a recomendação de uso de uma intervenção para cada paciente. Esse desafio é ainda maior em casos nos quais a metodologia de ensaio randomizado controlado se torna difícil ou inapropriada e quando as evidências para novos tratamentos são limitadas, mas superiores à prática clínica atual.

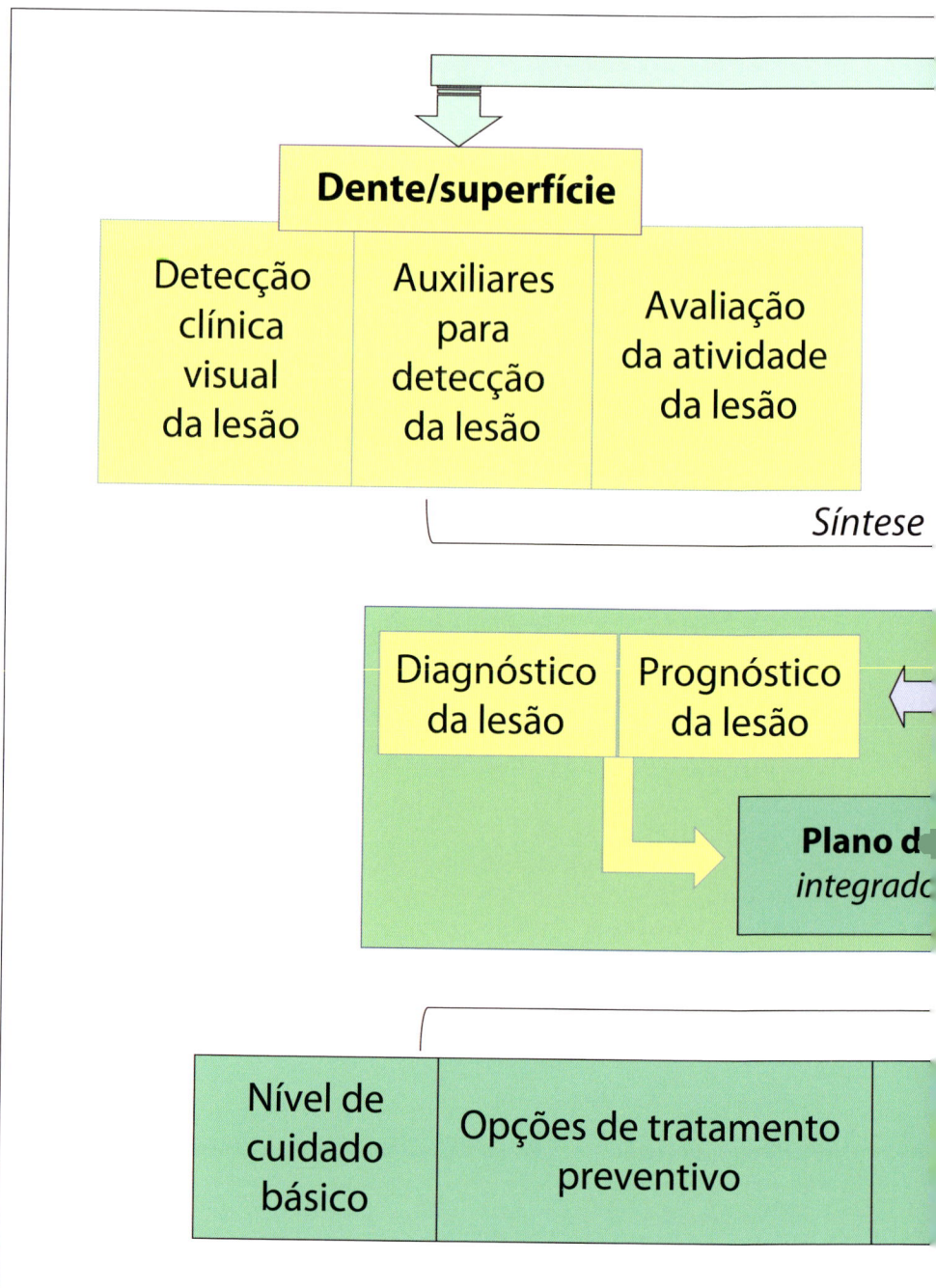

Figura 2 A estrutura clínica para implementação do tratamento, possibilitado pelo ICDAS, centrado no paciente.

CÁRIE DENTÁRIA   17

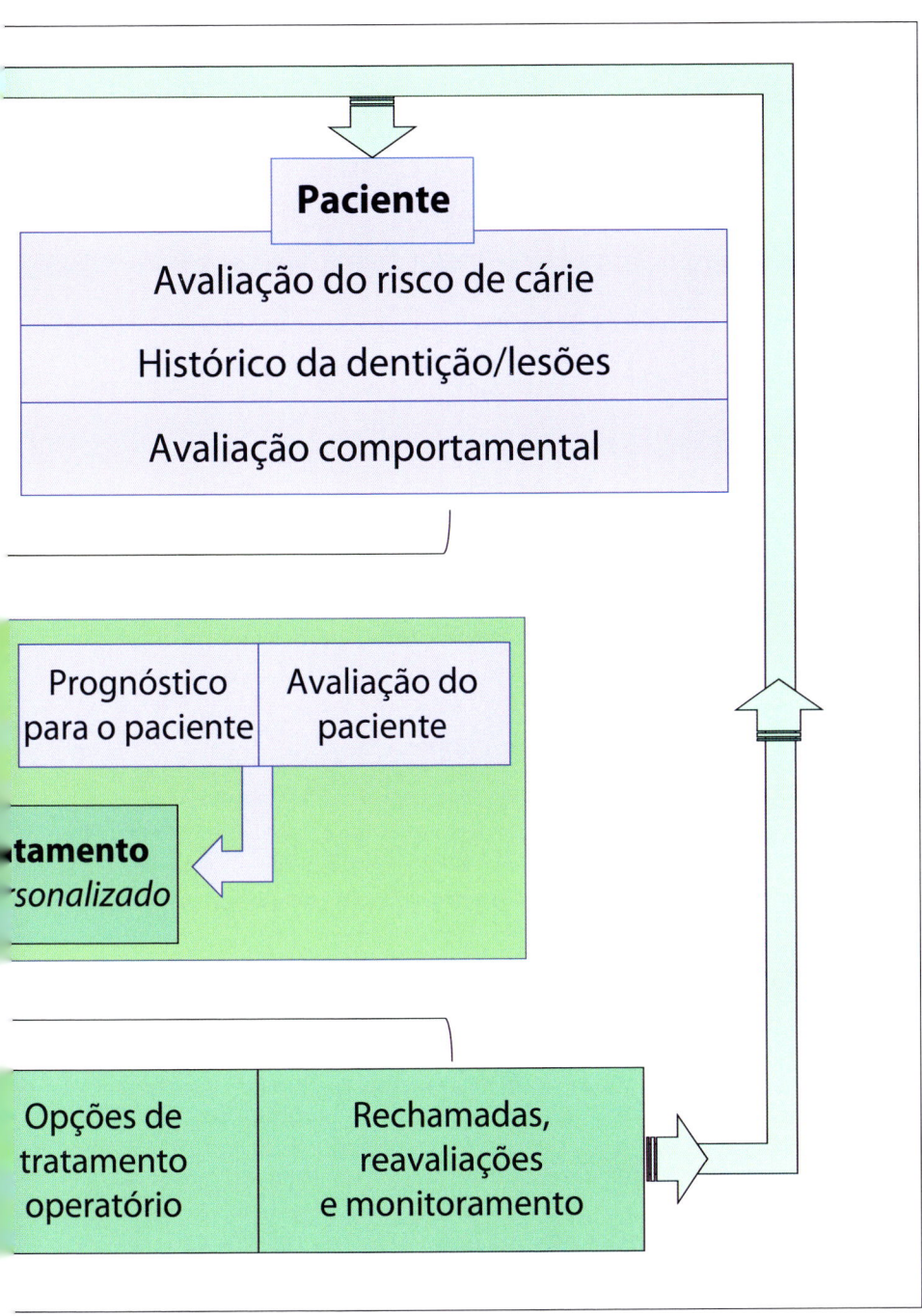

Considerando as opções disponíveis utilizamos, quando preciso, o sistema desenvolvido pelo SDCEP. Uma das principais preocupações do SDCEP com os sistemas existentes foi o fato de haver ocasiões nas quais os grupos de desenvolvimento desejavam ressaltar recomendações em situações nas quais existiam requisitos regulatórios legais da profissão que deveriam ser considerados como obrigatórios (como a proteção contra radiação e a prevenção da infecção cruzada). Também foi considerado o fato de haver certo número de áreas nas quais existia consenso geral quanto à boa prática profissional, mas não havia (ou provavelmente não haveria) evidências que o sustentasse (em um futuro próximo). Para incorporar essas duas situações ao sistema de classificação, foi desenvolvida uma versão modificada do sistema GRADE utilizando os níveis de evidência SIGN (www.sign.ac.uk) (Tabela 1). Esse esquema foi utilizado para a produção dos três primeiros documentos de orientação produzidos pelo SDCEP e ainda se mantém sob revisão. Nos capítulos concernentes, as recomendações são codificadas como R_m, R_s, R_w ou R_e, correspondendo às categorias apontadas na Tabela 1. Na cariologia existirão algumas recomendações consideradas legalmente obrigatórias (R_m).

Outras aplicações do ICDAS

O ICDAS tem como objetivo melhorar a detecção, a avaliação, o diagnóstico e o monitoramento da cárie. Como foi dito anteriormente, o público-alvo deste livro compreende aqueles interessados na cárie dentária e em seu tratamento clínico. É de vital importância considerar que esse enfoque clínico não deve, de maneira alguma, se dissociar das demais missões do ICDAS (levar a informação de melhor qualidade para auxiliar nas decisões sobre diagnóstico, prognóstico e tratamento clínico apropriados em nível individual e de saúde pública) nos domínios da saúde pública e da epidemiologia odontológica, da pesquisa clínica ou do ensino odontológico.

Exemplo do ICDAS na saúde pública/epidemiologia odontológica

Os códigos de detecção do ICDAS podem ser e têm sido empregados em pesquisas epidemiológicas da prevalência de cáries e de vigilância em saúde.[19] A Figura 3 apresenta a "adaptação de Pitts" da abordagem denominada "em passos" da OMS para vigilância de doenças não comunicáveis para uso com os indicadores de saúde bucal e as opções do ICDAS que ela oferece para uso na saúde pública/epidemiologia odontológica.

Nessa abordagem, o passo 1 se dedica à *informação dos questionários* ("núcleo" refere-se à dor, "acentuada" ao impacto na saúde bucal e "suplementos" incluem estimativas de qualidade de vida), enquanto o passo 2 compreende *mensurações físicas* da doença (que variam desde "núcleo", uma modificação aprovada pelo ICDAS para a epidemiologia na qual não há ar disponível para secagem, sendo utilizado algodão

Tabela 1	Esquema de classificação das recomendações do SDCEP
Símbolo	Base para recomendação
R_m	Essas recomendações são requisitos legais ou da regulamentação da profissão, sendo consideradas **obrigatórias**
R_s	Essas recomendações são sustentadas por evidências **fortes**, com variáveis limitadas (nível 1++/1+/2++/2+)[1]
R_w	Essas recomendações são sustentadas por evidências **fracas**, com algumas variáveis potenciais (nível 2+/3)[1]
R_e	Essas recomendações são baseadas em um consenso da opinião dos especialistas (nível 4)

[1] Refere-se ao sistema de classificação de evidências SIGN (www.sign.ac.uk): estudos de nível 2+ são vistos como evidências fortes quando o desenho dos estudos é apropriado para abordar a questão considerada. Em contraste, os estudos 2+ são vistos como evidências fracas quando não utilizam o desenho mais apropriado; quando, por exemplo, avaliam questões de tratamento.

ou gaze. Nesse caso, o código 1 é combinado com o núcleo 2 (Código 1+2), e somente os códigos 0 e 2-6 são utilizados, para "acentuada", em que são utilizados todos os códigos do ICDAS de 0 a 6, para "suplementos", que consistem do ICDAS + o uso de auxiliares para o diagnóstico da cárie). O passo 3 é utilizado para *mensurações bioquímicas* – como na doença cardiovascular (área na qual a futura tecnologia e avaliação da atividade de cárie devem contribuir para as avaliações da cárie no futuro). Deve-se salientar que os dados epidemiológicos coletados com os códigos do ICDAS também podem ser computados para gerar valores D_3MF contrários compatíveis além dos valores mais completos do ICDAS para a cárie.

Exemplo do ICDAS no ensino odontológico

Os códigos do ICDAS podem ser e têm sido ensinados em odontologia nos últimos anos. Alguns exemplos incluem os avanços na Universidade de Indiana com os formulários de risco de cárie e de tratamento clínico que estão em uso há algum tempo, e por meio dos quais os estudantes se familiarizam com os códigos do ICDAS; com a força ativa alcançada pelos grupos de Caries Management by Risk Assessment (CAMBRA) e a adoção do ICDAS pelas escolas, como a Universidade de Nova York. O ensino na Universidade de Copenhague emprega o ICDAS para cirurgiões-dentistas e higienistas e, na Escócia, as escolas utilizam o processo SDCEP. Na Austrália, a odontologia minimamente invasiva tem sido ensinada há alguns anos, sendo cada vez mais utilizados os códigos do ICDAS.[20]

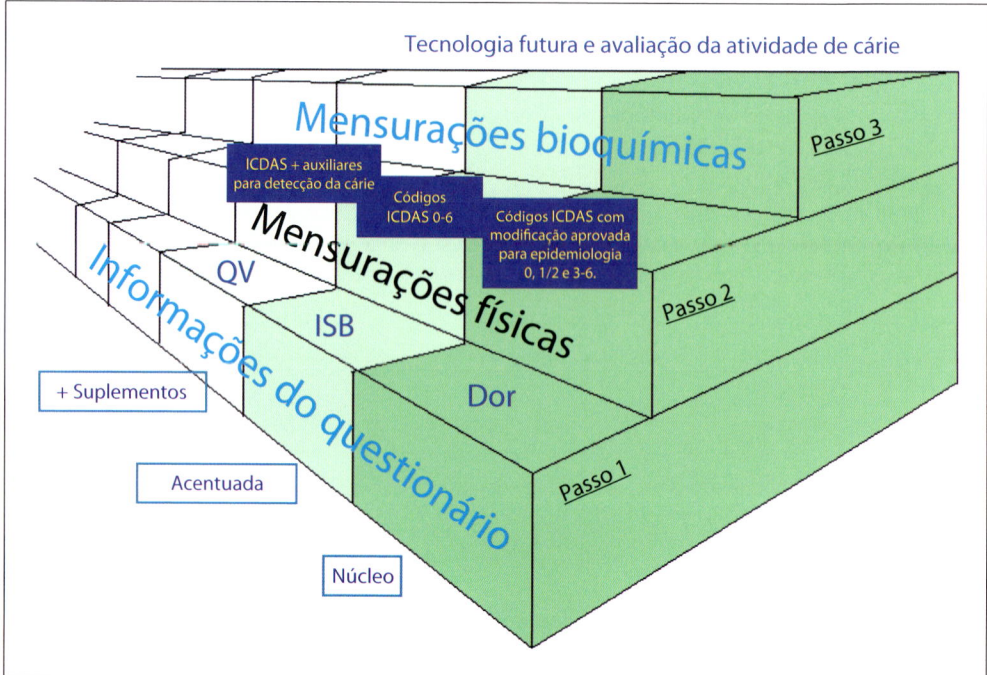

Figura 3 Adaptação da abordagem "em passos" da OMS para a vigilância de doenças não comunicáveis para uso com indicadores de saúde bucal e de opções do ICDAS; apresenta a modificação aprovada pelo ICDAS, na qual é possível registrar o código 1 individualmente; dados coletados com o ICDAS também podem ser computados para gerar valores D_3MF inversos compatíveis. ISB = impacto na saúde bucal; QV = qualidade de vida.

Exemplos do ICDAS na pesquisa clínica

O ICDAS tem sido amplamente utilizado nos ambientes científicos ao longo dos últimos 7 anos por diferentes pesquisadores em diferentes países e estilos de pesquisa. A totalidade de artigos completos revisados, resumos e conferências pode ser avaliada através de listas atualizadas disponíveis na página do ICDAS na internet.[21]

Agradecimentos

O autor é extremamente grato às seguintes pessoas, pelo auxílio no desempenho dessa difícil tarefa: os Editores Coordenadores da *Karger Oral Science*, pelo convite; Sandra Braun e a equipe da Karger, por ajudar a tornar este livro uma realidade; o Comitê do ICDAS, por seu comprometimento profissional com a cariologia e pelo trabalho na melhoria da saúde bucal levando as evidências científicas para a prática; à liderança e parceria constantes demonstradas pelo copresidente do ICDAS, Amid Ismail, e os codiretores da ICDAS Foundation, Kim Ekstrand e Dom Zero e seus colaboradores; Dr. Gail Toping, por seu incansável trabalho de coordenação com o ICDAS; os representantes que trabalharam e compartilharam sua experiência nesta publicação da European Organization for Caries Research, da International Association for Dental Research e a American Dental Education Association; Derek Richards, Jan Clarkson e o SDCEP, por desenvolverem e compartilharem o sistema de classificação e uma ilustração; a equipe da Dental Health Services and Research Unit pelo seu constante apoio, em particular a Joyce Adams e Brian Bonner pela ajuda com os manuscritos; todos os patrocinadores do trabalho da ICDAS Foundation; Colgate – por seu apoio específico por meio de garantia de ensino sem amarras, possibilitando o uso das ilustrações coloridas neste livro.

Referências

1. Editorial – Oral Health: prevention is key. Lancet 2009;373:1.
2. Selwitz RH, Ismail AI, Pitts NB: Dental caries. Lancet 2007;369:51–59.
3. Elderton RJ: Clinical studies concerning re-restoration of teeth. Adv Dent Res 1990;4:4–9.
4. Petersen P-E: World Health Organization global policy for improvement of oral health – World Health Assembly 2007. Int Dent J 2008;58:115–121.
5. Ekstrand KR, Ricketts DN, Kidd EA: Occlusal caries: pathology, diagnosis and logical management. Dent Update 2001;28:380–387.
6. Diagnosis and management of dental caries throughout life: National Institutes of Health Consensus Development Conference statement, March 26–28, 2001. J Dent Educ 2001;65:935–1184.
7. Zero D, Fontana M, Lennon AM: Clinical applications and outcomes of using indicators of risk in caries management. J Dent Educ 2001;65:1132–1138.
8. Pitts NB, Stamm J: International Consensus Workshop on Caries Clinical Trials (ICW-CCT) final consensus statements: agreeing where the evidence leads. J Dent Res 2004;83(spec iss C):125–128.
9. Ismail AI: Visual and visuo-tactile detection of dental caries. J Dent Res 2004;83(spec iss C):56–66.
10. Pitts NB: Modern concepts of caries measurement. J Dent Res 2004;83(spec iss C):43–47.
11. Pitts NB: 'ICDAS' – an international system for caries detection and assessment being developed to facilitate caries epidemiology, research and appropriate clinical management. Community Dent Health 2004;21:193–198.
12. Ismail AI, Sohn W, Tellez M, Amaya A, Sen A, Hasson H, Pitts NB: Reliability of the International Caries Detection and Assessment System (ICDAS): an integrated system for measuring dental caries. Community Dent Oral Epidemiol 2007;35:170–178.
13. Zandoná AF, Zero DT: Diagnostic tools for early caries detection. J Am Dent Assoc 2006;137:1675–1684.
14. Pitts NB, Longbottom C: Preventive care advised (PCA)/operative care advised (OCA) – categorising caries by the management option. Community Dent Oral Epidemiol 1995;23:55–59.
15. Tyas MJ, Anusavice KJ, Frencken JE, Mount GJ: Minimal intervention dentistry – a review. FDI commission project 1-97. Int Dent J 2000;50:1–12.
16. Pitts NB: Are we ready to move from operative to non-operative/preventive treatment of dental caries in clinical practice? Caries Res 2004;38:294–304.
17. National Collaborating Centre for Acute Care, National Institute for Clinical Excellence (NICE): Dental Recall – Recall Interval between Routine Dental Examinations: Methods, Evidence and Guidance. London, Royal College of Surgeons of England, 2004, p 118. www.nice.org.uk/CG019full guideline.
18. Young DA, Featherstone JB, Roth JR: Caries management by risk assessment – a practitioner's guide. CDA J 2007;35:679–680.
19. Bourgeois DM, Christensen LB, Ottolenghi L, Llodra JC, Pitts NB, Senakola E (eds): Health Surveillance in Europe – European Global Oral Health Indicators Development Project Oral Health Interviews and Clinical Surveys: Guidelines. Lyon, Lyon I University Press, 2008.

20 Evans RW, Pakdaman A, Dennison PJ, Howe ELC: The Caries Management System: an evidence-based preventive strategy for dental practitioners – application for adults. Aust Dent J 2008;53:83–92.

21 International Caries Detection and Assessment System (ICDAS). www.icdas.org/.

N.B. Pitts
Dental Health Services and Research Unit, Univesity of Dundee
Mackenzie Building, Kirsty Semple Way
Dundee DD2 4BF (UK)
Tel. +44 1382 420067, Fax +44 1382 420051, E-mail n.b.pitts@cpse.dundee.ac.uk

1 Detecção clínica visual da lesão cariosa

G.V.A. Topping – N.B. Pitts, para o Comitê do Sistema Internacional de Detecção e Avaliação da Cárie

Dental Health Services and Research Unit, University of Dundee, Dundee, UK

Resumo

A detecção confiável da lesão cariosa dentária por meio do exame clínico tem sido reconhecida como problema por décadas, sendo utilizadas abordagens muito variadas para reconhecer e classificar as lesões em estágios ao longo da evolução da cárie – desde pequenas lesões iniciais, pouco visíveis a olho nu, passando por lesões mais desenvolvidas, de manchas brancas e marrons até sombreamento por baixo do esmalte e diferentes graus de cavitação. Para detectar clinicamente lesões de cárie, deve-se adotar um método objetivo, e muitos sistemas têm sido empregados para melhorar a objetividade dos examinadores. A existência de um grande número de métodos, utilizando diferentes parâmetros para detecção da cárie, dos estágios da mesma e das condições de exame, levou a problemas na comparação entre estudos e na comunicação entre diferentes domínios da odontologia. O Sistema Internacional para Detecção e Avaliação da Cárie (ICDAS) foi desenvolvido a partir dos melhores elementos de sistemas já publicados e se baseia nas mais fortes evidências disponíveis na atualidade para solucionar a incompatibilidade entre sistemas, em toda a amplitude da cariologia. A detecção inerentemente visual dos códigos de detecção do ICDAS é idealizada para uso, sobretudo, em lesões cariosas de coroa, adjacentes a restaurações, de superfície radicular e presença de selantes. Os códigos de detecção do ICDAS utilizados para lesões cariosas de coroa provaram ter capacidade de registrar lesões cariosas em esmalte e em dentina de forma confiável e válida em dentes decíduos e permanentes, sendo cada vez mais adotados nos campos da pesquisa, da epidemiologia, da prática clínica e do ensino.

Copyright©2009. S. Karger AG, Basel

Sistemas de detecção clínica visual da lesão cariosa

O registro sistemático da cárie dentária tem sido foco de pesquisas e epidemiologia durante mais de meio século. Em 1951, Backer-Dirks e colaboradores[1] iniciaram sua publicação com a observação "A grande pedra no caminho da pesquisa científica da doença cárie é a dificuldade de uma estimativa exata de sua incidência", e esse problema continua sendo significativo na atualidade. Eles também apontaram ser muito necessário desenvolver um método de registro que pudesse ser adotado mais vezes das "cáries incipientes", para a avaliação exata de medidas terapêuticas de prevenção de sua ocorrência. A busca por tais métodos resultou no desenvolvimento de muitos sistemas para registrar a presença ou ausência de cáries com diferentes limiares de detecção. Desde 1966, pelo menos, os sistemas utilizados incluem códigos para lesões não cavitadas,[2] o que havia sido defendido mais de 20 anos antes por Sognnaes.[3] No entanto, alguns dos sistemas mais amplamente utilizados, como os produzidos para "Métodos Básicos" pela Organização Mundial da Saúde (OMS) e Radike,[4] apresentam somente capacidade de registrar cáries no limiar de detecção dentinário – a OMS, que dispunha, nos anos 1970, de sistemas que incluíam lesões em esmalte, nas últimas décadas publicou apenas "métodos básicos" para levantamentos em nível de dentina, incluindo lesões dentinárias sem franca cavitação na contagem de experiência de cárie somente no início desse milênio.[5,6]

Os efeitos de limiares variáveis de detecção sobre a prevalência da doença detectada foi demonstrada por Pitts e Fyffe,[7] que utilizaram dados de Hong Kong coletados nos anos de 1980. Embora critérios de diferentes levantamentos possam ser interpretados como semelhantes, pequenas alterações no limiar dos exames do mesmo grupo de indivíduos levam a grandes diferenças na prevalência de cáries relatada. Isso ilustrou a necessidade de harmonizar pelo menos a interpretação dos limiares de cárie. Mais trabalhos epidemiológicos conduzidos por Ismail e colaboradores no Canadá também demonstraram a proporção significativa das lesões cariosas ignoradas com a seleção de um limiar de detecção que exclui lesões não cavitadas.[8]

Mesmo nas últimas duas décadas houve muitas propostas de sistemas que levavam esses pontos em consideração e incluíam propostas de classificação de lesões cariosas dentárias iniciais e estabelecidas.[8-10] Além disso, no reconhecimento de que a detecção de cáries isoladamente tem uso limitado, sem a avaliação de sua atividade, vários sistemas foram desenvolvidos tentando registrar tanto a presença como a atividade das lesões.[9,11,12] A importância da avaliação da atividade da lesão também é fundamental na tomada de decisão clínica, e os que se dedicam a esse campo de pesquisa como Nyvad e colaboradores,[11-13] bem como vários membros do Comitê do ICDAS, fizeram progressos significativos nessa área nos últimos anos. Uma discussão mais aprofundada sobre a importância da avaliação da atividade cariosa e as pesquisas atuais nesse campo podem ser encontradas no Capítulo 3 (pp. 60-70).

Contexto do ICDAS

Foram realizadas inúmeras conferências durante a última década, as quais incluíram debates sobre, ou mesmo se concentraram especificamente na detecção e na avaliação da cárie. Alguns exemplos incluem a 50th Anniversary European Organization for Caries Research Congress of Cariology in the 21st Century[13] e a série de condutas publicadas a partir das Indiana Conferences on Early Detection of Dental Caries.[14-16] Um encontro desse tipo, em particular, que enfocou a perspectiva dos ensaios clínicos sobre cárie, mas também considerou outros assuntos, foi realizado em 2002.[17] Este foi patrocinado por organizações como a Fédération Dentaire Internationale, a International Association for Dental Research e os maiores fabricantes de dentifrícios. O encontro, que durou quatro dias e envolveu 95 participantes de 23 países, entre os quais representantes da academia e da indústria, estatísticos e legisladores. O International Consensus Workshop on Caries Clinical Trials (ICW-CCT) trabalhou em busca de um consenso internacional sobre o futuro dos estudos clínicos sobre a cárie dentária com base em evidências científicas; foram realizadas revisões sistemáticas sobre questões fundamentais, a fim de interpretar e resumir a pesquisa. As declarações finais do consenso[17] incluíram as seguintes:

- Existe alguma confusão com a terminologia empregada na literatura sobre o *diagnóstico de cárie* (o que deve sugerir a soma de todos os dados disponíveis por profissionais humanos), a *detecção da lesão* (o que sugere algum método objetivo para determinar a presença ou não de doença) e a *avaliação da lesão* (que tem como objetivo caracterizar ou monitorar uma lesão, uma vez detectada);
- A compreensão do processo carioso progrediu para muito além da evidência restritiva das lesões cariosas para os níveis D_2 (cárie apenas em esmalte) ou D_3 (cárie em esmalte e dentina) de cavitação;
- Para ensaios clínicos futuros, o registro das lesões cavitadas apenas, como medida de resultado, está se tornando ultrapassado;
- Os participantes do *workshop* também recomendaram que "sob a luz das evidências revisadas, aqui ou em qualquer lugar, no que se refere às definições modernas da cárie dentária e dos seus conceitos de mensuração, os participantes sustentam um manifesto recomendando que nos futuros ensaios clínicos sejam empregados métodos de mensuração da cárie que: (1) sejam capazes de capturar de maneira precisa em qualquer ponto do tempo as manifestações do processo de cárie nos tecidos mineralizados do dente (esmalte e dentina); (2) quando aplicados sequencialmente, possam monitorar alterações definitivas nas manifestações do processo carioso ao longo do tempo, acima de qualquer "ruído de comunicação" dos níveis normais do processo de desmineralização e remineralização, ou das variações atribuídas ao sistemas de detecção da cárie utilizados; (3) quando aplicados sequencialmente, possam diferenciar efeitos reais de produtos em termos de diferenças entre grupos na iniciação da lesão e no comportamento da mesma (progressão, paralisação e/ou regressão).

Nos campos da pesquisa clínica e epidemiologia, muitos sistemas têm sido desenvolvidos abordando algumas das preocupações do *workshop* ICW-CCT, mas não todas. O grande número de sistemas em uso que aparecem ao longo do tempo atesta o fato de que é difícil categorizar em escala uma doença complexa como a cárie dentária, já que se trata de um processo contínuo, e fazer a diferenciação entre distintos estágios da doença pode ser algo bastante subjetivo.

Uma das revisões sistemáticas realizadas por Ismail para o encontro do ICW-CCT[18] abordou a questão da detecção visual e tátil-visual da cárie dentária. A revisão concluiu que a maioria dos sistemas atuais de detecção da cárie era ambígua e não mensurava o processo de doença em diferentes estágios. Ele também observou que, enquanto os critérios mais novos de detecção mensuravam diferentes estágios do processo de cárie, havia inconsistências no modo como isso era realizado. A revisão concluiu haver necessidade urgente de responder aos seguintes questionamentos:

1. Qual estágio do processo de cárie deve ser mensurado?
2. Quais são as definições para cada estágio selecionado?
3. Qual é a melhor abordagem clínica para detectar cada estágio em diferentes superfícies dentárias?
4. Quais os protocolos para treinamento de examinadores que podem fornecer o maior grau de confiabilidade?

Os desafios impostos pelo *workshop* ICW-CCT, pela revisão sistemática da literatura realizada por Ismail e outras fontes de evidência nessa área[10,19-23] levou à criação de um grupo para iniciar o desenvolvimento do ICDAS.

O objetivo inicial do comitê foi desenvolver um sistema clínico integrado de detecção e avaliação da cárie dentária para a pesquisa e a prática clínica, com capacidade de registrar visualmente cáries em esmalte e dentina e abordar a incompatibilidade da terminologia, dos critérios e dos sistemas em uso nos campos parcialmente sobrepostos da epidemiologia, pesquisa clínica e tratamento clínico da cárie.

O primeiro encontro do grupo central do ICDAS, codirigido pelos professores Nigel Pitts e Amid Ismail, foi realizado em Dundee, Escócia, em abril de 2002. No início de 2003, o grupo havia examinado as evidências correntes relacionadas à detecção da cárie dentária e revisado todos os sistemas previamente publicados para detecção e avaliação da cárie. Reunindo as melhores evidências de todos os sistemas previamente publicados e pesquisas adicionais contribuindo para o entendimento atual da cariologia, foi desenvolvida uma proposta para o "ICDAS I" para registro da cárie dentária. Em março de 2003, um grupo de especialistas composto por 65 cariologistas de todo o mundo foi reunido pelo grupo central do ICDAS em Baltimore para desafiar e melhorar os critérios propostos. Os critérios "ICDAS II" resultantes têm sido utilizados desde então, tendo havido 11 *workshops* formais do ICDAS na Europa, América do Norte e América do Sul, reunindo pesquisadores de todo o mundo. Os *workshops* compartilharam tópicos de pesquisa e achados, buscando facilitar o desenvolvimento e a implementação de um sistema "aberto" que forneça um "modelo" de critérios validados para utilizar na detecção e avaliação da cárie. Foi criada uma fundação de caridade do ICDAS Foundation para levar adiante as visões compartilhadas que sustentam seu propósito.

- O ICDAS é um sistema de classificação clínico visual para uso no ensino, na prática clínica, na pesquisa e na epidemiologia odontológicos.
- O ICDAS é projetado para levar à obtenção de informações de melhor qualidade para informar as decisões sobre diagnóstico, prognóstico e tratamento clínico apropriados, em nível individual e de saúde pública.
- O ICDAS fornece uma estrutura para sustentar e possibilitar o tratamento abrangente da cárie para obtenção de resultados melhorados a longo prazo.

Aplicação do ICDAS

O ICDAS foi desenvolvido para ser aplicável em vários campos, em todo o mundo (Fig. 1.1); como já foi dito, ele se baseia nas melhores evidências obtidas a partir de pesquisas clínicas e se aplica não apenas ao campo em questão, mas também à epidemiologia e à prática clínica. Além disso, constitui uma ferramenta valiosa para a comunicação dos modernos conceitos da cariologia no ensino odontológico de graduação e pós-graduação. Foi desenvolvido um pacote de *software* educacional em parceria com o Comitê do ICDAS para auxiliar o aprendizado de estudantes e cirurgiões-dentistas sobre a utilização do ICDAS.[24]

O ICDAS foi desenvolvido para fornecer um sistema de detecção de lesões cariosas que permitisse a comparação entre os dados coletados não apenas nesses diferentes campos, mas também em diferentes locais e pontos no tempo. O ICDAS também foi desenvolvido para apresentar o entendimento atual sobre o processo de iniciação e progressão da cárie dentária aos campos da epidemiologia e pesquisa clínica. O comitê coordenador também levou em consideração o desenvolvimento de um sistema que tenha utilidade mais ampla para os profissionais da odontologia. Se a cárie dentária fosse classificada utilizando-se critérios e sistemas consensuais, a comparação entre os achados de pesquisadores, epidemiologistas e clínicos de diferentes países seria realizada mais facilmente. Deve-se reconhecer que a detecção clínica visual da lesão é responsável pela base das informações para a avaliação das lesões cariosas e para o planejamento do tratamento. É preciso considerar que muitos outros tipos de informação, apresentados nos capítulos a seguir, também são necessários para se tomar as decisões exigidas para que se realize um tratamento abrangente da doença cárie e centrado no paciente.

Alguns exemplos do uso do ICDAS – detecção da lesão em diferentes campos

Prática clínica

Desde o início, o ICDAS foi desenhado não apenas como ferramenta para pesquisadores e epidemiologistas, mas também para o uso na prática clínica. Os códigos do ICDAS para detecção de lesões cariosas por si só não são capazes de fornecer toda a informação necessária ao planejamento do correto tratamento da doença cárie; entretanto, esses simples códigos não são apenas uma linguagem comum para comunicação dos achados nos campos da pesquisa e epidemiologia, mas também apresentam outras aplicações valiosas na prática clínica. Primeiramente, o registro detalhado da situação de cárie deve fazer parte de todos os exames iniciais dos pacientes, permitindo uma comparação ao longo do tempo, e os códigos do ICDAS possibilitam uma classificação dessa patologia em sete estágios. Ao utilizar esses códigos, o clínico pode observar, ao longo do tempo, se as medidas preventivas estão sendo eficazes ou não para seu paciente. A avaliação das lesões e do risco de ocorrência de lesões cariosas dos pacientes são assuntos para outros capítulos deste livro. Em segundo lugar, foi observado pelos clínicos que utilizam os códigos do ICDAS que esse é um excelente método de comunicação com os pacientes sobre sua saúde dentária e seu sucesso ou fracasso no tratamento das lesões detectadas e na prevenção de novas lesões. O

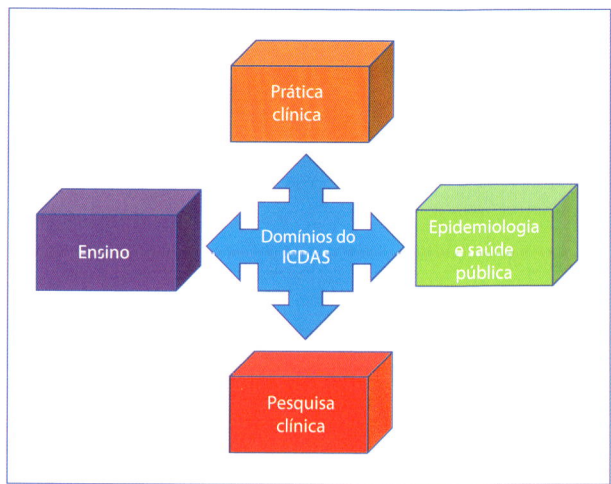

Figura 1.1 Aplicações do ICDAS nas diferentes áreas da odontologia.

ICDAS foi incluído no projeto escocês de Dental Clinical Effectiveness Programme Guidance proposto atualmente para uso na prática clínica a fim de que seja realizada uma avaliação bucal abrangente dos pacientes na Escócia.

Pesquisa clínica

No campo da pesquisa clínica, existem numerosos exemplos de pesquisas dentro do ICDAS e de pesquisas utilizando-o. Existem muitas delas para que sejam listadas aqui, mas constituem mais de 22 publicações em revistas, três capítulos em livros e mais de 50 apresentações sobre o assunto do ICDAS em encontros profissionais e científicos em vários países. Mais informações sobre a presença do ICDAS na literatura podem ser encontradas no *site* www.icdas.org, no qual é mantida uma lista atualizada. O enfoque da pesquisa no ICDAS nos últimos anos tem sido o de completar as lacunas nas áreas nas quais as evidências existentes ainda são fracas, e testar o sistema em sua validade, confiabilidade e reprodutibilidade. As pesquisas nessa área serão resumidas nas seções seguintes.

Ensino

O ICDAS também possui um papel muito claro no ensino da odontologia, em nível de graduação e pós-graduação. Como o sistema se baseia nas evidências mais recentes e mais fortes disponíveis na cariologia, é fonte valiosa para discussão da cariologia moderna e para a colocação desse conhecimento em prática na clínica odontológica. Como o ICDAS inclui a classificação da doença cárie desde seus sinais visuais mais iniciais, constitui uma ferramenta útil para a introdução do conceito da prevenção de sua ocorrência clinica e de seu monitoramento e, novamente, constitui uma ferramenta útil para a comunicação entre os professores e equipe e os estudantes sobre a doença. Espera-se que o ICDAS possa ajudar a promover a conservação do tecido mineralizado dentário quando possível e o uso apropriado de tratamentos preventivos e de mínima intervenção. Mais uma vez, esse assunto será tratado em outros capítulos desse livro. Atualmente existe um grande interesse das instituições de ensino odontológico de todo o mundo na inclusão do ICDAS em seus currículos; incluem-se aqui escolas na Europa, América do Norte e América do Sul. Um recurso inovador de ensino foi produzido para os interessados no ICDAS, em forma de aprendizado eletrônico. Os protocolos do ICDAS para detecção de cáries e seus critérios são apresentados em módulos interativos que apresentam um elemento de teste para promover a padronização no uso dos códigos do ICDAS.

Epidemiologia

O ICDAS tem sido adotado em vários cenários epidemiológicos. Dois exemplos em larga escala incluem um levantamento da saúde bucal de crianças de 6, 12 e 15 anos de idade na Islândia, realizado em 2005, que juntamente com o ICDAS, utilizou radiografias interproximais das crianças[25] e o European Global Oral Health Indicators Development Programme.[26] O ICDAS foi selecionado como forma preferida de registro da severidade da cárie dentária por um grupo de especialistas europeus cuja tarefa era escolher indicadores essenciais de saúde bucal para toda a Europa, na tentativa de harmonizar e comparar informações de todos os países membros. A severidade da cárie foi apenas um dos 15 indicadores clínicos selecionados. Um projeto piloto para avaliar a viabilidade da coleta dessas informações uniformizadas foi realizado em 2008 em 10 países europeus. Uma característica interessante do projeto era o uso de "cirurgiões-dentistas sentinelas", clínicos gerais, que coletavam as informações epidemiológicas em sua prática clínica. Para esse projeto, os exames do ICDAS foram realizados por 146 cirurgiões-dentistas em quase três mil pacientes. No que se refere ao ICDAS, o estudo concluiu não haver grandes obstáculos para seu uso ou sua aceitação.

Condições do exame

Para compreender a mensuração das lesões cariosas, é importante revisar alguns conceitos básicos. O esmalte hígido é translúcido e apresenta microporosidades. Após repetidos episódios de desmineralização excedendo a remineralização, a superfície do esmalte tem sua microporosidade aumentada. Isso leva a alterações no índice de refração do esmalte e, assim, em suas propriedades ópticas. O primeiro sinal de alteração cariosa é uma mudança na translucidez e no índice de refração do esmalte, observável somente quando a superfície é desidratada por algum tempo. Se a desmineralização continua e a perda mineral aumenta, ocorre maior redução no índice de refração do esmalte, o que significa que tais lesões podem agora ser vistas sem a necessidade de desidratação da superfície – essas lesões são vistas mesmo quando a superfície está coberta por saliva e representam um estágio mais avançado da cárie dentária do que aquelas que somente se observam após secagem com ar. Essa propriedade do esmalte desmineralizado leva a um dos principais requisitos para a aplicação completa do ICDAS, seja qual for a disponibilidade de ar comprimido para revelar seus sinais visuais mais iniciais.

Outra condição fundamental para a detecção da lesão cariosa em esmalte é a remoção do biofilme dental das superfícies dentárias antes da realização do exame.

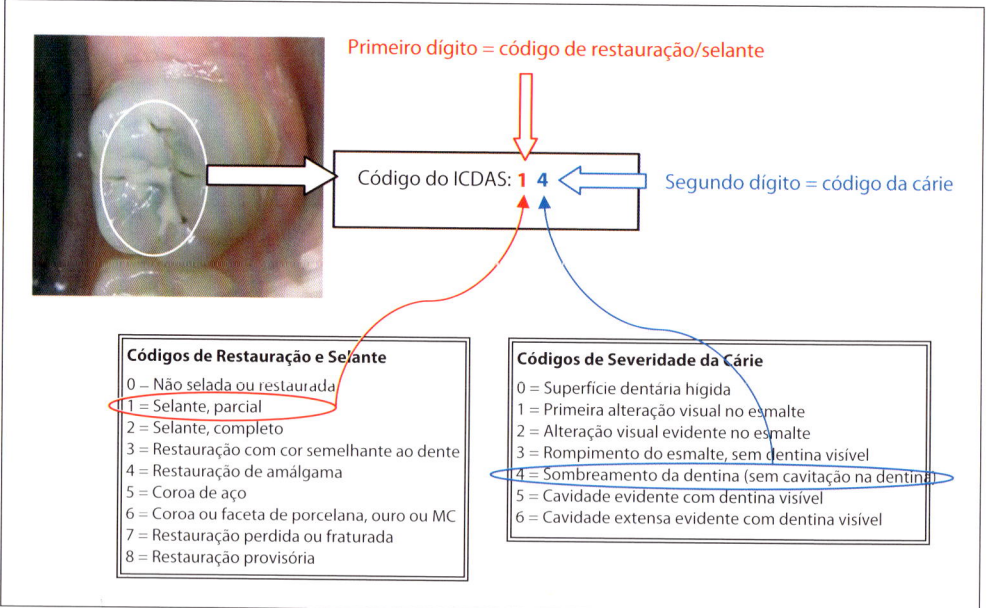

Figura 1.2 Código do ICDAS para condição restauradora e severidade da cárie. MC = metalocerâmica.

Como as lesões cariosas se formam em áreas de acúmulo de biofilme e, assim, permaneceriam escondidas, essa constitui uma parte muito importante do exame do ICDAS. É altamente recomendável que os dentes sejam limpos por meio de profilaxia com escova ou taça de borracha antes do exame, e que as superfícies proximais dos dentes também sejam limpas usando fio dental a fim de remover a placa retida.

O exame do ICDAS é quase puramente visual, mas pode receber auxílio de uma sonda exploradora com extremidade em bola para que seja removida a placa remanescente ou outros debris, para checar o contorno das superfícies e pequenas cavidades e confirmar a presença de restaurações e selantes com cor semelhante à do dente. O uso de sonda exploradora com ponta afilada não é necessário, pois não aumenta a precisão da detecção e ainda pode danificar a superfície do esmalte que cobre lesões cariosas iniciais.[27,28]

Exame da lesão cariosa fora do consultório/da clínica

Nem sempre é possível conseguir as condições ideais para exame fora do ambiente clínico odontológico. Reconhecendo isso, um exame básico do ICDAS pode ser realizado sem o auxílio do ar comprimido para a secagem das lesões. O uso dos códigos do ICDAS nessas circunstâncias não ideais significa que os sinais mais iniciais da cárie não serão observados e, assim, o limiar do exame será alterado. É importante que aqueles que utilizarem dados produzidos nessas condições em levantamentos ou

Tabela 1.1 Códigos do ICDAS para condição restauradora

Código	Descrição
0	Não selada e não restaurada
1	Selante parcial – selante que não cobre todas as fissuras e fossas da superfície dentária
2	Selante completo
3	Restauração com cor semelhante ao dente
4	Restauração de amálgama
5	Coroa de aço
6	Coroa ou faceta de porcelana, ouro ou metalocerâmica
7	Restauração fraturada ou perdida
8	Restauração provisória

pesquisas deixem isso bem claro, já que afetará a comparação com outros estudos. Também é importante que não haja comprometimento da limpeza dos dentes antes do exame; essa é condição essencial para a realização de qualquer exame do ICDAS.

Os dois estágios do código do ICDAS

O registro da doença cárie utilizando o ICDAS é um processo de dois estágios. A Figura 1.2 ilustra como o código de dois dígitos é composto por um código para a condição restauradora da superfície seguido por um código para a severidade da lesão cariosa.

O primeiro estágio é classificar cada superfície dentária quanto a sua condição restauradora. Os critérios diferenciam superfícies dentárias total ou parcialmente seladas e materiais restauradores. Esses códigos constituem o primeiro dos dois dígitos para cada superfície dentária. Esses códigos estão listados na Tabela 1.1.

Códigos de severidade do ICDAS

O segundo dígito dos critérios do ICDAS registra a severidade da cárie de uma superfície dentária. Como nos baseamos, clinicamente, nos sinais visuais (alteração de coloração, cavitação) que representam manifestações de um processo de cárie relativamente avançado, os critérios do ICDAS incorporam conceitos das pesquisas conduzidas por Ekstrand e colaboradores[20,29] e outros sistemas de detecção da cárie descritos na revisão sistemática realizada por Ismail,[18] que indicam que a mensuração de lesões cariosas não cavitadas em esmalte ou dentina pode ser baseada na topografia visual em nível de superfície. Ainda que esses sistemas não sejam perfeitamente precisos, ambos possuem conteúdo e validade de correlação com a profundidade histológica das lesões de cárie. O ICDAS mensura as alterações superficiais e a profundidade histológica potencial com base nas características superficiais.

Ekstrand e colaboradores[29] correlacionaram a severidade das lesões cariosas e sua profundidade histológica. Lesões de mancha branca, que requerem secagem com ar, mais provavelmente são limitadas à metade externa do esmalte. A profundidade de uma lesão de mancha branca ou marrom, que é evidente sem secagem com ar, fica entre a metade interna do esmalte e o terço externo da dentina. O rompimento localizado do esmalte devido à cárie, sem que haja dentina visível, indica que a lesão se estende até o terço médio da dentina. Além disso, a aparência acinzentada, amarronzada ou azulada da dentina aparecendo através da superfície aparentemente intacta do esmalte também indica uma lesão que se estende até o terço médio da dentina. Cavidades evidentes com dentina visível indicam que a lesão se estende até o terço interno da mesma. Outras pesquisas confirmando essa relação entre os códigos do ICDAS de detecção visual da cárie e a sua profundidade histológica serão revisadas mais adiante neste capítulo. A Figura 1.3 ilustra a relação entre os códigos de severidade de cárie do ICDAS e a aparência histológica típica de tais lesões.

Os códigos de severidade de cárie do ICDAS variam de 0 (hígido) até 6 (cavidade extensa evidente, expondo dentina) relacionando os sinais visuais da cárie com sua profundidade na superfície dentária (Fig. 1.4) A descrição completa desses códigos pode ser encontrada no documento dos critérios do ICDAS II, disponível no *site* da ICDAS Foundation, www.icdas.org. As descrições a seguir resumem os códigos de severidade de cárie.

Superfície dentária hígida: código 0

Não deve haver evidência de lesão cariosa (ausência de alteração, ou apenas uma alteração questionável, na translucidez do esmalte após secagem prolongada com ar, com tempo de secagem sugerido de cinco segundos). As superfícies que apresentam defeitos de desenvolvimento como hipoplasia do esmalte, fluorose, desgaste dentário (atrição, abrasão e erosão), e manchas extrínsecas ou intrínsecas podem ser registradas como hígidas. Os examinadores também devem registrar como hígida todas as superfícies com múltiplas fissuras manchadas caso isso seja observado em outros dentes, uma apresentação consistente com manchas a partir da dieta, e não com cárie. As manchas observadas ao redor das margens de restaurações que não são associadas a outros sinais de cárie também devem receber o código 0, bem como defeitos marginais não cariosos de menos de 0,5 mm, na ausência de sinais de cárie (Fig. 1.5 b-c).

Primeira alteração visual no esmalte: código 1

As lesões de código 1 representam os sinais mais iniciais da cárie dentária detectáveis visualmente. O nível de desmineralização dessas lesões é tal que, caso a umidade seja removida de sua superfície com secagem a ar prolongada, suas propriedades ópticas são alteradas, e essas lesões que previamente eram difíceis de diferenciar do esmalte normal quando o dente estava molhado, se tornam mais opacas e podem ser detec-

CÁRIE DENTÁRIA   33

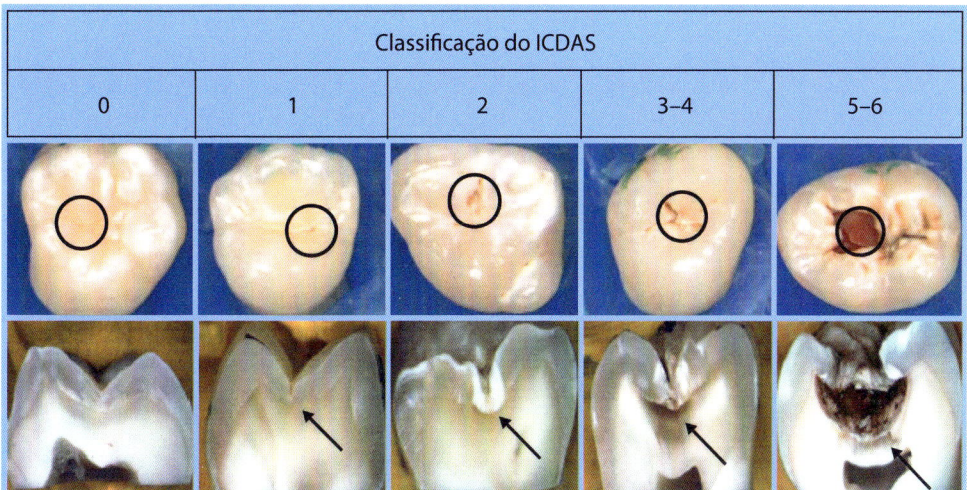

Figura 1.3 Códigos do ICDAS e aspecto histológico. Imagens gentilmente cedidas pelo Dr. A. Ferreira Zandona, Universidade de Indiana.

0		Superfície dentária hígida
1		Primeira alteração visual no esmalte
2		Alteração visual evidente no esmalte
3		Rompimento localizado do esmalte devido à cárie, sem dentina visível
4		Sombreamento escuro da dentina no esmalte (com ou sem rompimento do esmalte)
5		Cavidade evidente com dentina visível
6		Cavidade extensa evidente com dentina visível

Figura 1.4 Códigos do ICDAS para a severidade da cárie.

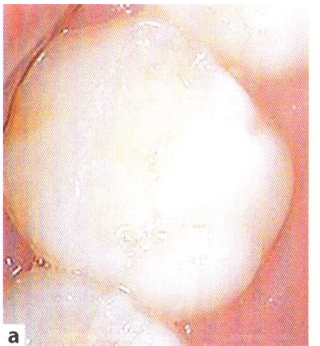
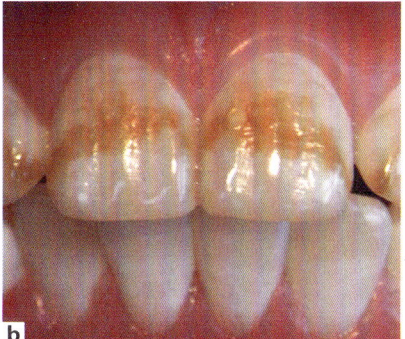
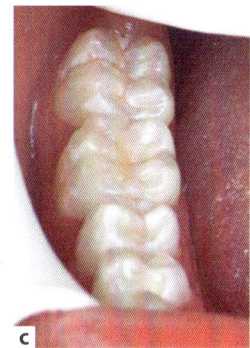

Figura 1.5 a-c Exemplos de cáries classificadas como código 0 do ICDAS.

tadas. Tais lesões em fissuras e fossas podem, com o tempo, adquirir pigmentação, o que torna mais fácil sua detecção sem a secagem com ar e, assim, os códigos do ICDAS descrevem as lesões de código 1 separadamente para essas duas localizações. As lesões com pigmentação escura podem parecer fissuras ou fossas pigmentadas por café ou chá (código 0). Entretanto, esse manchamento não relacionado à cárie tende a ser observado em quase todas as fossas e fissuras de maneira simétrica (Fig. 1.6).

Código 1: fissuras e fossas

Algumas lesões de código 1 localizadas em fissuras e fossas não apresentam nenhuma evidência de alteração de cor atribuída a cárie quando observadas molhadas, mas após secagem prolongada com jato de ar (sugere-se aproximadamente cinco segundos para desidratar adequadamente uma lesão cariosa em esmalte), uma opacidade cariosa com alteração de coloração (lesões marrons ou brancas) se torna visível, tendo uma aparência diversa do esmalte hígido. Outras lesões de código 1, que adquiriram pigmentos do ambiente bucal, podem ser observadas mesmo quando o dente está molhado. Essas lesões apresentam alteração de coloração devido à cárie, não tendo aparência clínica de esmalte hígido. Devendo ser registradas como código 1, essas lesões devem estar confinadas à base das fossas e fissuras, podendo ser observadas quando o dente está molhado ou seco. A aparência dessas lesões deve ser diferenciada das manchas descritas no código 0, não atribuídas a cáries.

Código 1: superfícies lisas

Quando observadas molhadas, não há evidência de qualquer alteração de coloração atribuível à atividade da cárie dentária, mas após secagem prolongada fica visível uma opacidade cariosa (que pode ser branca ou marrom), que não se parece com o esmalte clinicamente hígido. Nas superfícies lisas proximais essas lesões só podem ser observadas dos aspectos vestibular ou lingual/palatal.

Alteração visual evidente no esmalte: código 2

Quando uma lesão em esmalte sofre maior perda mineral, as propriedades ópticas se alteram novamente. A desmineralização dessas lesões em esmalte em estágio mais avançado é tamanha que elas se tornam visíveis mesmo quando o dente é examinado molhado.

Quando molhadas, as lesões de código 2 se apresentam como (i) opacidade cariosa (lesão de mancha branca) e/ou (ii) alteração de cor cariosa, marrom, sendo mais ampla do que a base das fissuras e fossas naturais e tendo uma aparência não consistente com a aparência clínica de esmalte hígido (essas lesões também podem ser vistas quando a superfície do dente é seca). Embora a secagem com jato de ar não seja necessária para detectar as lesões de código 2, ela pode ser útil para remover a umidade superficial e tornar possível um exame mais cuidadoso em busca de sinais mais claros de cavitação, a fim de diferenciar as lesões de código 2 que apresentam (a olho nu) superfície intacta (Fig. 1.7) das lesões de código 3 que apresentam a ruptura localizada do esmalte.

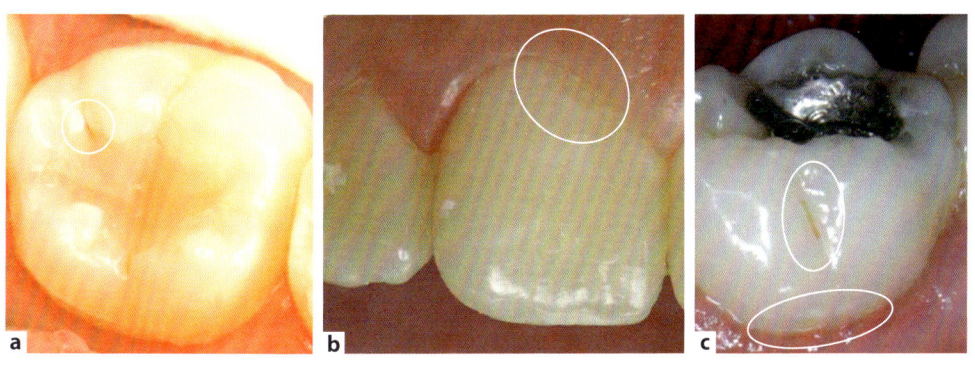

Figura 1.6 a-c   Exemplos de cáries classificadas como código 1 do ICDAS.

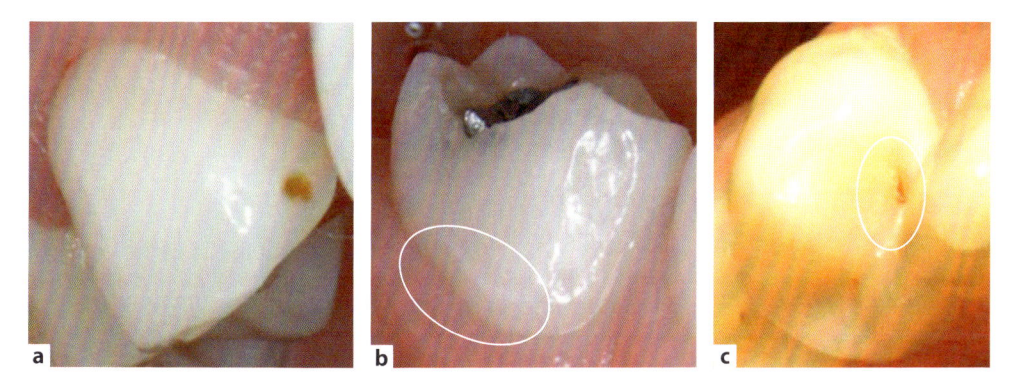

Figura 1.7 a-c   Exemplos de cáries classificadas como código 2 do ICDAS.

Ruptura localizada do esmalte devida a lesão cariosa sem dentina visível ou sombreamento: código 3

Quando a lesão cariosa atinge o estágio no qual há tamanha perda mineral da estrutura do esmalte que ele fica completamente enfraquecido, a superfície do esmalte começa a se romper, podendo ser observada uma falta de continuidade da mesma. Tais lesões, quando observadas molhadas, apresentam uma opacidade cariosa visível (lesão de mancha branca) e/ou alteração de cor amarronzada, não consistentes com a aparência clínica do esmalte hígido. Nas fossas e fissuras, elas são mais amplas do que em fossas e fissuras naturais – quando secas por aproximadamente cinco segundos, pode ser visualizada uma perda de estrutura dentária (branca opaca, marrom ou com paredes marrom-escuras) na entrada ou no interior da fossa ou fissura. A perda de estrutura do esmalte pode ser tamanha que a fossa ou fissura pode se apresentar muito mais ampla do que o normal/natural; entretanto, uma lesão de código 3 não apresenta dentina exposta nas paredes ou base da cavidade. No caso de dúvida, ou para confirmar a avaliação visual, pode-se utilizar uma sonda com extremidade esférica para explorar suavemente a superfície dentária a fim de confirmar a presença de cavidade aparentemente limitada ao esmalte. Isso pode ser feito deslizando a extremidade da sonda ao longo da superfície suspeita, e a descontinuidade limitada é detectada quando a esfera cai para dentro da cavidade/descontinuidade no esmalte. Caso possa ser observada dentina exposta, essa lesão deve ser classificada como código 5 do ICDAS.

Em um dente restaurado, uma fenda de menos de 0,5 mm entre a restauração e o tecido dentário, associada à opacidade ou alteração de cor consistente com desmineralização deve receber o código 3 (Fig. 1.8).

Sombreamento no esmalte causado pela dentina subjacente com ou sem rompimento localizado no esmalte (mas sem cavitação para o interior da dentina): código 4

As lesões de código 4 são histologicamente mais avançadas do que as de código 3, embora exista alguma sobreposição entre a profundidade desses dois códigos. As lesões de código 4 aparecem como sombras de dentina escurecida visíveis através do esmalte aparentemente intacto que pode ou não apresentar rompimento localizado (perda de continuidade da superfície sem expor a dentina). A aparência da sombra normalmente é mais notável quando a superfície está molhada e pode ser cinza, azul ou marrom. Em um dente restaurado com amálgama pode ser difícil distinguir a restauração aparecendo por translucidez de uma sombra cariosa.

O código 4 só é registrado em superfícies nas quais a cárie foi originada. Normalmente, esse não é um problema para os examinadores quando a lesão se origina na superfície oclusal, mas pode haver confusão com grandes lesões interproximais. Nesses casos, o envolvimento dentinário da cavidade é observado como um sombreamento através da superfície oclusal, mesmo que a cárie não tenha sido originada nas fissuras dessa superfície. Um exemplo é mostrado na Figura 1.9b. A superfície oclusal não receberá o código 4 pois a lesão se originou na superfície proximal. Isso fica mais claro na Figura 1.10b, na qual a lesão proximal pode ser visualizada diretamente e ser classificada como código 5, e o sombreamento relacionado ao esmalte socavado por essa lesão pode ser visto a partir da superfície oclusal, o que não significa que essa superfície deva receber o código 4, já que a lesão não foi originada na oclusal.

Cavidade evidente com dentina visível: código 5

À medida que a doença cárie progride cada vez mais, o esmalte socavado pode, eventualmente, se romper e expor a dentina. Uma lesão de código 5 é definida como uma cavidade presente devido à cárie, em esmalte opaco ou escurecido, expondo a dentina subjacente. Quando observado molhado, o dente pode apresentar escurecimento da dentina, característica visível através do esmalte. Uma vez seco durante cinco segundos, aparece evidência visual de perda de estrutura dentária – cavitação evidente. Nas fossas e fissuras há evidência visual de desmineralização [paredes opacas (brancas), marrons ou marrom-escuras] na entrada ou no interior das mesmas e do tecido dentinário exposto. As lesões de código 5 envolvem menos da metade da superfície do dente.

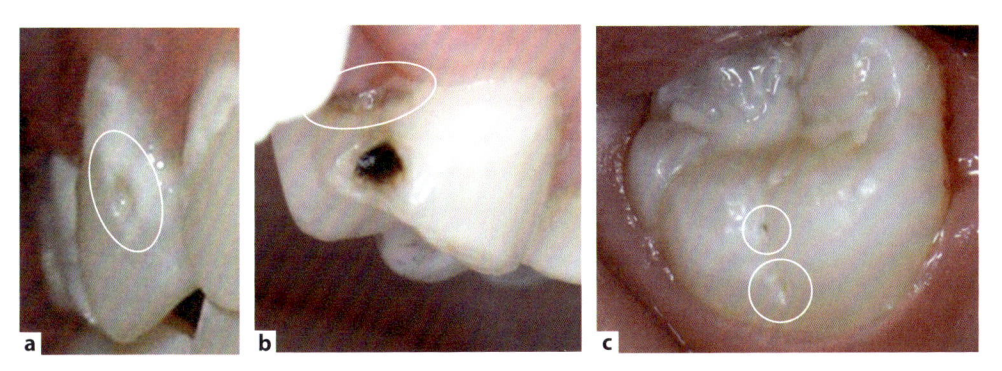

Figura 1.8 a-c Exemplos de cáries classificadas como código 3 do ICDAS.

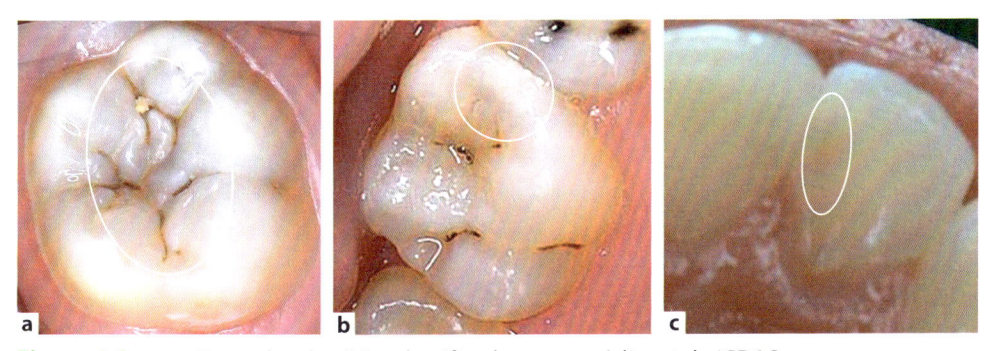

Figura 1.9 a-c Exemplos de cáries classificadas como código 4 do ICDAS.

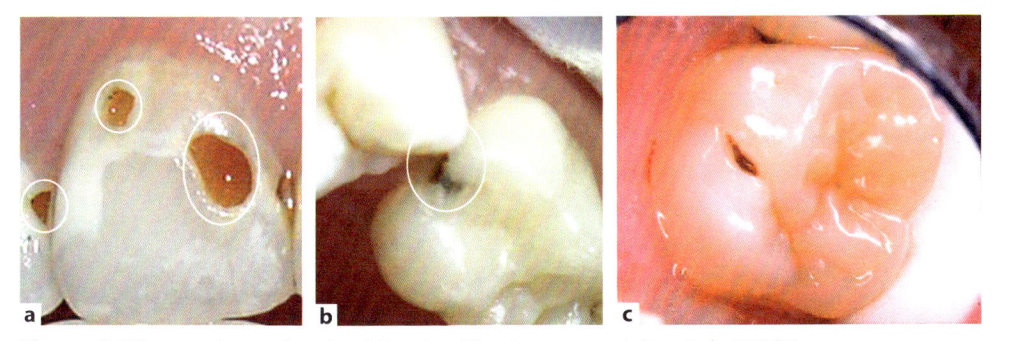

Figura 1.10 a-c Exemplos de cáries classificadas como código 5 do ICDAS.

Uma sonda com extremidade esférica pode se utilizada para confirmar a presença de cavidade na dentina. Isso pode ser feito deslizando a esfera ao longo da superfície suspeita. A cavidade na dentina é detectada quando a esfera penetra na abertura da cavidade e a base da mesma está localizada em dentina. (Em fossas ou fissuras, a espessura do esmalte é de 0,5 a 1 mm.) É importante observar que a polpa dentária não deve ser sondada.

Em um dente restaurado, a fenda entre a restauração e o tecido dentário deve ser maior do que 0,5 mm para receber o código 5, e deve haver dentina exposta nessa fenda.

Cavidade extensa evidente com dentina visível (envolvendo metade da superfície dentária ou mais): código 6

Quando pelo menos metade da superfície do dente apresenta cavidade ou dentina exposta, o código do ICDAS correto é o 6. Nessas lesões, há perda evidente de estrutura dentária, a cavidade é profunda e ampla, e a dentina está claramente visível nas paredes e na base da mesma (Fig. 1.11).

Detecção da cárie em dentes restaurados e raízes

Lesões de cáries adjacentes a restaurações e selantes

Como se acredita que as lesões cariosas adjacentes a restaurações sejam análogas às cáries primárias, os princípios gerais aplicados aos critérios para essas também são aplicados às cáries adjacentes a restaurações e selantes, quando relevantes. Entretanto, deve-se observar que a base científica para isso ainda não foi estabelecida, e a literatura sobre o assunto da cárie secundária é muito mais limitada do que sobre a cárie coronária primária. Muitas pesquisas foram realizadas sob condições "ideais" no ambiente de laboratório, e mesmo assim a maioria encontrou pouca correlação entre os sinais visuais e os achados histológicos.

Embora as cáries associadas a restaurações sejam histologicamente semelhantes às cáries primárias, suas características provocam certos problemas de diagnóstico, incluindo dificuldades na diferenciação entre discrepâncias nas margens das restaurações (integridade marginal, manchamento do dente na margem da restauração), cáries secundárias e cáries residuais.[30]

A sondagem em busca de sinais de lesão de cárie secundária com sonda de extremidade afiada apresenta todas as limitações e desvantagens associadas a seu uso na detecção da cárie primária. Além disso, a sondagem de dentes restaurados pode levar a confusões, já que a sonda pode ficar presa em uma falha marginal que não seja devida à cárie. Foi demonstrado que a alteração de cor nas margens das restaurações é de difícil avaliação, como provou uma convenção entre examinadores "moderados" ($\kappa = 0{,}49$).[31] Isso se deve, em parte, à variedade de causas do manchamento encontrado próximo ao amálgama, particularmente. Ele nem sempre é preditivo de cárie secundária, já que extensas restaurações de amálgama ou seus produtos de corrosão podem manchar o dente de cinza ou azul, sem que haja presença de cárie. Também foi sugerido que as lesões de progressão lenta apresentam coloração escurecida,[32] provavelmente devido a fontes exógenas da dieta como café ou chá. É possível que as lesões clinicamente mais óbvias devido à sua coloração podem ser inativas, controladas ou de progressão lenta.[33,34] Embora se saiba que os produtos de corrosão se formam ao redor das restaurações de amálgama e apresentam coloração escura, Kidd e cola-

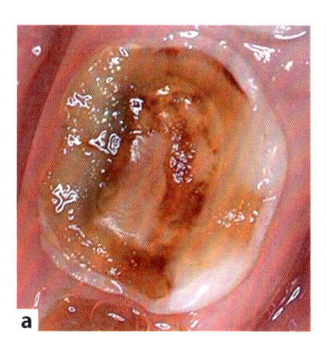

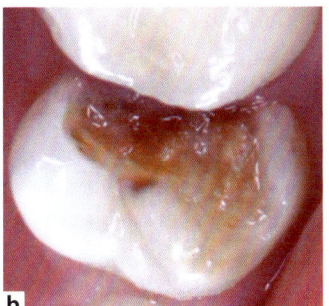

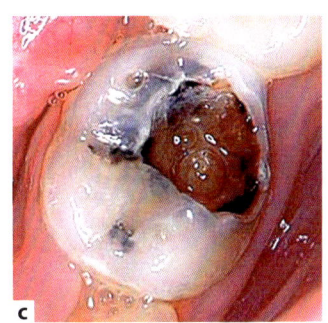

Figura 1.11 a-c   Exemplos da cáries classificadas como código 6 do ICDAS.

boradores[35] encontrou níveis semelhantes de manchas ao redor das restaurações de amálgama e das de material da cor do dente.

Vários estudos foram realizados para investigar a associação entre sombreamento ou manchamento cinza e a presença de atividade cariosa, alguns concluindo que existe associação estatisticamente significativa,[35-37] enquanto outros não encontraram nenhuma relação.[38,39]

Assim, como conclusão, deve-se observar que, enquanto muitos estudos demonstraram que as manchas ou o sombreamento cinza nas margens das restaurações esteja estatística e significativamente associado a lesões cariosas, o registro dessas lesões de cáries dentinárias não cavitadas provavelmente resultará em superestimação do grau de doença. A confusão do sombreamento devido à cor da restauração significa que pode haver mais falso-positivos do que em dentes não restaurados, caso somente a característica de sombreamento ou de manchas seja utilizada para prever a presença de cáries.

O sistema de registro com dois dígitos do ICDAS permite que o usuário registre o estado da restauração de uma superfície dentária, bem como a severidade da lesão cariosa.

Lesão cariosa radicular

A lesão de cárie de superfície radicular é semelhante à do esmalte, mas, diferentemente desta, sua superfície pode tornar-se amolecida, e as bactérias podem penetrar mais profundamente no tecido em estágios mais iniciais do desenvolvimento da lesão. Uma revisão sistemática comissionada para o National Institutes of Health Consensus on Dental Caries Diagnosis and Management throughout Life concluiu que existem evidências "insuficientes" sobre a validade dos sistemas diagnósticos clínicos da cárie radicular.[40] Entretanto, a revisão incluiu somente estudos clínicos que utilizaram os aspectos histológicos para validar o diagnóstico clínico da cárie. Esse critério de inclusão exclui a vasta maioria da literatura sobre a lesão de cárie radicular.

Pesquisas descrevendo a aparência clínica da cárie radicular começaram a aparecer na literatura no início dos anos 1970, e muitas pesquisas e estudos longitudinais sobre esse assunto foram realizados nas duas décadas seguintes. Entretanto, desde o início dos anos 1990, têm sido realizados bem poucos estudos sobre cárie radicular.

Esses estudos clínicos utilizaram principalmente critérios diagnósticos propostos por um grande número de pesquisadores.[41-45]

De modo geral, as lesões de cárie radicular têm sido descritas como sendo possuidoras de uma delimitação distinta e apresentando aparência escurecida em relação à raiz não cariada circundante. Muitas lesões de cárie radicular são cavitadas, embora não seja o caso em lesões iniciais. A base da área cavitada pode ser amolecida, com textura de couro ou dura à sondagem. Entretanto, a sondagem das lesões de cárie radicular com sonda de extremidade afiada, utilizando pressão controlada e moderada, pode criar defeitos superficiais que impedem a completa remineralização da lesão.[46] Assim, para a detecção e classificação das cáries radiculares utilizando os critérios do ICDAS, os examinadores devem usar uma sonda Community Periodontal Index (sonda periodontal).[6]

As lesões de cáries de raiz são observadas frequentemente próximas da junção cemento-esmalte, embora as lesões possam aparecer em qualquer local da superfície radicular. Normalmente elas ocorrem próximas (cerca de 2 mm) da crista da margem gengival. A distinção entre lesões ativas e inativas complica ainda mais a detecção clínica das cáries radiculares. A coloração dessas lesões tem sido utilizada como indicador de atividade. As lesões ativas eram descritas como amareladas ou marrom-claras, enquanto as inativas apresentavam manchas mais escuras. No entanto, mais tarde ficou provado que a cor não é um indicador confiável da atividade de cárie.[47,48]

Como os sinais clínicos das lesões são considerados diferentes para as lesões radiculares ativas e inativas, e os sinais indicativos de atividade ainda precisem ser validados, os critérios propostos dentro do ICDAS incorporam todos os sinais clínicos relatados e, assim, considera juntas a detecção e a avaliação da lesão, diferentemente do critério utilizado para as cáries de coroa.

A presença de cavitação (rompimento da integridade superficial) associada a uma lesão de cárie radicular não necessariamente implica a atividade da lesão. Lesões de cárie radicular não cavitadas (iniciais) são quase universalmente consideradas ativas. Contudo, uma lesão cavitada pode ser ativa ou inativa. A atividade da lesão também já foi relacionada à profundidade da mesma,[49] mas essa observação clínica não foi verificada.

A textura de uma lesão de cárie radicular também foi ligada à sua atividade. As lesões ativas foram descritas como amolecidas ou com textura de couro quando comparadas a lesões inativas, que apresentam uma textura endurecida. Existem evidências laboratoriais, obtidas a partir de um estudo que utilizou indicadores microbiológicos para a atividade da lesão, que sustentam a hipótese de que as lesões "amolecidas" ou com textura de "couro" nas superfícies radiculares são mais infectadas por bactérias do que as superfícies radiculares "endurecidas".[48]

A lesão de cárie de raiz que ocorre em justa proximidade (dentro de 2 mm) à crista da margem gengival é considerada ativa, enquanto a lesão que ocorre na superfície radicular, mais distante da margem gengival é, mais provavelmente, inativa. Existem evidências microbiológicas que sustentam essa observação clínica.[50]

A determinação da atividade da cárie radicular está, provavelmente, mais relacionada a decisões referentes ao tratamento do que à determinação da presença de cáries nas superfícies radiculares. Foram consultados trabalhos publicados sobre a mensuração clínica da cárie de raiz na elaboração dos critérios do ICDAS.[42,43,51,52] Dada a insuficiência de evidências científicas e seu baixo nível de confiabilidade, o comitê coordenador do ICDAS recomenda que os seguintes critérios clínicos sejam utilizados para a detecção e classificação das cáries de raiz:

1. cor (marrom-clara/escura, preta);
2. textura (lisa, rugosa);
3. aparência (brilhante ou polida, mate ou não polida);
4. percepção à sondagem delicada (amolecida, textura de couro, endurecida);
5. cavitação (perda do contorno anatômico).

Adicionalmente, o contorno da lesão e sua localização na superfície da raiz também são úteis na detecção das cáries radiculares. Estas aparecem como manchas escurecidas evidentes, claramente demarcadas, circulares ou lineares, localizadas na junção cemento-esmalte ou totalmente na superfície radicular.

Códigos para detecção e classificação das lesões de cárie nas superfícies radiculares

Deve ser atribuído um valor para cada superfície. As faces vestibular, mesial, distal e lingual das superfícies radiculares de cada dente devem ser classificadas da maneira a seguir.

Código E

Se a superfície radicular não pode ser visualizada diretamente por recessão gengival ou jato de ar, ela é excluída. As superfícies cobertas completamente pelo cálculo dentário devem ser excluídas ou, preferencialmente, o cálculo deve ser removido antes de determinar o estado da superfície. Recomenda-se a remoção do cálculo para ensaios clínicos e estudos longitudinais.

Código 0

A superfície radicular não apresenta nenhuma alteração de cor fora do normal que a diferencie das áreas adjacentes da raiz nem apresenta defeito localizado na junção amelocementária ou totalmente na superfície radicular. A superfície da raiz apresenta contorno anatômico normal *ou* pode apresentar uma perda definida de contorno anatômico ou continuidade superficial não consistente com o processo de cárie. Essa perda de continuidade superficial normalmente está associada a influências da dieta ou hábitos como abrasão ou erosão. Geralmente essas condições ocorrem na superfície vestibular. Essas áreas são, tipicamente, lisas, brilhantes e endurecidas. A abrasão se caracteriza por um contorno mais claramente definido com borda afiada, enquanto a erosão apresenta limites mais difusos. Nenhuma dessas condições apresenta alteração de coloração.

Código 1

Existe uma área claramente demarcada na superfície radicular ou na junção amelocementária com alteração de coloração (marrom-clara/escura, preta), mas não há presença de cavitação (perda do contorno anatômico <0,5 mm).

Código 2

Existe uma área claramente demarcada na superfície radicular ou na junção amelocementária com alteração de coloração (marrom-clara/escura, preta), com presença de cavitação (perda do contorno anatômico ≥0,5 mm).

Reprodutibilidade, sensibilidade e especificidade do ICDAS

Durante o desenvolvimento dos critérios do ICDAS em agosto de 2002, os 20 participantes do *workshop* examinaram as superfícies oclusais de 57 dentes extraídos. O consenso de todos os participantes foi utilizado para definir a condição clínica das superfícies oclusais. Os dentes foram mantidos úmidos em recipientes apropriados e foram seccionados e examinados sob lente de aumento (× 10). Cada área determinada foi classificada utilizando-se a escala de Ricketts e colaboradores[23] em:

0 = ausência de desmineralização do esmalte;

1 = desmineralização do esmalte limitada à metade externa da superfície do esmalte;

2 = desmineralização (manchamento marrom) envolvendo entre 50% do esmalte e um terço da dentina;

3 = desmineralização (manchamento marrom) envolvendo o terço médio da dentina;

4 = desmineralização (manchamento marrom) envolvendo o terço interno da dentina.

Os graus histológicos foram atribuídos por dois examinadores ao mesmo tempo. Os dois examinadores realizaram nova classificação de 10 dentes e concordaram na segunda vez em oito das dez classificações. As porcentagens de superfícies dentárias classificadas clinicamente com os códigos 0, 1, 2, 3, 4 e 5 + 6 e observados após sua secção e que apresentavam extensão até o interior da dentina estão apresentadas na Tabela 1.2. Esses dados sustentam a decisão do *workshop* do ICDAS II de alterar os códigos originais 3 e 4 (ICDAS I) para retratar uma progressão sequencial da cárie dentária.

As taxas de probabilidade (TP) de que um dente classificado com os códigos 2, 3, 4 ou 5 +6 apresentasse cavidade cariosa em nível dentinário, em relação a um dente classificado com os códigos 0 ou 1, estão apresentadas na Tabela 1.3. Essas taxas são relativamente altas em comparação com as TP dos sinais e sintomas médicos padrão.

Ekstrand e colaboradores[20] também investigaram a relação entre a classificação ICDAS I de sete pontos quando aplicada às superfícies oclusais, lisas livres e proximais de dentes posteriores extraídos. Os resultados, utilizando o ICDAS I, foram cruzados com o sistema original histológico de classificação.[20] Foi encontrada forte relação entre as duas variáveis para as superfícies oclusais, lisas livres e proximais (coeficientes de correlação de Spearman = 0,93, 0,95 e 0,94, respectivamente). De modo

Tabela 1.2 Porcentagem de superfícies dentárias classificadas utilizando o ICDAS por meio da condição histológica da cárie

Código clínico	Número de dentes	Porcentagem na dentina
0	2	0
1	11	9
2	18	50
3	8	88
4	13	77
5 + 6	5	100
Total	57	

Tabela 1.3 TP dos dentes classificados pelo ICDAS I e que apresentavam cárie em dentina

Histológico	Clínico						Número
	0	1	2	3	4	5	
0	1	0	2	0	0	0	3
1	1	10	7	1	3	0	22
2			8	3	7	1	19
3		1		1	1	1	4
4			1	3	2	3	9
Total	2	11	18	8	13	5	57
TP (0-1)			6,5	11,4	10,0	13,0	

semelhante, para o segundo examinador, os coeficientes de correlação foram de 0,87, 0,96 e 0,92, respectivamente. A TP positiva de que uma lesão proximal classificada com os códigos ICDAS 3-6 está na dentina é de cerca de 18.

Trabalho recente incluiu a validação dos critérios do ICDAS nas superfícies proximais de dentes permanentes e decíduos. Martignon e colaboradores[54] conduziram um estudo para determinar a relação entre a avaliação da severidade da lesão pelos critérios do ICDAS e a profundidade histológica em superfícies proximais hígidas e cariadas de 140 dentes permanentes e 108 dentes decíduos. Um total de 160 superfícies proximais permanentes hígidas ou cariadas e 136 superfícies proximais decíduas hígidas ou cariadas foi finalmente avaliado pelo pesquisador principal. As superfícies foram limpas e clinicamente examinadas com o uso de iluminação presa à cabeça do examinador, sondas da OMS e secagem com ar. Um novo exame de todos os dentes foi realizado após oito dias. Depois disso, os dentes foram cortados no sentido longitudinal no centro das lesões, e secções de 220 μm de espessura foram analisadas no estereomicroscópico em busca de desmineralização, e classificadas da seguinte forma: 0 = sem desmineralização; 1 = desmineralização do esmalte, limitada à metade externa; 2 = desmineralização envolvendo desde metade do esmalte até um terço da dentina; 3 = desmineralização envolvendo o terço médio da dentina e 4 = desmineralização envolvendo o terço interno da dentina. A reprodutibilidade intraexaminador (κ) para os escores do ICDAS foi de 0,86 e 0,92 para os dentes permanentes e decíduos, respectivamente. O coeficiente de correlação de Spearman foi de 0,87 para os dentes permanentes e de 0,92 para os dentes decíduos. Os resultados demonstraram que a correlação entre os escores do ICDAS e as alterações histológicas foram excelentes para as lesões proximais em dentes permanentes e decíduos; a reprodutibilidade também foi considerada excelente.

Shoaib e colaboradores[55] confirmaram esses achados com dentes decíduos em um estudo *in vitro* que avaliou a reprodutibilidade da detecção de lesões cariosas oclusais e proximais em dentes decíduos utilizando os critérios do ICDAS II. Três examinadores treinados examinaram 112 molares decíduos extraídos em condições cirúrgicas, utilizando os critérios do ICDAS II. Os dentes foram limpos e montados em grupos de quatro em material de moldagem cor-de-rosa para imitar suas posições anatômicas. As condições dos dentes utilizados variavam desde hígidos até cavitados; dentes excessivamente destruídos foram descartados. De acordo com os critérios do ICDAS II, foram utilizadas uma seringa 3:1 e uma sonda de ponta romba durante o exame, e as lesões mais avançadas de cada superfície foram classificadas. Cada exame foi realizado de forma cega e repetido por cada examinador após um intervalo de pelo menos 24 horas. Os valores de κ foram calculados para avaliar a reprodutibilidade dos exames. A reprodutibilidade intraexaminador variou de 0,74 a 0,83 e de 0,72 a 0,85 nos limiares de diagnóstico D_1 e dos códigos ICDAS 2/3, respectivamente. A reprodutibilidade interexaminadores variou de 0,60 a 0,72 e de 0,63 a 0,80 nos limiares de diagnóstico D_1 e dos códigos 2/3. Esses valores geralmente representam uma "concordância substancial". Esses pesquisadores concluíram que a reprodutibilidade do ICDAS II foi aceitável quando aplicado aos molares decíduos.

A reprodutibilidade inter e intraexaminadores e a precisão na detecção e avaliação das cáries oclusais foi confirmada por Jablonski-Momeni e colaboradores[56] em dentes extraídos. Nesse estudo, quatro cirurgiões-dentistas examinaram as superfícies oclusais de 100 dentes utilizando os critérios do ICDAS II e, após, os dentes foram seccionados e histologicamente avaliados quanto à profundidade das cáries. Três dos examinadores não tinham experiência no uso do ICDAS II antes de receberem treinamento pelo quarto examinador. Os valores de κ para reprodutibilidade inter e intraexaminadores foram de 0,62-0,83. Dois sistemas de classificação histológicos foram aplicados,[20,57] apresentando relação de moderada a forte com os escores do ICDAS II (r3 = 0,43-0,72). No limiar D_1 de detecção (cáries de esmalte e dentina), a especificidade foi de 0,74-0,91 e a sensibilidade de 0,59-0,73, enquanto no limiar D_3 de detecção (apenas lesões em dentina) a especificidade foi de 0,82-0,94 e a sensibilidade de 0,48-0,83 para os quatro examinadores.

Ismail e colaboradores[58] coletaram dados sobre o treinamento de examinadores no Detroit Dental Health Project. O estudo encontrou confiabilidade interexaminadores boa a muito boa entre os cirurgiões-dentistas clínicos dos EUA que foram treinados durante o período de um ano. Os coeficientes κ para a concordância interexaminadores variou entre 0,74 e 0,88. O coeficiente κ intraexaminador para os dois principais examinadores ficou em torno de 0,78. Um examinador secundário apresentou confiabilidade intraexaminador de 0,77 e um quarto examinado, que trabalhava apenas nos sábados, apresentou coeficiente κ de 0,50. Detalhes sobre a análise da confiabilidade utilizando modelos log-lineares são apresentados em um artigo separado.[58] Para cáries adjacentes a restaurações e selantes, o coeficiente κ interexaminadores variou entre 0,33, para um examinador a mais de 0,80 para os dois principais examinadores. Estes apresentaram confiabilidade intraexaminador de 0,80.

Ekstrand e colaboradores[20] relataram que os coeficientes κ intraexaminador ao examinar dentes extraídos utilizando o ICDAS I foram substanciais (κ = 0,87). A confiabilidade do interexaminador foi de aproximadamente 0,80.

Dados de numerosos estudos realizados na Universidade de Indiana demonstraram que os critérios do ICDAS constituem uma ferramenta confiável e eficaz para várias aplicações. Eles foram aplicados de forma bem-sucedida em diferentes tipos de estudos, *in vitro* e clínicos (estudos de validação, cáries secundárias, epidemiologia, estudo sobre fatores de risco à cárie e ensaios clínicos), em diferentes dentições (crianças, adolescentes, adultos jovens, adultos) e por múltiplos examinadores com diferentes graus de experiência, bem como conhecimento prévio e experiências variáveis no uso dos critérios.

Diversos estudos sobre treinamento e calibragem foram realizados em Indiana e em outros locais de cooperação. Os critérios do ICDAS foram utilizados em um projeto no México no qual os fatores de risco à cárie e seus indicadores foram mensurados em cinco populações rurais e correlacionados com a prevalência de cárie. A confiabilidade intraexaminador recebeu κ ponderado de 0,93.[59]

Comparabilidade do ICDAS com outros sistemas de detecção da cárie

Os códigos do ICDAS foram desenvolvidos para permitir a comparação retroativa com outros sistemas de detecção das lesões cariosas, como os métodos básicos da OMS.[6] Alguns trabalhos interessantes foram realizados utilizando esses dois sistemas de critérios paralelamente, demonstrando a quantidade adicional de cáries encontrada no limiar D_1 de detecção ao usar o ICDAS.[60] A Tabela 1.4 apresenta uma comparação direta entre os códigos do ICDAS e dos métodos básicos da OMS. Deve-se observar que a definição pouco específica dos códigos dos Métodos Básicos da OMS significa que tem havido diferenças na forma como os códigos têm sido interpretados em diferentes partes do mundo, particularmente no limiar no qual a cárie é registrada como presente ou ausente. Tem havido uma grande variação entre levantamentos e países, especialmente quanto à cavitação do esmalte (o que seria o código 3 do ICDAS), que deve ser registrada como "hígida" ou "cárie", levando a dificuldades

Tabela 1.4 Comparação entre os códigos da OMS e do ICDAS.

Comparação entre os códigos da OMS[1] e do ICDAS II[2]			
Códigos da OMS	**Códigos do ICDAS II**	**Limiar de detecção visual da cárie**	
0, A (hígido)	00	Hígido	
	01	Não cavitado	Cáries em esmalte (visualmente)
	02		
	03	Descontinuidade superficial[3]	
1, B (cárie de coroa)	04, 14, 24	Não cavitado[4]	Cárie evidente em dentina (visualmente)
	05, 15, 25, 80–85	Cavitado	
	06, 16, 26, 86		
2, C (restaurados e cariados)	Todos os códigos de 2 dígitos iniciando com 3, 4, 5, 6 e terminando com 4, 5 ou 6		
3, D (restaurados, sem cárie)	Todos os códigos de 2 dígitos iniciando com 3, 4, 5, 6 e terminando com 0, 1 ou 3 (ver exceções abaixo para coroas/encaixes colocados por razões diversas da cárie)		
4, E (perdidos devido à cárie)	97		
5 (dentes permanentes perdidos por outras razões)	98		
6, F (selante)	10, 20, 11, 21, 31, 23 – a OMS também pode incluir restaurações em resina composta em fissuras oclusais nessa categoria, isto é, em alguns casos os códigos 30, 31, 32, 33		
7, G (pilar de prótese ou coroa especial)	Qualquer código de 2 dígitos iniciando em 6 e terminando com 0, 1, 2 ou 3 e também colocadas por outra razão diferente da cárie, p. ex., um pilar de prótese devido a trauma		
8 (não irrompido)	99		

[1] Oral Surveys – Basic Methods, ed 4. http://www.whocollab.of.mah.se/expl/orhsurvey97.html (acessado em 14 de dezembro de 2007).

[2] Códigos do ICDAS II http://www.icdas.org/ (acessado em 14 de dezembro de 2007).

[3] O código 3 do ICDAS II refere-se à cárie em esmalte com descontinuidade superficial sem exposição da dentina. Assim sendo, no limiar dentinário de detecção visual, este seria classificado como hígido, mesmo sabendo-se que muitas dessas lesões já envolvem, histologicamente, dentina. Note que a interpretação dos critérios da OMS varia internacionalmente quanto ao fato das lesões do código 3 do ICDAS serem interpretadas como hígidas ou não hígidas.

[4] Pode haver microcavitação, mas não cavidade expondo dentina.

persistentes na comparação entre os estudos que utilizam os critérios dos métodos básicos da OMS.

Pesquisas adicionais e prioridades de implementação

Prioridades de pesquisa

A ICDAS Foundation e o comitê do ICDAS se comprometeram a definir um cronograma continuado de pesquisa; uma tarefa constante, sempre atualizada e revisitada.

As prioridades claras para pesquisa são as lacunas existentes nas evidências quanto a lesões cariosas adjacentes, a restaurações e selantes e quanto à detecção confiável das lesões cariosas radiculares.

Prioridades de implementação

Há um desafio internacional contínuo em implementar evidências nessa área já publicadas e conhecidas por décadas. Em alguns países e sistemas, os métodos e as abordagens modernos de detecção clínica visual da lesão, que permitem o tratamento orientado para a prevenção de lesões cariosas, já estão bem estabelecidos. Em outros países e sistemas (frequentemente bem desenvolvidos), as barreiras para a implementação são complexas e permanecem muito fortes. Essa área por si só é uma prioridade de pesquisa, pois, até o presente, em muitos países, a profissão odontológica pode ser acusada de "preferir tratar a prevenir as doenças bucais".[61]

As atividades de implementação devem ser focadas nas diferentes necessidades das comunidades odontológica e pública, e em profissionais influentes que lidam com a cárie, sua prevenção e seu tratamento nos domínios da prática clínica, da pesquisa, da saúde pública e do ensino. O uso continuado de sondas exploradoras com extremidade afiada, sem que haja benefício clínico e o conhecimento muitas vezes limitado sobre a dinâmica das lesões de cárie iniciais, são as prioridades a serem superadas em muitas áreas, mas geralmente são aceitas como boas práticas em outros locais.

Referências

1. Backer-Dirks O, van Amerongen J, Winkler KC: A reproducible method for caries evaluation. J Dent Res 1951;30:346–359.
2. Marthaler TM: A standardized system of recording dental conditions. Helv Odontol Acta 1966;10:1–19.
3. Soggnaes RF. The importance of a detailed clinical examination of carious lesions. J Dent Res 1940; 19:11–15.
4. Radike AW: Criteria for diagnosis of dental caries; in: Proceedings of the Conference on the Clinical Testing of Cariostatic Agents, Oct 14–16, 1968. Chicago, American Dental Association, 1972, pp 87–88.
5. World Health Organization: Oral Health Surveys: Basic Methods, ed 2. Geneva, World Health Organization, 1977.
6. World Health Organization: Oral Health Surveys: Basic Methods, ed 4. Geneva, World Health Organization, 1997.
7. Pitts NB, Fyffe HE: The effect of varying diagnostic thresholds upon clinical caries data for a low prevalence group. J Dent Res 1988;67:592–596.
8. Ismail A, Vrodeur JM, Gagnon P, Payette M, Picard D, Hamalian T, et al: Prevalence of non-cavitated and cavitated carious lesions in a random sample of 7–9 year old schoolchildren in Montreal, Quebec. Community Dent Oral Epidemiol 1992;20:250–255.
9. Ekstrand KR, Ricketts DNJ, Kidd EAM, Qvist V, Schou S: Detection, diagnosing, monitoring and logical treatment of occlusal caries in relation to lesion activity and severity: an in vivo examination with histological validation. Caries Res 1998;32:247–254.
10. Fyffe HE, Deery CH, Nugent ZJ, Nuttall NM, Pitts NB: Effect of diagnostic threshold on the validity and reliability of epidemiological caries diagnosis using the Dundee Selectable Threshold Method for caries diagnosis (DSTM). Community Dent Oral Epidemiol.2000;28:42–51.
11. Nyvad B, Machiulskiene V, Baelum V: Reliability of a new caries diagnostic system differentiating between active and inactive caries lesions. Caries Res 1999;33: 252–260.
12. Nyvad B, Machiulskiene V, Baelum V: Construct and predictive validity of clinical caries diagnostic criteria assessing lesion activity. J Dent Res 2003; 82:117–122.
13. Nyvad B, ten Cate JM, Robinson C: Cariology in the 21st century – state of the art and future perspec-tives. Caries Res 2004;38:167–329.
14. Stookey G (ed): Proceedings of the First Annual Indiana Conference: Early Detection of Dental Caries. Indianapolis, Indiana University, 1996.
15. Stookey G (ed): Second International Conference on Detection of Early Caries. Indianapolis, Indiana University, 2000.

16 Stookey G (ed): Early Detection of Caries III. Indianapolis, Indiana University, 2004.
17 Pitts NB, Stamm J: International Consensus Workshop on Caries Clinical Trials (ICW-CCT) final consensus statements: agreeing where the evidence leads. J Dent Res 2004;83:125–128.
18 Ismail AI: Visual and visuo-tactile detection of dental caries. J Dent Res 2004;83(spec iss C):C56–C66.
19 Chesters RK, Pitts NB, Matuliene G, Kvedariene A, Huntington E, Bendinskaite R, Balciuniene I, Matheson J, Savage D. Milerience J: An abbreviated caries clinical trial design validated over 24 months. J Dent Res 2002;81:637–640.
20 Ekstrand KR, Ricketts DN, Kidd EA: Reproducibility and accuracy of three methods for assessment of demineralization depth of the occlusal surface: an in vitro examination. Caries Res 1997;31:224–231.
21 Ekstrand KR, Ricketts DN, Kidd EA. Occlusal caries: pathology, diagnosis and logical management. Dent Update 2001;28:380–387.
22 Ekstrand KR, Ricketts DNJ, Longbottom C, Pitts NB: Visual and tactile assessment of arrested initial enamel carious lesions: an in vivo pilot study. Caries Res 2005;39:173–177.
23 Ricketts DNJ, Ekstrand KR, Kidd EAM, Larsen T: Relating visual and radiographic ranked scoring systems for occlusal caries detection to histological and microbiological evidence. Operative Dent 2002; 27:231–237.
24 Topping GVA, Hally JD, Bonner BC, Pitts NB: Training for the International Caries Detection and Assessment System (ICDAS II): CD-rom and web-based educational software. London, Smile-on, 2008.
25 Eggertsson H, Gudmundsdottir H, Agustsdottir H, Arnadottir IB, Eliasson ST, Saemundsson SR, Jonsson SH, Holbrook WP: Visual (ICDAS I) and radiographic detection of approximal caries in a national oral health survey (abstract 67). Caries Res 2007;41:292.
26 Bourgeois DM, Christensen LB, Ottolenghi L, Llodra JC, Pitts NB, Senakola E (eds): Health Surveillance in Europe – European Global Oral Health Indicators Development Project Oral Health Interviews and Clinical Surveys: Guidelines. Lyon, Lyon I University Press, 2008.
27 Ekstrand K, Qvist V, Thylstrup A: Light microscope study of the effect of probing in occlusal surfaces. Caries Res 1987;21:363–374.
28 Bergman G, Lindén LA: The action of the explorer on incipient caries. Svensk Tandläkare Tidsskrift 1969;62:629–634.
29 Ekstrand KR, Kuzmina I, Bjorndal L, Thylstrup A: Relationship between external and histologic features of progressive stages of caries in the occlusal fossa. Caries Res 1995;29:243–250.
30 Mjör IA, Toffenetti F: Secondary caries: a literature review with case reports. Quintessence Int 2000;31:165–179.
31 Tobi H, Kreulen CM, Vondeling H, van Amerongen WE: Cost-effectiveness of composite resins and amalgam in the replacement of amalgam class II restorations. Community Dent Oral Epidemiol 1999; 27:137–143.
32 Miller WA, Massler M: Permeability and staining of active and arrested lesions in dentine. Br Dent J 1962;112:187–197.
33 Kidd EAM: Caries diagnosis within restored teeth. Oper Dent 1989;14:149–158.
34 Kidd EAM: Caries diagnosis within restored teeth; in Anusavice KJ (ed): Quality Evaluation of Dental Restorations: Criteria for Placement and Replacement. Chicago, Quintessence Publishing, 1989, pp 111–123.
35 Kidd EAM, Joyston BS, Beighton D: Diagnosis of secondary caries: a laboratory study. Br Dent J 1994; 176:135–139.
36 Rudolphy MP, van Amerongen JP, Penning C, ten Cate JM: Grey discoloration and marginal fracture for the diagnosis of secondary caries in molars with occlusal amalgam restorations: an in vitro study. Caries Res 1995;29:371–376.
37 Topping GVA: Secondary Caries Misdiagnosis: An in vitro Study in Premolar and Molar Teeth Restored with Amalgam and Conjoint Analysis of Patients' and Dentists' Preferences for Attributes of a Caries Diagnosis Device; thesis, University of Dundee, 2001.
38 Kidd EAM, Joyston BS, Beighton D: Marginal ditching and staining as a predictor of secondary caries around amalgam restorations: a clinical and microbiological study. J Dent Res 1995;74:1206–1211.
39 Rudolphy MP, van Loveren C, van Amerongen JP: Grey discoloration for the diagnosis of secondary caries in teeth with class II amalgam restorations: an in vitro study. Caries Res 1996;30:189–193.
40 Bader JD, Shugars DA, Bonito AJ. Systematic review of selected dental caries diagnostic and management methods. J Dent Educ 2001;65:960–968.
41 Hix JO, O'Leary TJ: The relationship between cemental caries, oral hygiene status and fermentable carbohydrate intake. J Periodontol 1976;47:394–404.
42 Banting DW: Diagnosis and prediction of root caries. Adv Dent Res 1993;7:80–86.
43 Banting DW: The diagnosis of root caries. J Dent Educ 2001;65:991–996.

44 Katz RV: Development of an index for the prevalence of root caries. J Dent Res 1984;63:814–818.
45 US Department of Health and Human Services: Oral health of United States adults. NIH Publication No 87-2868. National Institutes of Health, 1987.
46 Warren JJ, Levy SM, Wefel JS: Explorer probing of root caries lesions. Spec Care Dent 2003;23:18–21.
47 Hellyer PH, Beighton D, Heath MR, Lynch EJR: Root caries in older people attending a general practice in East Sussex. Br Dent J 1990;169:201–206.
48 Lynch E, Beighton D: A comparison of primary root caries lesions classified according to color. Caries Res 1994;28:233–239.
49 Billings RJ, Brown LR, Kaster AG: Contemporary treatment strategies for root surface dental caries. Gerodontics 1985;1:20–27.
50 Beighton D, Lynch E, Heath MR: A microbiological study of primary root caries lesions with different treatment needs. J Dent Res 1993;63:623–629.
51 Hellyer P, Lynch E: The diagnosis of root caries. Gerodontology 1991;9:95–102.
52 Leake JL: Clinical decision-making for caries management in root caries. J Dent Educ 2001;65:1147–1153.
53 Panju AA, Hemmelgarn BR, Guyatt GH, Simel DL: The rational clinical examination: is this patient having a myocardial infarction? JAMA 1998;280: 1256–1263.
54 Martignon S, Ekstrand K, Cuevas S, Reyes JF, Torres C, Tamayo M, Bautista G: Relationship between ICDAS II scores and histological lesion depth on proximal surfaces of primary and permanent teeth (abstract 61). Caries Res 2007;41:290.
55 Shoaib L, Deery C, Nugent ZN, Ricketts DNJ: Reproducibility of ICDAS II criteria for occlusal and approximal caries detection in primary teeth (abstract 63). Caries Res 2007;41:290.
56 Jablonski-Momeni A, Stachniss V, Ricketts DN, Heinzel-Gutenbrunner M: Reproducibility and accuracy of the ICDAS-II for detection of occlusal caries in vitro. Caries Res 2008;42:79–87.
57 Downer MC: Concurrent validity of an epidemiological diagnostic system for caries with histological appearance of extracted teeth as validating criterion. Caries Res 1975;9:231–246.
58 Ismail AI, Sohn W, Tellez M, Amaya A, Sen A, Hasson H, Pitts NB: Reliability of the International Caries Detection and Assessment System (ICDAS): an integrated system for measuring dental caries. Community Dent Oral Epidemiol 2007;35:170–178.
59 Cook SL, Martinez-Mier EA, Dean JA, Weddell JA, Sanders BJ, Eggertsson H, Ofner S, Yoder K: Dental caries experience and association to risk indicators of remote rural populations. Int J Paediatr Dentistry 2008;18:275–283.
60 Kuhnisch J, Berger S, Goddon I, Senkel H, Pitts N, Heinrich-Weltzien R: Occlusal caries detection in permanent molars according to WHO basic methods, ICDAS II and laser fluorescence measurements. Community Dent Oral Epidemiol 2008;36:475–484.
61 Editorial: Oral health: prevention is key. Lancet 2009;373:1.

G.V.A. Topping
Dental Health Services and Research Unit, University of Dundee
Mackenzie Building, Kirsty Semple Way
Dundee DD2 4BF (UK)
Tel. +44 1382 420067, Fax +44 1382 420051, E-Mail n.b.pitts@cpse.dundee.ac.uk

2 Métodos auxiliares tradicionais para a detecção da lesão cariosa

K.W. Neuhaus[a] – R. Ellwood[b] – A. Lussi[a] – N.B. Pitts[c]

[a]Department of Preventive, Restorative and Pediatric Dentistry, School of Dental Medicine, University of Bern, Bern, Switzerland; [b]Dental Health Unit, Dental School, University of Manchester, Manchester, [c]Dental Health Services and Research Unit, University of Dundee, Dundee, UK

Resumo

Idealmente, os métodos auxiliares para detecção das lesões cariosas devem buscar aumentar a sensibilidade da detecção visual das lesões de cárie sem alterar a especificidade. O uso de sonda odontológica (exploradora), radiografias interproximais e transiluminação por fibra óptica (FOTI) tem, há muito tempo, sido recomendado para esse propósito. Atualmente, a sondagem de lesões suspeitas no sentido de verificar se elas ficam "presas" é encarada como obsoleta, já que não gera aumento de sensibilidade e pode causar dano irreversível ao dente. A radiografia interproximal ajuda a detectar lesões que, de outro modo, ficariam escondidas no exame visual, devendo ser utilizadas sempre a cada novo paciente. O desempenho diagnóstico da radiografia nas faces oclusal e proximal é diferente, e isso está relacionado à anatomia tridimensional do dente nesses locais. Entretanto, as decisões quanto ao tratamento devem levar em consideração mais do que apenas a extensão da lesão. As radiografias interproximais fornecem informações importantes para a tomada de decisão que se baseia, principalmente, nos achados visuais e clínicos. A FOTI constitui um método rápido e barato, que pode melhorar o exame visual de todas as superfícies. Tanto a radiografia quanto a FOTI podem aguçar a sensibilidade da detecção da cárie, mas exigem treinamento e experiência suficientes para que a informação seja interpretada corretamente. A radiografia também traz consigo os riscos e a legislação associados ao uso de radiação ionizante em saúde, devendo ser repetida em intervalos guiados pelo risco de cárie de cada paciente. Os auxiliares para detecção das lesões podem ajudar no monitoramento longitudinal do comportamento das lesões iniciais.

Copyright©2009. S. Karger AG, Basel

Sondagem

O ato da detecção clínica da lesão de cárie era, tradicionalmente, auxiliado pelo odontoscópio, ótima iluminação e uma sonda exploradora de extremidade afiada. A resistência à remoção da última ou sua "fixação" ao ser forçada leve, moderada ou mesmo firmemente no interior de uma fissura ou fossa era correlacionada à presença de cárie. Mais recentemente, em muitas partes do mundo, o uso da sonda afiada tem

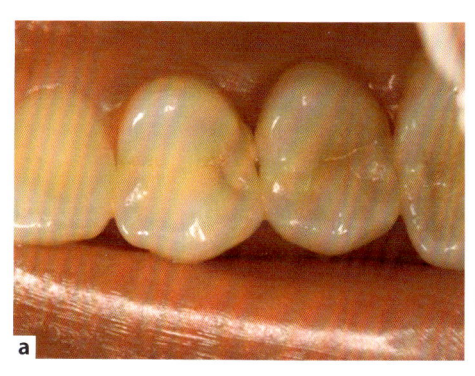

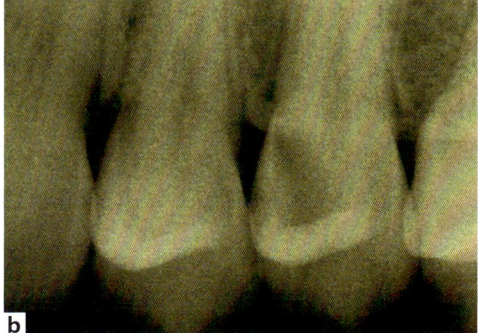

Figura 2.1 Diagnóstico em dentes adjacentes. **a.** Lesão proximal na face distal. **b.** Radiografia correspondente.

sido desencorajado por duas razões principais. Primeiramente, ela não parece trazer benefícios além do que mostra o exame visual meticuloso do dente seco, e também não aumenta a sensibilidade ou a especificidade.[2] Para lesões não cavitadas, a sensibilidade relatada da inspeção visual combinada com a sondagem é de apenas 14%[3] a 24%.[4] Em segundo lugar, foi provado que a sondagem danifica o dente de forma irreversível, transformando uma lesão de superfície intacta e remineralizável em uma lesão cavitada muito mais suscetível à progressão da lesão.[5-7] Além disso, houve preocupações teóricas no que se refere à infecção cruzada por meio da sondagem de um lugar a outro.[8] Em levantamentos epidemiológicos, a OMS recomenda o uso de uma sonda periodontal com extremidade arredondada para a detecção da cárie.[9] O uso de sonda de extremidade aguda, passando-a levemente sobre a superfície dentária para detectar a rugosidade superficial, pode ter alguma relevância para a avaliação da atividade cariosa (R_w; ver Capítulo 4, de Ekstrand e colaboradores, pp. 71-98).[10] A maior recomendação (R_s) fica por conta de não utilizar sonda exploradora afiada, fincando-a nas fissuras e fossas, na detecção de lesões coronárias e, em vez disso, realizar inspeção visual meticulosa (ver Capítulo 1, de Topping e Pitts, pp. 23-49) em combinação com outro auxiliar não invasivo para detecção de lesões cariosas precoces. Todavia, para a avaliação da lesão de cárie radicular ou durante a remoção de tecido cariado, a sonda pode gerar informações necessárias sobre a presença de tecido amolecido.

Radiografia

Em ambiente clínico, o verdadeiro diagnóstico dente a dente pode ser dificultado pelos dentes adjacentes, mesmo quando há lesões obviamente presentes. Na Figura 2.1a, pode-se distinguir claramente uma lesão proximal na face distal do dente 24, que parece maior do que a presente no dente 25. Na radiografia correspondente (Fig. 2.1b), a surpresa fica por conta de uma lesão de cárie dentinária muito maior na face mesial do dente 25. Somente o exame cuidadoso poderia revelar a gradual e significativa mudança de cor no dente 25. A radiografia ajuda a superar esse fenômeno de percepção visual

Tabela 2.1 Possíveis fatores que influenciam a qualidade diagnóstica da radiografia interproximal

Etapa do processamento	Possíveis fatores de confusão	Possíveis fatores de refinamento
Filme	Armazenamento Tipo de filme Processamento do filme Contraste do filme	Armazenamento de pé e em local fresco Líquidos de processamento novos Temperatura correta Manuseio cuidadoso do filme
Raio X	Dose de radiação Tempo de exposição Angulação	Testes regulares de consistência Tubo direcionador do raio
Dente	Posicionamento correto do filme Lesões de mancha branca podem parecer lesões profundas em esmalte Efeito de "bandas Mach" *Burn-out* do filme Radiolucidez em forma triangular	Posicionador Conhecimento anatômico
Examinador	Experiência individual Condições de visualização	Lupa, *kit* de visualização

restrita de maneira fácil e rápida. Assim, depois da sondagem, a radiografia é o auxiliar para detecção de lesões mais amplamente utilizado, particularmente para faces que de outro modo ficariam pouco visíveis como as faces proximais. A radiografia sempre traz consigo os riscos associados ao uso da radiação ionizante, alguns dos quais podem ser amenizados. Outros são eventos estatísticos que não podem ser controlados. Por essa razão, nota-se uma pressão sobre todos os profissionais da saúde para que reduzam ou eliminem as exposições à radiação. Para reduzir a radiação em tomadas periapicais e tomográficas, e devido à geometria superior da imagem para a visualização de lesões cariosas, a técnica interproximal é a mais comumente utilizada com o objetivo de detecção. As coroas clínicas e a crista alveolar de um lado são projetadas sobre o filme ou sensor digital (tamanho 3 × 4 cm). Em crianças, devido à coroa clínica mais curta, a projeção frequentemente permite também o diagnóstico da região perirradicular (filme de 2 × 3 cm). Considerando o custo/benefício, é claramente importante que se extraia a maior quantidade de informações possível a partir de uma radiografia interproximal, devendo-se incluir o periodonto e o endodonto, quando possível.

O correto diagnóstico radiográfico depende da correta realização de passos cruciais, e contém vários fatores que podem influenciar o resultado diagnóstico (Tabela 2.1).

Performance diagnóstica da radiografia odontológica

A sensibilidade da detecção radiográfica das lesões proximais e oclusais é bastante elevada, se comparada à detecção clínica visual, em ambientes *in vitro* (50-70%). De modo geral, é possível detectar lesões proximais mais cedo do que com o diagnóstico visual isolado.[13] No entanto, a validade de se detectar lesões cariosas em esmalte é limitada nas superfícies proximais e muito baixa no aspecto oclusal. Essa diferença está relacionada à anatomia tridimensional do dente nesses locais em que, na radiografia de duas dimensões, o tecido das cúspides fica sobreposto e obscurece as alterações mais iniciais nas fissuras da face oclusal. Existem alguns pontos de vista diferentes no que diz respeito à metodologia dos trabalhos, pois muitos estudos demonstram a validade da radiografia na detecção de lesões nas superfícies oclusais,[14,15] enquanto uma pesquisa realizada em uma população de crianças da Lituânia com alta prevalência de cavidades cariosas revelou que a radiografia interproximal apresentou valor apenas limitado em comparação à inspeção visual da face oclusal, obtendo melhores resultados nas lesões proximais em dentina.[16] Outro aspecto importante é a prevalência de lesões de cáries dos indivíduos estudados. Em um estudo *in vivo* comparando a detecção tátil-visual com a radiografia interproximal em um grupo de 168 adolescentes de 14 anos com baixa prevalência de cáries, a radiografia interproximal foi mais sensível do que a inspeção tátil-visual, tanto na face oclusal quanto nas faces proximais.[17] Entretanto, o erro diagnóstico de resultados falso-positivos provou ser maior nessa população, e o valor do exame radiográfico interproximal foi questionado. Quando a prevalência de lesões de cáries é baixa (isto é, o número de superfícies hígidas é elevado), o método mais sensível e com especificidade um pouco menor tende a produzir números maiores de dados falso-positivos, o que, em consequência, pode resultar na instituição de tratamento invasivo muito precocemente.[18]

Radiografia interproximal – digital ou convencional?

A precisão das radiografias interproximais convencionais e digitais é comparável e não apresenta diferença estatisticamente significativa;[19] isto apesar de os usuários expressarem frequentemente a preferência pelas imagens obtidas com o filme convencional, o que provavelmente está relacionado à familiaridade com a imagem tradicional. Existem muitos argumentos a favor das radiografias interproximais digitais: são mais rápidas, requerem, potencialmente, menores doses de radiação ionizante (mas o tamanho do sensor e o número de exposições foram levados em consideração para se chegar a uma comparação válida) e oferecem opções digitais de realce do contraste ou de alterações de densidade. Essa capacidade mostrou aumentar o número de lesões oclusais em dentina não cavitadas, comparando-se inspeção visual, radiografia convencional e xerorradiografias.[20] Todavia, dependendo do sistema digital utilizado, o fio de conexão do sensor intrabucal pode interferir no correto posicionamento do filme, ou o campo de radiação eficaz pode ser menor.[21] Além disso, a impressão das radiografias digitais produz imagens de baixa qualidade. O uso da radiografia digital em clínicas particulares é influenciado, mais provavelmente, pelos aspectos econômicos individuais do que pelo desempenho clínico da técnica. Com os recentes avanços tecnológicos de sensores, como ocorreu com a fotografia, é provável que o desempenho desses sistemas melhore, de forma significativa, em breve, e isso, juntamente com a oportunidade de melhorar a digitalização das radiografias, por meio do processamento da imagem, certamente tornará esse tipo de exame o meio de escolha em um futuro próximo.

Frequência de realização das radiografias interproximais

A frequência da realização das radiografias interproximais depende do risco do acometimento de lesões de cárie do indivíduo,[15] da atividade das lesões e do benefício oferecido ao paciente: quanto menor o risco de ocorrência de lesões cariosas do paciente, menos frequentemente devem ser realizadas as radiografias. Mas, quando o risco de acometimento de lesões de cárie for alto, todas as superfícies dentárias devem ser examinadas por meio da inspeção visual ou outra ferramenta não ionizante para sua detecção, obtendo-se resultados diagnósticos satisfatórios; obviamente a realização frequente de radiografias interproximais é desnecessária. As evidências atuais quanto ao equilíbrio entre risco e benefício indicam que o acréscimo para o diagnóstico da cárie é grande o suficiente para justificar exames individuais, particularmente à medida que as alterações na morfologia da cárie tornem menos sensível o diagnóstico clínico das lesões em dentina (embora essa questão esteja sendo considerada no desenvolvimento de novas tecnologias de diagnóstico). Existem boas evidências de que radiografias interproximais posteriores iniciais são necessárias para todo novo paciente acima de cinco anos de idade e que possua dentes posteriores. Esse procedimento é necessário como adjuvante ao exame clínico para detecção de cáries nas superfícies proximais e oclusais dos dentes. Embora um regime padrão de exame radiográfico de rotina em intervalos fixos não possa ser defendido, sustenta-se a realização de exames interproximais individualizados em frequência variável, determinada com base no risco de cárie.[15] O protocolo da European Academy of Pediatric Dentistry[22] recomenda intervalos de um ano entre as radiografias para pacientes com alto risco de cárie e de dois a quatro anos para pacientes com baixo risco (R_e). Todavia, recomendações mais antigas,[23] bem como o protocolo europeu para proteção contra radiação em radiologia odontológica,[24] fixam em meio ano o intervalo entre radiografias para pacientes com alto risco de cárie. Outras recomendações levam em conta a variação do risco de cárie em diferentes idades, bem como a probabilidade de progressão da lesão em crianças e adolescentes em regiões de baixa prevalência de cárie.[25] As idades de 5, 8-9, 12-14 e 15-16 foram identificadas como determinantes, nas quais se deve realizar radiografias interproximais. No entanto, ainda permanece sendo uma tarefa árdua identificar os indivíduos mais propensos à rápida progressão das lesões, a fim de definir um intervalo de tempo mais adequado entre as radiografias. Pacientes muito jovens (com cinco anos de idade ou mais) desconhecidos do cirurgião-dentista, devem realizar radiografias interproximais para que se obtenham informações iniciais sobre eles (R_e).

Interpretação dos dados radiográficos

A radiografia interproximal tende a ser associada a uma proporção relativamente alta de falso-positivos (3-30%).[12] Isso se deve ao fato da radiografia projetar um objeto tridimensional em uma camada de duas dimensões, sobrepondo assim tecidos com diferentes graus de mineralização e radiolucidez. Por essa razão, é importante que elas sejam interpretadas no ambiente clínico. Dados falso-positivos podem ser resultado do efeito de bandas de Mach (que consiste na tendência a se observar uma radiolucidez na junção amelodentinária mesmo quando não há lesão presente em dentina[26]), do efeito de *burn-out* (imagens radiolúcidas na junção amelocementária) ou de imagens radiolúcidas triangulares (devido às cúspides palatais mais proeminentes, juntamente com o diâmetro mesial reduzido das coroas[27]). Esses efeitos são fenômenos de percepção que acentuam o contraste entre áreas escuras e relativamente claras fortemente demarcadas.[28] Além disso, outro fator complicador pode ser explicado pelo fato de que as lesões de cárie localizadas em fossas e fissuras possam se sobrepor radiograficamente à dentina coronária, devido à complexa anatomia da região oclusal.[26] A radiografia odontológica também tem a tendência a subestimar a extensão das lesões em dentina (Fig. 2.2).

Devido à complexidade da avaliação do risco individual de cárie (ver Capítulo 5, de Twetman e Fontana, pp. 99-109) e dos procedimentos radiográficos propriamente ditos, que requerem interpretação subjetiva das imagens radiográficas, o nível de processamento correto das informações será substancialmente influenciado pelo treinamento e experiência do observador.[29] Pode ser esperada maior sensibilidade associada a menor especificidade e menor concordância entre os examinadores, no caso de profissionais pouco treinados.[30]

Decisões do tratamento com baseadas em radiografias

A detecção da presença de uma cavidade proximal muitas vezes só é possível pela inspeção visual após a separação temporária dos dentes.[18] Em microscopia eletrônica de varredura, 97% das lesões de faces proximais que, radiograficamente, se estendem apenas até a porção externa do esmalte, apresentam microcavidades e perda de continuidade superficial.[31] No entanto, em ambiente clínico, Pitts e Rimmer[32] observaram que, para lesões proximais estendendo-se na radiografia até a camada externa da dentina, 59% das superfícies de molares permanentes e mais de 70% das superfícies de molares decíduos ainda permaneciam intactas. No exame radiográfico, a presença de cavidade só pode ser estimada a partir da extensão das lesões até o interior da dentina, resultando em um tratamento mais "agressivo", quanto mais próximo da superfície dentária for o limite determinado para se partir para a intervenção invasiva.[33-35] Como a progressão da lesão depende da presença continuada de bactérias viáveis, e a inativação da lesão depende da capacidade de constante remoção das mesmas, a decisão do tratamento não deve se basear apenas na extensão radiográfica da lesão, mas também deve considerar fatores clínicos (R_c). O comportamento da lesão ao longo do tempo pode ser monitorado por radiografias interproximais seriadas, que podem ser usadas para avaliar o sucesso ou fracasso do tratamento preventivo frente às lesões iniciais.[15]

O *software* digital de detecção de cáries foi desenvolvido para sustentar as decisões do tratamento com base em radiografias interproximais. Enquanto seu inventor encontrou boa correlação entre lesões cavitadas e o resultado das análises,[36] esses achados não foram sustentados por ensaios independentes.[37] Assim, atualmente, apesar de ter sido demonstrado que a análise das imagens radiolúcidas com o auxílio do computador constituía uma proposta viável mais de 20 anos atrás,[38] ainda é muito cedo para confiar em um *software* estatístico de detecção da cárie que compute a probabilidade de cavitação, mas o desenvolvimento futuro de novas tecnologias é promissor.

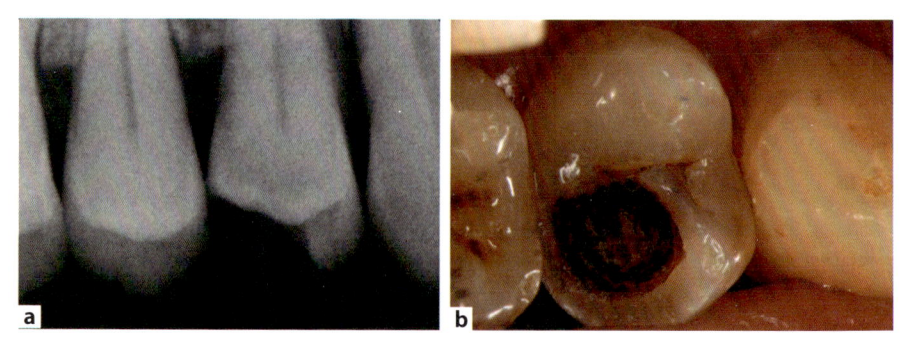

Figura 2.2 Extensão da lesão para o interior da dentina. **a.** Radiografia. **b.** Exame clínico.

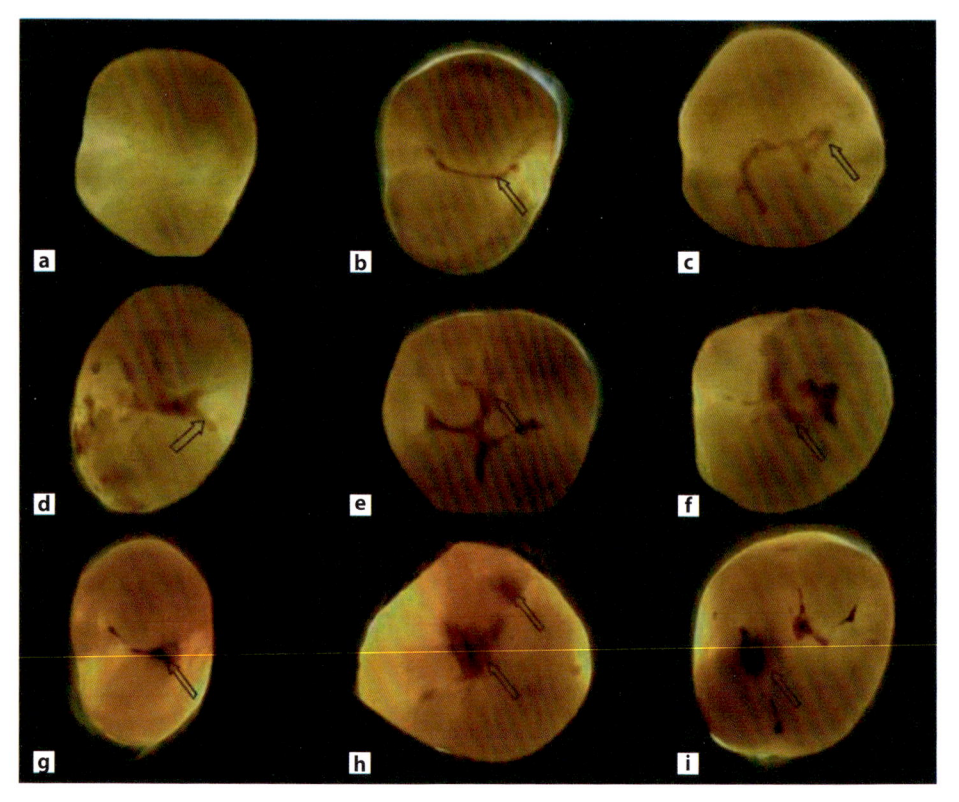

Figura 2.3 a. Dente hígido, observar a morfologia limpa das fissuras. **b.** Fissura pigmentada, sem alargamento do padrão da mesma sob transluminação (seta). **c.** Leve alargamento do padrão da fissura (seta) quando transiluminada, indicando desmineralização. Aparência semelhante a uma lesão de código ICDAS 1. **d.** Alargamento do padrão da fissura (seta) indicando hipomineralização. Aparência semelhante a uma lesão de código ICDAS 2. **e.** Idem. **f.** Lesão microcavitada com pigmentação alaranjada na base da fissura (seta) indicando que há penetração na dentina. Aparência semelhante a uma lesão de código ICDAS 3. **g.** Sombreamento da dentina (seta) com aplicação do FOTI, apresentando pigmentação alaranjada e cinza. Aparência semelhante a uma lesão de código ICDAS 3-4. **h.** Idem. **i.** Sombreamento da dentina (seta) com aplicação do FOTI, apresentando pigmentação alaranjada e cinza. Aparência semelhante a uma lesão de código ICDAS 4.

Transluminação por fibra óptica

O método da transluminação dentária utilizando uma fonte de luz intensa é amplamente aceito pelos profissionais da odontologia para a detecção de cáries em dentes anteriores. Para esse propósito, a transluminação é simples, rápida e barata.

A transluminação por fibra óptica (FOTI) utiliza o princípio da dispersão da luz para aumentar o contraste entre o esmalte normal e o cariado. A luz é aplicada do lado do dente, e sua transmissão é observada pelo lado oposto ou pela face oclusal, no caso de molares e pré-molares. Como a luz se dispersa mais no esmalte desmineralizado do que no esmalte normal, uma lesão aparece escura em um fundo claro. Além disso, a dentina cariada aparece alaranjada, marrom ou cinza sob o esmalte, e isso pode ajudar significativamente a diferenciar as lesões em esmalte das lesões em dentina. A FOTI fornece uma visão tridimensional do dente e da cárie dentro dele, o que possibilita um benefício significativo para a dentística restauradora, fazendo com que o preparo cavitário seja minimamente invasivo. A FOTI não foi adotada amplamente na clínica odontológica, provavelmente devido a dificuldades em se obter o equipamento adequado. Para facilitar a transmissão da luz através do dente, são necessários iluminadores de alta intensidade e, para detectar lesões pequenas, particularmente nas faces proximais, é desejável que a fonte de luz seja pontual. Mais recentemente, fontes de luz LED têm sido utilizadas, sendo um equipamento mais barato e amplamente disponível.

A maior parte das pesquisas iniciais sobre FOTI se concentrou na detecção de lesões proximais, e o desempenho nesses casos foi revisado por Vaarkamp e colaboradores.[39] Concluiu-se que a especificidade da FOTI e da radiografia interproximal era alta, mas a sensibilidade da FOTI era bem menor do que a da radiografia. Em outro estudo,[40] comparou-se, *in vitro*, a detecção de lesões proximais dentinárias por meio de exame clínico, FOTI e radiografias interproximais. Todos os valores de especificidade excederam 0,95, com sensibilidade para exame clínico de 0,38, radiografia interproximal de 0,59 e FOTI de 0,67, sem diferença estatisticamente significativa entre a FOTI e a radiografia interproximal. Nesse estudo, que demonstra o desempenho superior relatado, concluiu-se que a validade da FOTI pode ser pelo menos tão grande quanto a da radiografia interproximal, e que ambas foram superiores ao diagnóstico clínico sem uso de meio auxiliar. Entretanto, é necessário treinamento apropriado para que se obtenha níveis tão elevados de sensibilidade e especificidade,[40] e alguns examinadores consideram extremamente difícil visualizar e classificar consistentemente as sombras no interior dos dentes. Muitos outros estudos obtiveram resultados variados para a sensibilidade, variando de 50 a 85%.[39,41] A sensibilidade para lesões em dentina é maior do que para lesões em esmalte.[42] Nos dados limitados disponíveis sobre a FOTI digital, na qual o olho humano é substituído por um sensor CCD, a capacidade de detectar lesões de cáries incipientes foi limitada.[43] Além do uso em lesões proximais, a FOTI também tem sido utilizada, mais recentemente, para a detecção de cáries oclusais em esmalte e dentina em combinação com o exame visual detalhado (Fig. 2.3).[44] Para lesões em esmalte, o desempenho diagnóstico foi semelhante na inspeção visual e na FOTI. Todavia, o desempenho na detecção de lesões dentinárias foi significativamente melhorado com a adoção do método de FOTI. Diferenças entre estudos, como ocorre com todos os métodos, podem ser resultado do uso de equipamento inadequado ou treinamento insuficiente. Como a FOTI não é invasiva e não utiliza radiação ionizante, seu uso deve ser encorajado (R_e). É provável que a FOTI possa dar suporte para a tomada de decisão na clínica odontológica quando necessário, mas não é capaz de realizar o monitoramento das lesões da mesma maneira que as radiografias interproximais[15] o fazem. Além disso, no que se refere a fraturas dentárias incompletas, a FOTI representa ferramenta valiosa para a detecção de trincas no esmalte.[45]

Referências

1. Ismail AI: Visual and visuo-tactile detection of dental caries. J Dent Res 2004;83(spec iss C):56–66.
2. Lussi A: Validity of diagnostic and treatment decisions of fissure caries. Caries Res 1991;25:296–303.
3. Lussi A: Comparison of different methods for the diagnosis of fissure caries without cavitation. Caries Res 1993;27:409–416.
4. Penning C, van Amerongen JP, Seef RE, ten Cate JM: Validity of probing for fissure caries diagnosis. Caries Res 1992;26:445–449.
5. Ekstrand K, Qvist V, Thylstrup A: Light microscope study of the effect of probing in occlusal surfaces. Caries Res 1987;21:368–374.
6. Kühnisch J, Dietz W, Stösser L, Hickel R, Heinrich-Weltzien R: Effects of dental probing on occlusal surfaces – a scanning electron microscopy evaluation. Caries Res 2007;41:43–48.
7. Yassin OM: In vitro studies of the effect of a dental explorer on the formation of an artificial carious lesion. ASDC J Dent Child 1995;62:111–117.
8. Loesche WJ, Svanberg ML, Pape HR: Intraoral transmission of *Streptococcus mutans* by a dental explorer. J Dent Res 1979;58:1765–1770.
9. World Health Organization: Oral Health Surveys: Basic Methods. Geneva, WHO, 1997, pp 41–42.
10. Nyvad B, Machiulskiene V, Baelum V: Reliability of a new caries diagnostic system differentiating between active and inactive caries lesions. Caries Res 1999; 33:252–260.
11. Wenzel A: Bitewing and digital bitewing radiography for detection of caries lesions. J Dent Res 2004;83(spec iss C):72–75.
12. Wenzel A: Current trends in radiographic caries imaging. Oral Surg Oral Med Oral Pathol Oral Radiol Endod 1995;80:527–539.
13. Bloemendal E, de Vet HC, Bouter LM: The value of bitewing radiographs in epidemiological caries research: a systematic review of the literature. J Dent 2004;32:255–264.
14. Kidd EAM, Ricketts DNJ, Pitts NB: Occlusal caries diagnosis: a changing challenge for clinicians and epidemiologists. J Dent 1993;21:323–331.
15. Pitts NB: The use of bitewing radiographs in the management of dental caries: scientific and practical considerations. Dentomaxillofac Radiol 1996;25: 5–16.
16. Machiulskiene V, Nyvad B, Baelum V: A comparison of clinical and radiographic caries diagnoses in posterior teeth of 12-year-old Lithuanian children. Caries Res 1999;33:340–348.
17. Hintze H, Wenzel A: Clinically undetected dental caries assessed by bitewing screening in children with little caries experience. Dentomaxillofac Radiol 1994;23:19–23.
18. Hintze H, Wenzel A, Danielsen B, Nyvad B: Reliability of visual examination, fibre-optic transillumination, and bite-wing radiography, and reproducibility of direct visual examination following tooth separation for the identification of cavitated carious lesions in contacting approximal surfaces. Caries Res 1998;32:204–209.
19. Haak R, Wicht MJ, Noack MJ: Conventional, digital and contrast-enhanced bitewing radiographs in the decision to restore approximal carious lesions. Caries Res 2001;35:193–199.
20. Wenzel A, Larsen MJ, Fejerskov O: Detection of occlusal caries without cavitation by visual inspection, film radiographs, xeroradiographs, and digitized radiographs. Caries Res 1991;25:365–371.
21. Bahrami G, Hagström C, Wenzel A: Bitewing examination with four digital receptors. Dentomaxillofac Radiol 2003;32:317–321.
22. Espelid I, Mejàre I, Weerheijm K: EAPD guidelines for use of radiographs in children. Eur J Paediatr Dent 2003;4:40–48.
23. Pitts NB, Kidd EA: The prescription and timing of bitewing radiography in the diagnosis and management of dental caries: contemporary recommendations. Br Dent J 1992;172:225–257.
24. European Communities: European guidelines for radiation protection in dental radiology (is-

25 Mejàre I: Bitewing examination to detect caries in children and adolescents – when and how often? Dent Update 2005;32:588–590, 593–594, 596–597.
26 Espelid I, Tveit AB, Fjelltveit A: Variations among dentists in radiographic detection of occlusal caries. Caries Res 1994;28:169–175.
27 Kühnisch J, Pasler FA, Bucher K, Hickel R, Heinrich-Weltzien R: Frequency of non-carious triangular-shaped radiolucencies on bitewing radiographs. Dentomaxillofac Radiol 2008;37:23–27.
28 Berry HM Jr: Cervical burnout and Mach band: two shadows of doubt in radiologic interpretation of carious lesions. J Am Dent Assoc 1983;106:622–625.
29 Mileman PA, van den Hout WB: Comparing the accuracy of Dutch dentists and dental students in the radiographic diagnosis of dentinal caries. Dentomaxillofac Radiol 2002;31:7–14.
30 Lazarchik DA, Firestone AR, Heaven TJ, Filler SJ, Lussi A: Radiographic evaluation of occlusal caries: effect of training and experience. Caries Res 1995; 29:355–358.
31 Kielbassa AM, Paris S, Lussi A, Meyer-Lueckel H: Evaluation of cavitations in proximal caries lesions at various magnification levels in vitro. J Dent 2006; 34:817–822.
32 Pitts NB, Rimmer PA: An in vivo comparison of radiographic and directly assessed clinical caries status of posterior approximal surfaces in primary and permanent teeth. Caries Res 1992;26:146–152.
33 Domejean-Orliaguet S, Tubert-Jeannin S, Riordan PJ, Espelid I, Tveit AB: French dentists' restorative treatment decisions. Oral Health Prev Dent 2004;2: 125–131.
34 Tveit AB, Espelid I, Skodje F: Restorative treatment decisions on approximal caries in Norway. Int Dent J 1999;49:165–172.
35 Mejàre I, Gröndahl HG, Carlstedt K, Grevér AC, Ottosson E: Accuracy at radiography and probing for the diagnosis of proximal caries. Scand J Dent Res 1985;93:178–184.
36 Gakenheimer DC: The efficacy of a computerized caries detector in intraoral digital radiography. J Am Dent Assoc 2002;133:883–890.
37 Wenzel A, Hintze H, Kold LM, Kold S: Accuracy of computer-automated caries detection in digital radiographs compared with human observers. Eur J Oral Sci 2002;110:199–203.
38 Pitts NB, Renson CE: Image analysis of bitewing radiographs: a histologically validated comparison with visual assessments of radiolucency depth in enamel. Br Dent J 1986;160:205–209.
39 Vaarkamp J, ten Bosch JJ, Verdonschot EH, Bronkhoorst EM: The real performance of bitewing radiography and fiber-optic transillumination in approximal caries diagnosis. J Dent Res 2000;79: 1747–1751.
40 Peers A, Hill FJ, Mitropoulos CM, Holloway PJ: Validity and reproducibility of clinical examination, fibre-optic transillumination, and bite-wing radiology for the diagnosis of small approximal carious lesions: an in vitro study. Caries Res 1993;27:307–311.
41 Verdonschot EH, Bronkhorst EM, Wenzel A: Approximal caries diagnosis using fiber-optic transillumination: a mathematical adjustment to improve validity. Community Dent Oral Epidemiol 1991;19: 329–332.
42 Holt RD, Azevedo MR: Fibre-optic transillumination and radiographs in diagnosis of approximal caries in primary teeth. Community Dent Health 1989;6:239–247.
43 Ando M. Performance of digital imaging fiber-optic transillumination (DIFOTI) for detection of non-cavitated primary caries. 7th Annu Indiana Conf, Indianapolis, 2006.
44 Cortes DF, Ellwood RP, Ekstrand KR: An in vitro comparison of a combined FOTI/visual examination of occlusal caries with other caries diagnostic methods and the effect of stain on their diagnostic performance. Caries Res 2003;37:8–16.
45 Ellis SG: Incomplete tooth fracture – proposal for a new definition. Br Dent J 2001;190:424–428.

Dr. Klaus W. Neuhaus
Department of Preventive, Restorative and Pediatric Dentistry, School of Dental Medicine
University of Bern, Freiburgstrasse 7
CH-3010 Bern (Switzerland)
Tel. +41 31 632 4974, Fax +41 31 632 9875, E-mail klaus-neuhaus@zmk.unibe.ch

3 Novos auxiliares para a detecção da lesão cariosa

K.W. Neuhaus[a] – C. Longbottom[b] – R. Ellwood[c] – A. Lussi[a]

[a]Department of Preventive, Restorative and Pediatric Dentistry, School of Dental Medicine, University of Bern, Bern, Switzerland; [b]Dental Health Services and Research Unit, University of Dundee, Dundee, [c]Dental Health Unit, Dental School, University of Manchester, Manchester, UK

Resumo

Vários auxiliares novos e não invasivos para a detecção (e, em alguns casos, o monitoramento) de lesões de cárie foram introduzidos no campo do "diagnóstico de cárie" nos últimos 15 anos. Este capítulo se concentra naqueles que estão disponíveis para o cirurgião-dentista no momento em que foi escrito; pesquisas em andamento ainda levarão a mais desenvolvimento nos próximos anos. A fluorescência a *laser* se baseia em medidas de dispersão da fluorescência com uma fonte de luz de 655 nm. Ela torna mais eficiente a detecção de lesões oclusais e (potencialmente) proximais e torna possível o monitoramento semiquantitativo da cárie. Revisões sistemáticas identificaram resultados falso-positivos como limitação da técnica. A fluorescência quantitativa induzida por luz é outro método para detecção e mensuração quantitativa da perda mineral no esmalte e em algumas lesões dentinárias; novamente, deve-se considerar a menor especificidade quando comparada essa técnica à detecção clínica visual. A radiografia por subtração se baseia no princípio da sobreposição digital de duas radiografias que apresentem exatamente a mesma geometria de projeção. Esse método é aplicável em cáries de superfícies proximais e oclusais que tenham atingido a dentina, mas ainda não está amplamente disponível. A mensuração elétrica da perda de mineral na doença cárie coleta informações específicas do local ou da superfície de dentes e da estrutura dentária. Aparelhos de frequência fixa têm melhor desempenho nas lesões de cáries oclusais em dentina, mas o método também se mostrou promissor para lesões em esmalte e em outras superfícies dentárias com abordagens em multifrequência. Todos os métodos requerem mais pesquisas e maior validação em ensaios clínicos bem elaborados. No futuro, eles podem ter aplicações muito úteis na clínica odontológica, como parte de um sistema de tratamento personalizado e abrangente da doença cárie.

Copyright©2009. S. Karger AG, Basel

Fluorescência a *laser*

Na última década, a fluorescência a *laser* (FL) tem sido adotada cada vez mais nos procedimentos de detecção das lesões cariosas precoces. No aparelho Diagnodent (Kavo, Biberach, Alemanha), luz monocromática de 655 nm é emitida por uma ponta/sensor

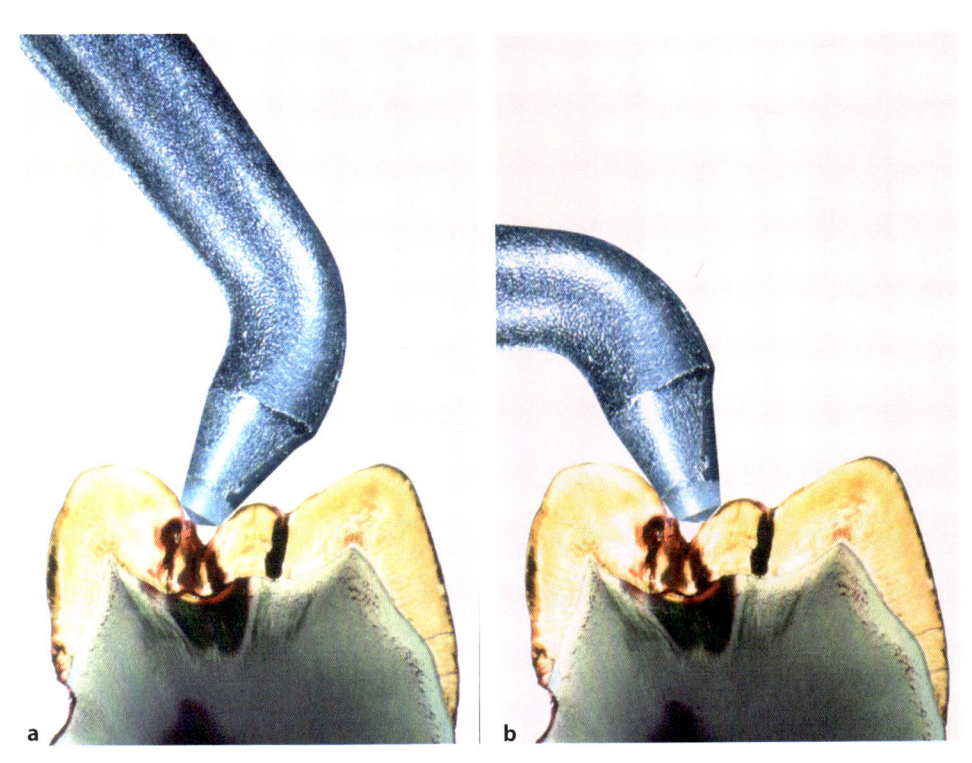

Figura 3.1 a. Nas mensurações com FL, a correta angulação da sonda é de importância crucial. **b.** Nesse caso, a angulação incorreta da sonda leva a leitura falso-negativas.

óptico, que também é capaz de detectar quantidade de fluorescência dispersada.[1] Durante o procedimento de detecção da lesão de cárie, o feixe luminoso entra no esmalte podendo passar desimpedido até a dentina ou ser parcialmente disperso. Uma estrutura cristalina regular como o esmalte maduro é mais transparente; assim, a luz pode passar pela camada de esmalte sofrendo pequena deflexão. Quando a camada de esmalte é menos homogênea, maior quantidade de luz sofrerá difração e dispersão. A seguir, a porção dispersa da luz estimula a substância mineral do dente (e gera uma mensuração da autofluorescência do dente) ou estimula os assim chamados fluoróforos no interior da lesão. Fluoróforos são partículas que apresentam a propriedade de fluorescerem quando estimulados por um determinado comprimento de onda de energia eletromagnética. No caso de 655 nm, as partículas fluorescentes foram identificadas como sendo porfirinas bacterianas.[2,3] Assim, quando um volume de poros criticamente aumentado é excedido, a quantidade de fluorescência dispersa é, teoricamente, proporcional à quantidade de infecção bacteriana, volume de porosidade e profundidade da lesão.

As medidas obtidas no *display* do Diagnodent fornecem valores entre 0 (mínima fluorescência) e 99 (máxima fluorescência), tornando possível, teoricamente, o monitoramento quantitativo da cárie (Fig. 3.1a-b). Todavia, as instruções do fabricante deixam claro que somente certas faixas limitadas podem ser usadas para avaliar a extensão da lesão, que existe sobreposição entre algumas dessas faixas e que os valores acima de 45 podem não ter valor diagnóstico. Um aparelho de FL desenvolvido mais

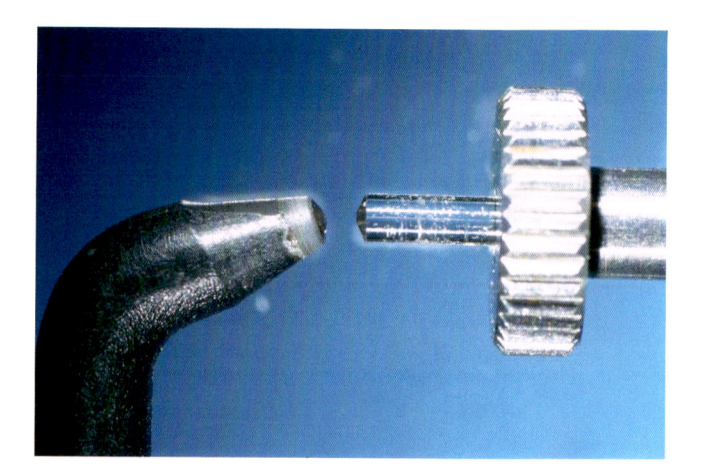

Figura 3.2 O antigo Diagnodent e a ponta oclusal do Diagnodent pen apresentam o mesmo tamanho e diâmetro.

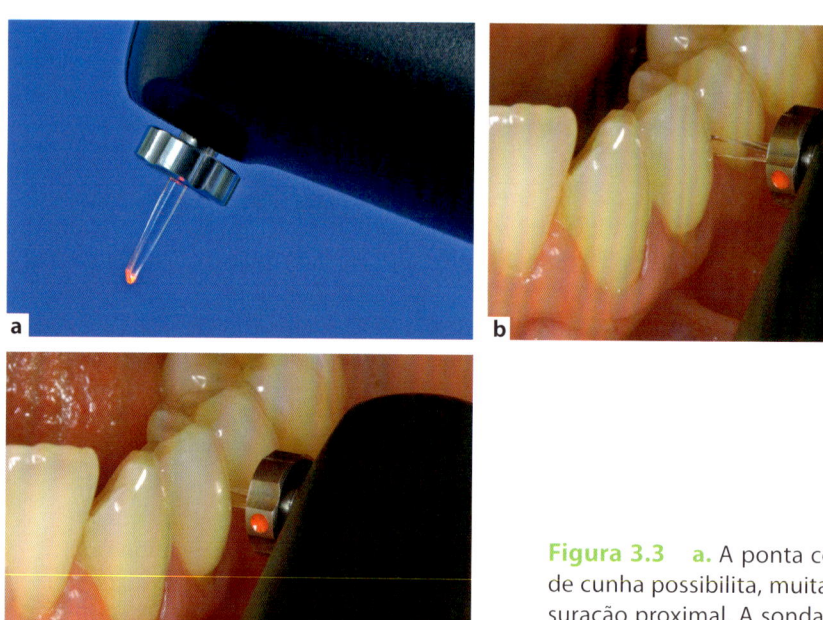

Figura 3.3 **a.** A ponta cônica em forma de cunha possibilita, muitas vezes, a mensuração proximal. A sonda deve estar corretamente angulada **b.** podendo, assim, ser introduzida no espaço interproximal **c.**

recentemente (Diagnodent pen) oferece duas pontas diferentes para a avaliação das cáries oclusais e proximais (Figs. 3.2 e 3.3), embora os dados que sustentem a detecção proximal em dentes contíguos *in vivo* ainda sejam muito limitados.

Até o momento, muitos estudos *in vitro*, bem como um número crescente de ensaios clínicos *in vivo*, foram realizados para validar os princípios gerais já mencionados para detecção da cárie utilizando FL. Em geral, os estudos *in vitro* utilizando dentes que não foram congelados podem ser considerados falhos devido à queda significativa dos sinais de fluorescência que ocorre devido à degradação das porfirinas.[4] Revisões narrativas e sistemáticas demonstraram que a FL é mais sensível no aspecto oclusal dos dentes posteriores do que os métodos diagnósticos tradicionais, mas que sua especificidade é inferior à do exame clínico visual.[5-7] Estudos *in vitro* e *in vivo* demonstram que os aparelhos de FL apresentam boa reprodutibilidade intra e interexaminadores.[8-11] Em um estudo clínico randomizado em dois centros, a capacidade de discriminação da FL entre dentes sem sinais clínicos aparentes de lesões cariosas e dentes cavitados e entre dentes sem lesões de cáries dentinárias evidentes e com lesões de cáries em dentina variou de muito boa a moderada.[11]

A ampliação do uso clínico da FL foi explorada em vários estudos: a detecção de lesões cariosas recorrentes,[12,13] residual durante o preparo cavitário,[14] ao redor de aparelhos ortodônticos,[15,16] radiculares,[17] sob selantes,[18,19] bem como a detecção de cálculo subgengival,[20] foram funções descritas, embora em alguns estudos a utilidade diagnóstica não seja claramente comparável a qualquer padrão de referência. Os resultados iniciais simulados (*in vitro*) da ponta recentemente introduzida para detecção de cáries proximais são promissores, mas ainda precisam ser verificados em estudos *in vivo*[9] (R_w). A largura dessa ponta proximal (0,4 mm) ainda parece ser muito grande para possibilitar a avaliação de todas as áreas interproximais. Por outro lado, diâmetros menores de ponta podem resultar na maior probabilidade de instabilidade mecânica e quebra, o que não seria clinicamente aplicável.

Todavia, com ambos os equipamentos, deve-se salientar que o valor da autofluorescência do dente propriamente dito deve ser medido no local correto antes de se obterem mensurações em locais suspeitos;[21] essa medida deve ser subtraída pelo aparelho da medida obtida no local da lesão. A não observância desse procedimento compromete a validade e a reprodutibilidade dos resultados.

Também é essencial considerar certos fatores geradores de confusão, que podem contribuir ainda mais para leituras falso-positivas na clínica. São eles: a presença de mancha,[22] pastas polidoras[23] ou material restaurador adjacente.[24] É por isso que antes da mensuração com a FL o dente deve sofrer profilaxia profissional e ser seco. A evidência clínica para a detecção de lesões de cáries oclusais com a FL é mais forte do que para a detecção de cáries proximais; da mesma forma, o desempenho na detecção de cáries profundas em esmalte ou em dentina é mais forte do que na detecção de cáries iniciais, pouco profundas. Devido à natureza e qualidade variadas dos estudos encontrados na literatura, bem como à heterogeneidade dos resultados e à variedade de comparadores utilizados, não é possível fazer uma recomendação específica com base na força das evidências. A propriedade da FL de avaliar rápida e semiquantitativamente as lesões contribuiu para popularizar seu uso na clínica privada e ilustra que os cirurgiões-dentistas estão buscando novos auxiliares para melhorar a detecção das lesões. No entanto, com base na evolução das pesquisas até o momento, a FL não deve ser encarada como ferramenta diagnóstica isolada, mas sim como segunda opinião no processo de tomada de decisão do diagnóstico da doença cárie.

Fluorescência quantitativa induzida por luz

A fluorescência quantitativa induzida por luz (QLF) se baseia no princípio de que a excitação da dentina pela luz azul (370 nm) provoca sua fluorescência na região amarelo-verde. Pode-se observar essa fluorescência com a utilização de um filtro amarelo de alta passagem (λ ≥540 nm) para eliminar a luz excitatória. Quando há presença de lesão na superfície, observa-se maior dispersão da luz em relação ao esmalte circundante. Isto tem dois efeitos importantes: primeiro, menos luz estimulante chega até a dentina, produzindo menos fluorescência sob a lesão e, segundo, a fluorescência que ocorre é dispersa através da lesão, fazendo com que a luz seja visualizada. O resultado disso tudo é que o contraste entre o esmalte hígido e uma lesão é melhorado, já que a lesão é vista como algo escuro em um fundo verde-claro. Além da fluorescência verde da dentina, as porfirinas bacterianas produzem fluorescência em vermelho.

Esse método de fluorescência foi desenvolvida para a quantificação intrabucal da perda mineral em lesões de esmalte utilizando uma *fluorescência quantitativa a laser* com fonte de *laser*, uma micro câmera colorida CCD e a análise computadorizada da imagem (Inspektor Research Systems, Holanda).[25] Alguns anos antes, foi demonstrado o potencial para utilizar uma fonte luminosa (em vez do *laser*) na visualização endoscópica de fluorescência filtrada para a detecção clínica de lesões cariosas em esmalte, foi demonstrado o uso de uma câmera de vídeo para a aquisição das imagens, e foi realizada uma comparação entre os métodos endoscópico e convencional de diagnóstico da cárie.[26,27] A subtração das imagens digitais de fluorescência da lesão de cárie das imagens de fluorescência do esmalte circundante no *software* da QLF possibilita o cálculo de três valores da lesão: perda de fluorescência (média ΔF ou ΔF_{max}), a área da lesão (em milímetros quadrados) e seu produto.

Para facilitar a aplicação clínica, foi desenvolvido um aparelho de QLF pequeno e portátil.[28] Os dados são coletados, armazenados e analisados por meio de um *software* desenvolvido sob encomenda. O aparelho portátil de QLF recebeu validação em relação às análises microrradiográficas e químicas para avaliação das alterações minerais do esmalte, e teve seus resultados comparados aos obtidos com o equipamento a *laser*.[28] Concluiu-se que a QLF se trata de um método sensível e reprodutível de quantificação de lesões incipientes em esmalte, limitadas a uma profundidade de 400 μm. Todavia, também foram realizadas tentativas iniciais de estabelecer determinantes para lesões em dentina.[29]

A confiabilidade *in vivo* da QLF parece excelente para a quantificação de lesões de cáries iniciais em superfícies lisas, com um coeficiente de correlação intraclasse de reprodutibilidade interexaminadores de r = 0,95-0,99.[30,31] O método de QLF foi aplicado em alguns estudos clínicos. Em alguns dos mais recentes, a QLF foi utilizada para testar o comportamento natural das lesões de mancha branca após a remoção do aparelho ortodôntico.[32,33] Seis meses após a remoção, lesões com $\Delta F > 10\%$ sofreram maior melhora do que as lesões com $\Delta F < 10\%$,[32] mas 2 anos após a remoção, essas lesões não sofreram melhora significativa.[33] Concluiu-se com esse estudo que a QLF é apropriada para o monitoramento *in vivo* das alterações minerais em lesões de mancha branca em esmalte, e pode ser útil na avaliação de medidas preventivas em indivíduos suscetíveis ao desenvolvimento de lesões de cárie.[34] A QLF também demonstrou ser sensível o suficiente para uso em ensaios clínicos comparando diferentes medidas preventivas.[35,36] Em um ensaio clínico realizado com 34 estudantes de 15 anos de idade que não apresentavam cavidades nas superfícies oclusais, a QLF foi mais sensível do que o exame visual meticuloso e detectou o dobro do número de sí-

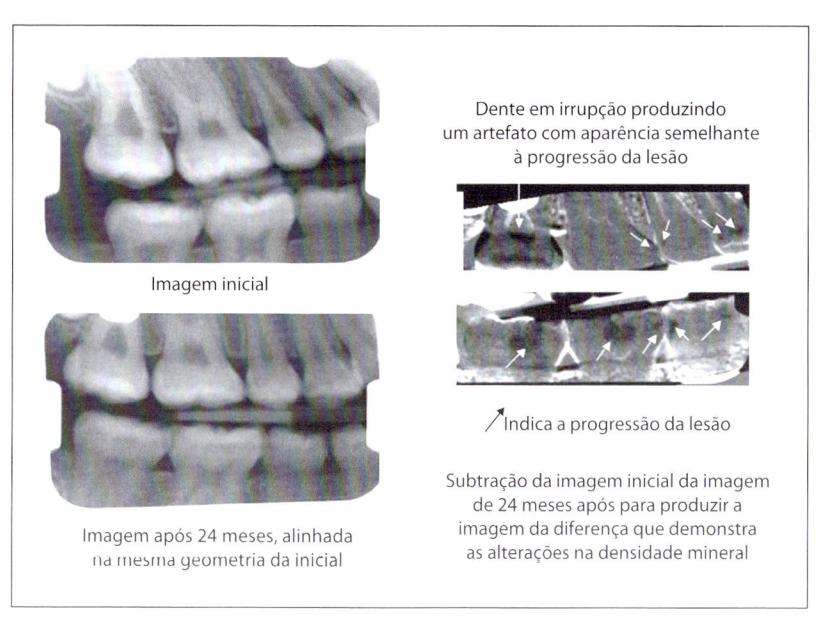

Figura 3.4 A radiografia de subtração requer duas radiografias com angulação exatamente igual.

tios cariosos (presumidos).[37] A QLF também foi testada *in vivo* em 44 crianças de oito anos de idade, provando ser capaz de avaliar a atividade das lesões.[38] Em um ensaio clínico randomizado realizado com 296 escolares, a QLF foi utilizada para calcular a capacidade de remineralização de diferentes dentifrícios fluoretados sobre cáries iniciais.[39] A QLF é indicada para detecção de cáries iniciais em superfícies lisas, embora seu desempenho validado em termos de sensibilidade e especificidade em todos os locais de predileção da cárie e o impacto das manchas nas superfícies ainda não tenham sido individualmente estabelecidos. No entanto, o processamento e a análise da imagem, que leva muito tempo, e o seu custo, são os grandes obstáculos para que seu uso seja ampliado na clínica privada. Buscando popularizar o uso do método nesse grupo alvo, pode ser promissor um instrumento QLF recém-desenvolvido para a rápida, mas não quantitativa, detecção precoce da lesão cariosa.[40]

Radiografia de subtração

A radiografia de subtração se baseia no princípio de que duas radiografias realizadas com a mesma geometria de projeção são espacial e densitometricamente alinhadas. Elas são, então, digitalmente subtraídas para remover o ruído estrutural da imagem. Após a subtração, acentua-se o contraste da imagem. Esse processo salienta qualquer alteração na lesão entre esses dois pontos no tempo. Essa técnica foi posta em prática na última década, e as tentativas anteriores de fazê-lo se mostraram mal-sucedidas. É evidente que esse processo de subtração não necessariamente melhora a *detecção* de uma lesão, mas somente fornece informações sobre alterações que ocorreram ao longo do tempo (Fig. 3.4), sendo assim indicada para o monitoramento do comportamento da lesão. O sistema funciona bem para lesões proximais e lesões oclusais em dentina. Todavia, a falta de alinhamento entre as imagens pode produzir efeitos de bordo nos limites entre esmalte e dentina que tornam difícil a interpretação das imagens. A inclusão na imagem de uma referência de densidade como uma cunha pode tornar o sistema quantitativo.

Recentemente, a utilidade do método foi investigada em um estudo que avaliou a colocação de selantes de fissuras em lesões proximais.[41] Foram avaliadas radiografias independentemente, em pares, e utilizando a técnica de subtração após 18 meses da colocação do selante. Para o método de avaliação radiográfica independente, 10% e 26% progrediram no grupo com selante e no grupo controle, respectivamente (p > 0,05); no método do par de radiografias, os dados correspondentes foram 22% no grupo teste e 47% no grupo controle (p > 0,01). No método da radiografia de subtração, 44% do grupo teste e 84% do grupo controle apresentaram progressão das lesões (p < 0,001). Esse estudo demonstra o potencial do método, mas ainda são necessários mais trabalhos para que ele seja validado. É claro que o uso da tecnologia digital pode melhorar ainda mais a eficiência diagnóstica das radiografias, sendo essa uma área de pesquisa que promete crescer à medida que a tecnologia evolui.

Mensuração elétrica da lesão de cárie

Nas últimas seis décadas, tem sido investigada a relação entre a extensão da lesão de cárie nos dentes e a resistência elétrica. Essas pesquisas se concentram nos vários parâmetros que afetam as medidas elétricas dos dentes, incluindo a porosidade, a área de contato da superfície com o "eletrodo", a espessura do esmalte (e da dentina), a desidratação do esmalte, a temperatura, o conteúdo iônico (concentração) dos fluidos do tecido dentário, bem como o tempo de maturação do dente no ambiente bucal.

A validade dos métodos de detecção elétrica das lesões cariosas foi revisada por Huysmans,[42] bem como por Longbottom e Huysmans,[43] e passou por uma revisão sistemática realizada por Bader e colaboradores.[44] Essas revisões se relacionam principalmente ao aparelho MEC (monitor eletrônico da cárie) de frequência fixa disponível comercialmente. A pequena quantidade de trabalhos sobre esse MEC publicados desde a realização daquelas revisões indica que não há necessidade de grandes mudanças nas suas conclusões.

O aparelho MEC pode ser utilizado em modo "específico para o local" ou "específico para a superfície", este último envolve um meio condutor utilizado para cobrir toda a superfície oclusal do dente – ver Tabela 3.1, onde constam os valores de sensibilidade e especificidade.

Estudos *in vitro* realizados por Ellwood e Cortes[45] e Cortez e colaboradores[46] indicaram que a presença de mancha constitui fator de confusão para a mensuração com o MEC e que diferentes valores limítrofes para cáries em esmalte e dentina podem ser necessários para dentes manchados.

A reprodutibilidade do aparelho foi avaliada e varia entre 0,53 e 0,92 para o método específico para o local e entre 0,55 e 0,89 para o método específico para a superfí-

Tabela 3.1 Faixas de valores de sensibilidade e especificidade para as medições do MEC com os métodos específicos para o local e para a superfície nos limiares D_1 e D_3 em sítios oclusais

	Específico para o local		Específico para a superfície	
	Sensibilidade	Especificidade	Sensibilidade	Especificidade
D_1 (esmalte)	0,70-0,92	0,78-1,00	0,61-0,65	0,73-0,86
D_3 (dentina)	0,39-0,97	0,56-0,98	0,68-0,78	0,76-0,90

cie, mas devido à grande variação, Huysmans[42] colocou em dúvida sua utilidade para o monitoramento longitudinal do comportamento das lesões.

Mais recentemente, análises realizadas por Huysmans e colaboradores[47] indicaram que pode haver erro sistemático na técnica de mensuração com o aparelho MEC de frequência fixa, possivelmente atribuível ao contato inconsistente da sonda com a superfície do dente. Os autores sugeriram que poderia ser necessária uma modificação no desenho da sonda, e um protótipo de um novo aparelho com tal modificação na sonda parece reduzir esse erro sistemático.[48]

Lesão cariosa radicular

Um pequeno número de estudos investigou o uso da MEC de frequência fixa para a detecção de lesões cariosas radiculares. Wicht e colaboradores[49] encontraram uma relação moderada entre as medidas da MEC e a profundidade da lesão radicular em um estudo *in vitro*. Baysan e colaboradores[50] *in vitro* e Petersson e colaboradores[51] *in vivo*, durante 12 meses, concluíram que as medidas do MEC pareceram capazes de distinguir entre diferentes severidades das lesões primárias de cárie de raiz. As medidas elétricas para detecção da cárie foram investigadas durante várias décadas. A literatura considera de algum valor as medidas que utilizam aparelhos de frequência fixa para detectar lesões de cáries em esmalte e dentina nas faces oclusais. Entretanto, até o presente, existem limitações para essas medidas, particularmente em relação ao número de leituras falso-positivas. Esse tipo de MEC pode ser utilizado como complemento para a informação clínica e para outros métodos de detecção. O emprego de mensuração elétrica de multifrequência da cárie, utilizando espectroscopia de impedância AC, apresentou resultados *in vitro* muito encorajadores algum tempo atrás.[52,53] A detecção da cárie e sua extensão, em termos de ordem de diferenças de magnitude entre superfícies proximais hígidas, superfícies com lesões iniciais e superfícies com cavitação, provou ser possível.[52,53] Embora tenha sido relatado em resumos o desenvolvimento de um aparelho clínico que pode ser utilizado em outras superfícies dentárias, que parece estar disponível para os cirurgiões-dentistas no Reino Unido, ainda são necessárias mais publicações de trabalhos para que a implementação dessa tecnologia seja avaliada mais profundamente.

Conclusão

Quatro novos métodos não invasivos para detecção das lesões cariosas e, até certo ponto, seu monitoramento, são apresentados neste capítulo. Todos eles possuem potencial para um uso ampliado na clínica odontológica privada – ao tomar decisões sobre o tratamento, deve-se sempre levar em conta o equilíbrio entre o aumento da sensibilidade de detecção das lesões e, por outro lado, os menores valores de especificidade. Todos os métodos aqui apresentados necessitam de mais pesquisas e maior validação em ensaios clínicos bem elaborados. No futuro, esses tipos de auxiliares para detecção de lesões podem ter aplicações úteis na prática clínica como complemento para a detecção visual das lesões e como parte de um sistema personalizado e abrangente de manejo da doença cárie.

Referências

1 Lussi A, Imwinkelried S, Pitts N, Longbottom C, Reich E: Performance and reproducibility of a laser fluorescence system for detection of occlusal caries in vitro. Caries Res 1999;33:261–266.

2 König K, Flemming G, Hibst R: Laser-induced autofluorescence spectroscopy of dental caries. Cell Mol Biol (Noisy-le-Grand) 1998;44:1293–3000.

3 Buchalla W, Attin T, Niedmann Y, Niedmann PD: Porphyrins are the cause of red fluorescence of carious dentine: verified by gradient reversed-phase HPLC (abstract). Caries Res 2008;42:223.

4 Francescut P, Zimmerli B, Lussi A: Influence of different storage methods on laser fluorescence values: a two-year study. Caries Res 2006;40:181–185.

5 Ricketts D: The eyes have it: how good is Diagnodent at detecting caries? Evid Based Dent 2005;6:64–65.

6 Lussi A, Hibst R, Paulus R: Diagnodent: an optical method for caries detection. J Dent Res 2004;83(spec iss C):80–83.

7 Bader JD, Shugars DA: A systematic review of the performance of a laser fluorescence device for detecting caries. J Am Dent Assoc 2004;135:1413–1426.

8 Tranaeus S, Lindgren LE, Karlsson L, Angmar-Mansson B: In vivo validity and reliability of IR fluorescence measurements for caries detection and quantification. Swed Dent J 2004;28:173–82.

9 Lussi A, Hack A, Hug I, Heckenberger H, Megert B, Stich H: Detection of approximal caries with a new laser fluorescence device. Caries Res 2006;40:97–103.

10 Lussi A, Megert B, Longbottom C, Reich E, Francescut P: Clinical performance of a laser fluorescence device for detection of occlusal caries lesions. Eur J Oral Sci 2001;109:14–19.

11 Huth KC, Neuhaus KW, Gygax M, Bucher K, Crispin A, Paschos E, Hickel R, Lussi A: Clinical performance of a new laser fluorescence device for detection of occlusal caries lesions in permanent molars. J Dent 2008;36:1033–1040.

12 Bamzahim M, Aljehani A, Shi XQ: Clinical performance of Diagnodent in the detection of secondary carious lesions. Acta Odontol Scand 2005;63:26–30.

13 Bamzahim M, Shi XQ, Angmar-Mansson B: Secondary caries detection by Diagnodent and radiography: a comparative in vitro study. Acta Odontol Scand 2004;62:61–64.

14 Lennon AM, Buchalla W, Switalski L, Stookey GK: Residual caries detection using visible fluorescence. Caries Res 2002;36:315–319.

15 Aljehani A, Tranaeus S, Forsberg CM, Angmar-Mansson B, Shi XQ: In vitro quantification of white spot enamel lesions adjacent to fixed orthodontic appliances using quantitative light-induced fluorescence and Diagnodent. Acta Odontol Scand 2004; 62:313–318.

16 Aljehani A, Yousif MA, Angmar-Mansson B, Shi XQ: Longitudinal quantification of incipient carious lesions in postorthodontic patients using a fluorescence method. Eur J Oral Sci 2006;114:430–434.

17 Wicht MJ, Haak R, Stutzer H, Strohe D, Noack MJ: Intra– and interexaminer variability and validity of laser fluorescence and electrical resistance readings on root surface lesions. Caries Res 2002;36:241– 248.

18 Takamori K, Hokari N, Okumura Y, Watanabe S: Detection of occlusal caries under sealants by

use of a laser fluorescence system. J Clin Laser Med Surg 2001;19:267–271.
19　Diniz MB, Rodrigues JA, Hug I, Cordeiro RC, Lussi A: The Influence of pit and fissure sealants on infrared fluorescence measurements. Caries Res 2008;42: 328–333.
20　Krause F, Braun A, Frentzen M: The possibility of detecting subgingival calculus by laser-fluorescence in vitro. Lasers Med Sci 2003;18:32–35.
21　Rodrigues J de A, Hug I, Diniz MB, Cordeiro RC, Lussi A: The influence of zero-value subtraction on the performance of two laser fluorescence devices for detecting occlusal caries in vitro. J Am Dent Assoc 2008;139:1105–1112.
22　Francescut P, Lussi A: Correlation between fissure discoloration, Diagnodent measurements, and caries depth: an in vitro study. Pediatr Dent 2003;25: 559–564.
23　Lussi A, Reich E: The influence of toothpastes and prophylaxis pastes on fluorescence measurements for caries detection in vitro. Eur J Oral Sci 2005;113: 141–144.
24　Lussi A, Zimmerli B, Hellwig E, Jaeggi T: Influence of the condition of the adjacent tooth surface on fluorescence measurements for the detection of approximal caries. Eur J Oral Sci 2006;114:478–482.
25　De Josselin de Jong E, Sundstrom F, Westerling H, Tranaeus S, ten Bosch JJ, Angmar-Mansson B: A new method for in vivo quantification of changes in initial enamel caries with laser fluorescence. Caries Res 1995;29:2–7.
26　Pitts NB, Longbottom C: The use of endoscopically viewed filtered fluorescence for the clinical diagnosis of carious lesions in dental enamel. Med Sci Res 1987;15:535–536.
27　Longbottom C, Pitts NB: An initial comparison between endoscopic and conventional methods of caries diagnosis. Quintessence Int 1990;21:531–540.
28　Al-Khateeb S, ten Cate JM, Angmar-Mansson B, de Josselin de Jong E, Sundstrom G, Exterkate RA, Oliveby A: Quantification of formation and remineralization of artificial enamel lesions with a new portable fluorescence device. Adv Dent Res 1997;11: 502–506.
29　Kühnisch J, Ifland S, Tranaeus S, Angmar-Mansson B, Hickel R, Stösser L, Heinrich-Weltzien R: Establishing quantitative light-induced fluorescence cut-offs for the detection of occlusal dentine lesions. Eur J Oral Sci 2006;114:483–488.
30　Lagerweij M, van der Veen M, Ando M, Lukantsova L, Stookey G: The validity and repeatability of three light-induced fluorescence systems: an in vitro study. Caries Res 1999;33:220–226.
31　Tranaeus S, Shi XQ, Lindgren LE, Trollsas K, Angmar-Mansson B: In vivo repeatability and reproducibility of the quantitative light-induced fluorescence method. Caries Res 2002;36:3–9.
32　Van der Veen MH, Mattousch T, Boersma JG: Longitudinal development of caries lesions after orthodontic treatment evaluated by quantitative light-induced fluorescence. Am J Orthod Dentofacial Orthop 2007;131:223–228.
33　Mattousch TJ, van der Veen MH, Zentner A: Caries lesions after orthodontic treatment followed by quantitative light-induced fluorescence: a 2-year follow-up. Eur J Orthod 2007;29:294–298.
34　Al-Khateeb S, Forsberg CM, de Josselin de Jong E, Angmar-Mansson B: A longitudinal laser fluorescence study of white spot lesions in orthodontic patients. Am J Orthod Dentofacial Orthop 1998;113: 595–602.
35　Tranaeus S, Al-Khateeb S, Bjorkman S, Twetman S, Angmar-Mansson B: Application of quantitative light-induced fluorescence to monitor incipient lesions in caries-active children: a comparative study of remineralisation by fluoride varnish and professional cleaning. Eur J Oral Sci 2001;109:71–75.
36　Karlsson L, Lindgren LE, Trollsas K, Angmar-Mansson B, Tranaeus S: Effect of supplementary amine fluoride gel in caries-active adolescents: a clinical QLF study. Acta Odontol Scand 2007;65: 284–291.
37　Kühnisch J, Ifland S, Tranaeus S, Hickel R, Stosser L, Heinrich-Weltzien R: In vivo detection of non-cavitated caries lesions on occlusal surfaces by visual inspection and quantitative light-induced fluorescence. Acta Odontol Scand 2007;65:183–188.
38　Meller C, Heyduck C, Tranaeus S, Splieth C: A new in vivo method for measuring caries activity using quantitative light-induced fluorescence. Caries Res 2006;40:90–96.
39　Feng Y, Yin W, Hu D, Zhang YP, Ellwood RP, Pretty IA: Assessment of autofluorescence to detect the remineralization capabilities of sodium fluoride, monofluorophosphate and non-fluoride dentifrices: a single-blind cluster randomized trial. Caries Res 2007;41:358–364.
40　Van Daelen CJ, Smith PW, de Josselin de Jong E, Higham SM, van der Veen MH: A simple blue light to visualize caries by means of fluorescence. Caries Res 2008;42:223.
41　Martignon S, Ekstrand KR, Ellwood R: Efficacy of sealing proximal early active lesions: an 18-month clinical study evaluated by conventional and subtraction radiography. Caries Res 2006;40:382–388.

42 Huysmans MCDNJM: Electrical measurements for early caries detection; in Stookey GK (ed): Early Detection of Caries II. Proceedings of the 4th Annual Indiana Conference. Indianapolis, Indiana School of Dentistry, 2000, pp 123–142.
43 Longbottom C, Huysmans MCDNJM: Electrical measurements for use in clinical trials. J Dent Res 2004;83(spec iss C):76–79.
44 Bader JD, Shugars DA, Bonito AJ: A systematic review of the performance of methods for identifying carious lesions. J Public Health Dent 2002;62: 201–213.
45 Ellwood R, Cortes DF: In vitro assessment of methods of applying the electrical caries monitor for the detection of occlusal caries. Caries Res 2004;38:45–53.
46 Cortes DF, Ellwood R, Ekstrand KR: An in vitro comparison of a combined FOTI/visual examination of occlusal caries with other caries diagnostic methods and the effect of stain on their diagnostic performance. Caries Res 2003;37:8–16.
47 Huysmans MCDNJM, Kühnisch J, ten Bosch JJ: Reproducibility of electrical caries measurements: a technical problem? Caries Res 2005;39:403–410.
48 Kühnisch J, Heinrich-Weltzien R, Tabatabaie M, Stösser L, Huysmans MCDNJM: An in vitro comparison between two methods of electrical resistance measurement for occlusal caries detection. Caries Res 2006;40:104–111.
49 Wicht MJ, Haak R, Stutzer H, Strohe D, Noack MJ: Intra– and interexaminer variability and validity of laser fluorescence and electrical resistance readings on root surface lesions. Caries Res 2002;36:241– 248.
50 Baysan A, Prinz JF, Lynch E: Clinical criteria used to detect primary root caries with electrical and mechanical measurements in vitro. Am J Dent 2004;7:94–99.
51 Petersson LG, Hakestam U, Baigi A, Lynch E. Remineralisation of primary root caries lesions using amine fluoride rinse and dentifrice twice a day. Am J Dent 2007;20:93–96.
52 Longbottom C, Huysmans MCDNJM, Pitts NB, Los P, Bruce PG: Detection of dental decay and its extent using AC impedance spectroscopy. Nat Med 1996;2: 235–237.
53 Huysmans MCDNJM, Longbottom C, Pitts NB, Los P, Bruce PG: Impedance spectroscopy of teeth with and without approximal carious lesions – an in vitro study. J Dent Res 1996;75:1871–1878.

Dr. Klaus W. Neuhaus
Department of Preventive, Restorative and Pediatric Dentistry, School of Dental Medicine
University of Bern, Freiburgstrasse 7
CH-3010 Bern (Switzerland)
Tel. +41 31 632 4974, Fax +41 31 632 9875, E-mail klaus-neuhaus@zmk.unibe.ch

4 Avaliação da atividade da lesão cariosa

K.R. Ekstrand[a] – D.T. Zero[b] – S. Martignon[c] – N.B. Pitts[d]

[a]Department of Cariology and Endodontics, University of Copenhagen, Copenhagen, Denmark; [b]Indiana University School of Dentistry, Indianapolis, Ind., USA; [c]Caries Research Unit UNICA, Dental Faculty, Universidad El Bosque, Bogotá, Colombia; [d]Dental Health Services and Research Unit, University of Dundee, Dundee, UK

Resumo

Este capítulo se concentra na probabilidade de uma lesão cariosa detectada durante o exame clínico ser ativa (em progressão) ou inativa. São considerados os métodos visual e tátil para avaliação de lesões primárias coronárias e radiculares. O nível de evidência é classificado como baixo (R_w), já que existem muito poucos estudos com validação adequada. O principal problema é a falta de um padrão ouro clínico que seja aceito. Assim, são discutidas as evidências obtidas a partir de pesquisas de boa qualidade e de estudos epidemiológicos, clínicos e intervencionistas. As pesquisas mapearam as alterações anatomopatológicas que ocorrem em resposta ao biofilme cariogênico, bem como quando a lesão se torna inativa. Com base nesse entendimento, diferentes sistemas de classificação clínica foram desenvolvidos para avaliar a severidade/profundidade e a atividade das lesões. Um sistema recente foi desenvolvido pelo Comitê do Sistema Internacional de Detecção e Avaliação da Cárie (ICDAS). A literatura sugere que existe alguma concordância entre os aspectos externos visuais/táteis das lesões cariosas e a severidade/profundidade da lesão. A reprodutibilidade dos diferentes sistemas é, em geral, bastante substancial. Nenhum fator preditivo isolado é capaz de avaliar a atividade de maneira confiável. Entretanto, uma combinação de fatores preditivos pode aumentar a precisão da previsão da atividade de lesões primárias coronárias e radiculares. Três métodos substitutos foram utilizados para avaliar a atividade da lesão (validade do constructo); todos apresentam desvantagens. Se a validade do constructo é aceita como "padrão ouro", é possível avaliar a atividade de lesões primárias coronárias e radiculares de forma confiável e precisa em apenas um exame, utilizando a combinação de informações obtidas a partir de vários indicadores – tais como aparência visual, localização da lesão, sensação tátil durante a sondagem e saúde gengival.

Copyright©2009. S. Karger AG, Basel

Mesmo que a *detecção* da lesão cariosa seja muito importante, ela representa apenas parte do processo de diagnóstico da doença cárie. Idealmente, o objetivo é decidir de forma precisa e confiável (1) se a condição observada é de fato uma lesão de cárie e não outra coisa (p. ex., fluorose dentária), (2) avaliar sua severidade (profundidade e extensão lateral) e, finalmente, (3) avaliar a atividade da lesão.[1] Caso a lesão seja identificada como em estado de progressão (uma lesão de cárie ativa; Fig. 4.1) (ver tam-

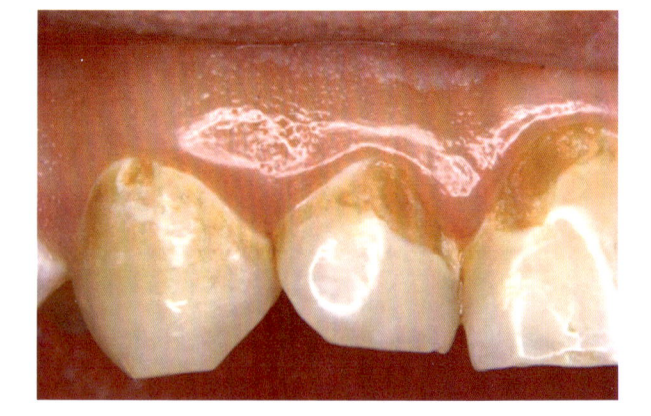

Figura 4.1 Dente anterior apresentando lesão de cárie que todos os cirurgiões-dentistas identificam como ativa.

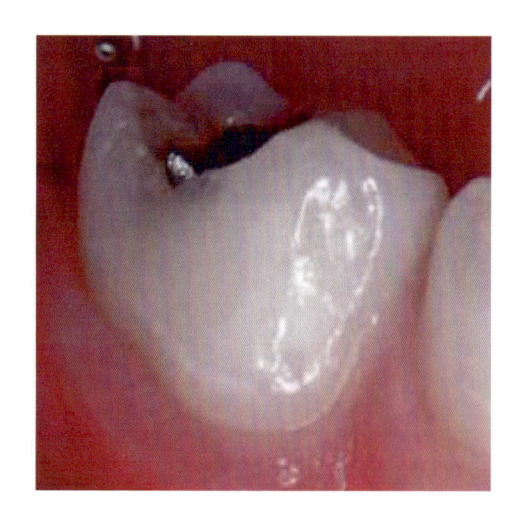

Figura 4.2 Molar decíduo apresentando lesão inativa na face vestibular.

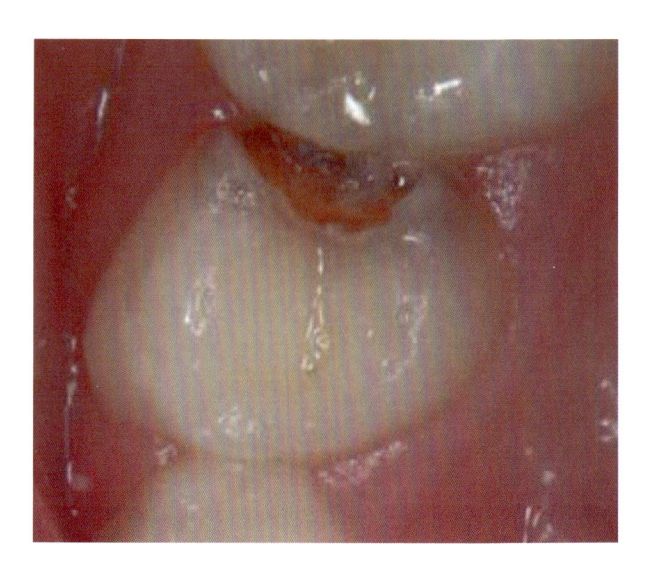

Figura 4.3 Molar decíduo apresentando lesão cavitada envolvendo a dentina na face distal.

bém o Capítulo 16, de Longbottom e colaboradores, pp. 218-225), e podendo-se antecipar que os fatores relevantes promotores de doença permanecerão os mesmos, então é necessária alguma forma de tratamento preventivo/não operatório ou operatório. Se, por outro lado, a lesão for interpretada como não estando em progressão (uma lesão inativa; Fig. 4.2), e antecipa-se que os fatores relevantes promotores de doença permanecerão os mesmos, não há necessidade de tratamento além do acompanhamento.[1-3]

Pelo menos duas abordagens diagnósticas foram consideradas. A primeira abordagem envolve o monitoramento da(s) lesão(ões) em vários exames clínicos em busca de alterações em suas propriedades físicas e/ou ópticas. Para essa abordagem, a classificação de severidade do ICDAS pode ser aplicada.[4-6] A segunda abordagem envolve a tentativa de caracterizar a atividade da lesão de cárie durante um único exame, em tempo real, para determinar a necessidade de intervenção e, se necessária, qual o tipo de tratamento que oferece o melhor prognóstico para tal lesão/dente/paciente. Por exemplo, a aplicação profissional de flúor (verniz de flúor) em uma lesão proximal cavitada, sensível ao doce, em uma criança de sete anos de idade (Fig. 4.3) *não é* o tratamento que oferece o melhor prognóstico para o dente/paciente; a lesão deve ser restaurada.

Este capítulo irá se concentrar na probabilidade (ou risco) de uma lesão de cárie detectada durante o exame clínico ser ativa (em progressão) ou inativa, caso os fatores relevantes promotores de doença permaneçam inalterados. Serão consideradas lesões primárias coronárias e radiculares detectadas através dos métodos visual e tátil-visual.

Em uma revisão recentemente realizada na Suécia,[7] foram avaliados os níveis de evidência de diferentes métodos de detecção de lesão cariosa, quanto à profundidade da mesma. De modo geral, para os critérios de inclusão especificados, o resultado foi fraco em relação à detecção de lesões restritas ao esmalte, diferentemente das lesões já em dentina. Além disso, foram identificados apenas alguns poucos estudos com o objetivo de avaliar a atividade de lesão cariosa em termos de lesões específicas ativas ou inativas; todavia, nenhum desses estudos se encaixava nos critérios de inclusão (p. ex., não utilizaram um padrão ouro aceito; incluíram menos de 35 dentes) determinados pelo comitê. Os autores do presente trabalho repetiram a busca por estudos sobre atividade de lesões cariosas na literatura, mas chegaram à mesma conclusão do relatório sueco; assim, o nível de evidência dos estudos envolvendo a avaliação dessa atividade é considerado baixo utilizando-se a hierarquia de evidência aceita de modo geral (ver, p. ex., o Protocolo SIGN: www.sign.ac.uk), sendo classificado como R_w de acordo com o sistema usado. Quanto ao tópico de avaliação da atividade cariosa e em apenas um exame, fomos forçados a lidar com as pesquisas básicas de boa qualidade, bem como com os estudos epidemiológicos, clínicos e intervencionais, os dois últimos apresentando ótima validação.

O capítulo é estruturado da seguinte forma:
(a) características anatomopatológicas de lesões ativas e inativas nos níveis ultraestrutural, histológico e macroscópico/clínico;
(b) outros indicadores utilizados na avaliação clínica da atividade das lesões;
(c) sistemas de classificação das lesões cariosas existentes que apresentam confiabilidade e precisão;
(d) discussão e conclusões;
(e) pesquisas futuras e implementação dentro do tópico de atividade da lesão.

Características anatomopatológicas de lesões ativas e inativas

A doença cárie pode ser definida como "a destruição localizada de tecido duro dentário suscetível pelos derivados acídicos da fermentação dos carboidratos da dieta pelas bactérias" (ver Capítulo 16, de Longbottom e colaboradores, pp. 218-225). Ela também pode ser considerada uma doença dos tecidos duros dentários, de desenvolvimento lento, induzida pela dieta e pela presença de bactérias.[8] A doença é causada pelo biofilme cariogênico, na qual alguns microrganismos produzem ácidos fracos, particularmente o lático, à medida que metabolizam os carboidratos da dieta. Gradualmente, os ácidos dissolvem o conteúdo mineral subjacente do dente, o que pode levar a alterações estruturais irreversíveis (alterações anatomopatológicas) no tecido dentário. Para este capítulo, o termo "alterações anatomopatológicas" deve ser compreendido como as alterações patológicas do que se considera como tecido dentário hígido (saudável), nos níveis ultraestrutural, histológico e macroscópico/clínico. Quando se trata de descrever as alterações anatomopatológicas devidas à atividade cariosa, normalmente as alterações são descritas para a superfície externa (em todos os três níveis) e para o tecido subsuperficial (mais frequentemente no nível histológico, devido a limitações associadas ao preparo do tecido).

Lesão de cárie coronária primária

Esmalte

Nos anos de 1980, Thylstrup e colaboradores[14] mapearam as alterações anatomopatológicas nas lesões de cárie de superfícies livres de dentes pré-molares com extração indicada por motivos ortodônticos. Essas lesões foram provocadas deliberadamente pela estagnação do biofilme dental iniciador sob bandas ortodônticas que eram mantidas em posição por uma, duas, três e quatro semanas.[9-10] Em um segundo estudo, lesões com 4 semanas de evolução foram criadas nas adjacências de bandas ortodônticas e, subsequentemente, as alterações anatomopatológicas foram registradas após a remoção das bandas em 1, 2 e 3 semanas.[11-14]

O exame em nível utraestrutural demonstrou que, nesse modelo clínico agressivo, a iniciação da lesão cariosa começa com a dissolução direta dos cristais da superfície do esmalte[14] tornando-o amolecido.[15] Perdurando o desafio cariogênico, ocorre o aumento da dissolução superficial e à dissolução preferencialmente subsuperficial (em níveis ultraestrutural e histológico), o que altera o comportamento óptico do esmalte afetado. A dissolução pode resultar no aumento do volume dos espaços/poros intercristalinos, a tal ponto que a luz incidente sofre refração interna, dispersando-se muito mais do que no esmalte hígido.[16] Esse aumento na dispersão da luz branca incidente produz, por sua vez, a aparência esbranquiçada da "lesão de *mancha branca*" – o esmalte se torna levemente opaco (em nível macroscópico/clínico) e perde seu polimento superficial (devido ao aumento da reflexão na superfície do esmalte e à maior dispersão). A descrição "como giz" é, provavelmente, a melhor forma de descrever tais lesões. Devido à dissolução direta dos cristais da superfície mais externa do esmalte, a superfície da lesão em esmalte se torna um pouco rugosa ao teste tátil.[14] As análises da subsuperfície do esmalte por meio de técnicas histológicas confirmaram níveis mais elevados de porosidade no interior das lesões de mancha branca.[14]

Thylstrup e colaboradores[14] demonstraram que a remoção mecânica do biofilme bacteriano cariogênico de sobre as lesões induzidas pelas bandas ortodônticas após a remoção das mesmas levou ao desgaste superficial (abrasão), que resultou na remoção da parte mais porosa da superfície do esmalte (em nível utraestrutural). A "nova" superfície da lesão inativa (em nível macroscópico) é, assim, brilhante (aumento da reflexão e redução da dispersão da luz) e lisa à sondagem, contrastando com o aspecto de giz e a rugosidade da superfície da lesão ativa. O exame histológico revelou que as porosidades subsuperficiais mais profundas da lesão inativa eram menos numerosas do que quando a lesão estava ativa, devido à nova precipitação de minerais (remineralização) a partir do fluido intercristalino. A contribuição relativa da abrasão e da remineralização na inativação de lesões não induzidas por desafio cariogênico tão agressivo (induzidas por bandas ortodônticas e seguida por profilaxia profissional e higiene caseira) não é totalmente compreendida.

Outros trabalhos indicam que a superfície do esmalte das lesões de cárie é mais rica em flúor e mais permeável a pigmentos e radioisótopos do que o esmalte hígido. Além disso, uma lesão ativa deve ser mais porosa do que uma lesão inativa. Entretanto, para que o nível de porosidade possa ser utilizado de maneira confiável e precisa para diferenciar lesões ativas de inativas ainda são necessárias mais pesquisas.

Dentina

A dentina é um tecido vivo, que reage a qualquer estímulo, inclusive à atividade de doença cárie.[18] As reações consistem de esclerose dentinária e formação de dentina reparadora, o que, eventualmente, altera a coloração da dentina. Isso pode ser observado em pacientes idosos, nos quais os dentes se tornam mais amarelados. A dentina esclerótica formada devido à cárie pode ser observada histologicamente quando a lesão já tiver ultrapassado a metade interna do esmalte.[19] Quando a formação de ácidos a partir dos depósitos bacterianos na superfície dentária penetra no esmalte e entra na dentina esclerótica, a agora desmineralizada dentina (esclerótica) sofrerá alteração de cor, tornando-se amarelada/amarronzada. Clinicamente, as alterações podem ser observadas como um sombreado sob a superfície (Fig. 4.4a). A desmineralização da dentina resulta também em seu amolecimento (Fig. 4.4b).

Evidências de dentina reparadora podem ser observadas histologicamente quando a lesão alcança a profundidade do esmalte.[20] A qualidade da dentina reparadora é influenciada pela velocidade de progressão da cárie: em casos de progressão lenta, ela consiste em dentina tubular criada por odontoblastos primários, e em casos de progressão muito rápida, os odontoblastos podem ser lesados e outras células da região subodontoblástica se encarregam da formação da dentina reparadora, resultando em uma forma atubular do tecido. A coloração da dentina reparadora difere da dentina esclerótica ou da desmineralizada, pois apresenta tonalidade acinzentada.

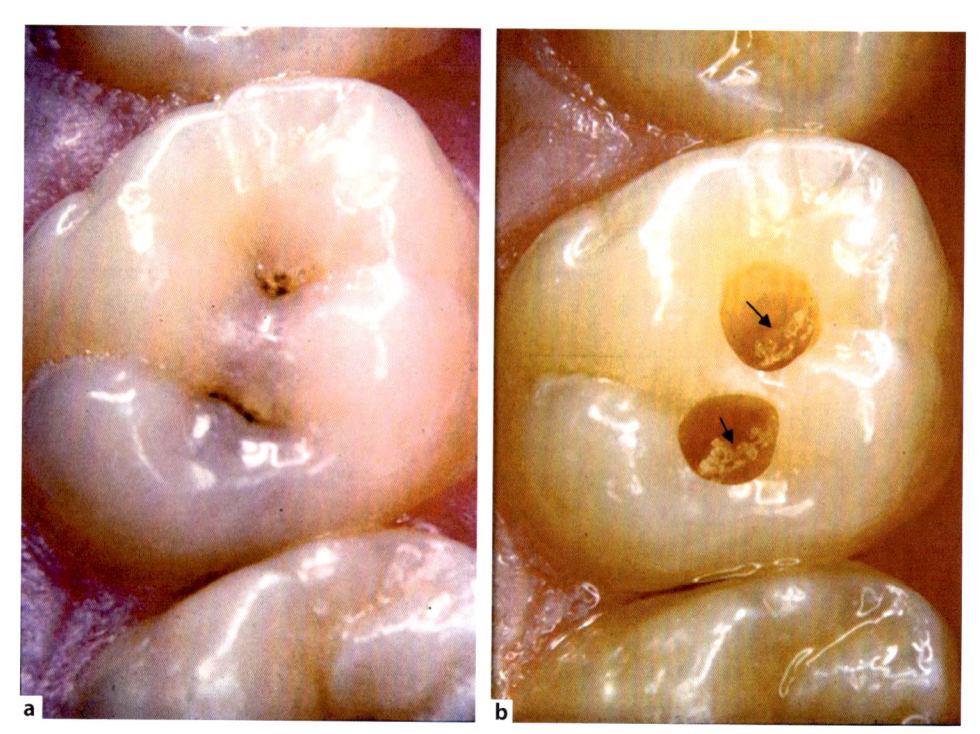

Figura 4.4 a. Molar superior apresentando lesão de cárie oclusal (sombreamento) indicando que a dentina sofreu desmineralização. **b.** Após a remoção do esmalte, a dentina apresenta coloração marrom-clara e amolecida à sondagem (setas).

Lesões primárias de cárie radicular

O desenvolvimento de lesões cariosas radiculares exige a presença de recessão gengival. A etiologia das cáries de raiz é, basicamente, a mesma das cáries coronárias, embora a patogenia seja um pouco diferente das lesões primárias em esmalte e dentina coronários. Por exemplo, as bactérias entram nos túbulos dentinários durante os estágios mais iniciais do desenvolvimento da lesão radicular (logo após a perda do cemento), diferentemente das lesões em esmalte, nas quais as bactérias penetram apenas quando já houve uma grande desmineralização do mesmo, ou seja, em estágio bem mais avançado do desenvolvimento da lesão. Além disso, as lesões de cárie radicular tendem a englobar toda a circunferência do dente, sem penetrar tão profundamente como nas lesões cariosas coronárias. Diferenças na estrutura dos tecidos, a direção dos prismas do esmalte em relação à orientação dos túbulos dentinários e diferenças no fluido salivar/gengival constituem fatores importantes que explicam as diferenças na patogenia das lesões radiculares em relação às em esmalte. A dissolução da dentina radicular devida ao desenvolvimento de atividade cariosa resulta em alterações anatomopatológicas semelhantes às que ocorrem na dentina coronária (ver acima). Como nas lesões cariosas em esmalte,

Tabela 4.1 Características visuais e táteis de lesões ativas e inativas em esmalte, dentina coronária e raízes

	Visuais	Táteis
Esmalte		
Ativas	A lesão é esbranquiçada/amarelada; tem aspecto de giz (falta de brilho); pode ser cavitada ou não	A lesão é rugosa à sondagem; pode-se ou não sondar uma cavidade
Inativas	A lesão é mais amarelada/amarronzada do que esbranquiçada; é mais polida do que fosca; pode ou não ser cavitada	A lesão é mais lisa do que rugosa; pode-se ou não sondar uma cavidade
Dentina coronária		
Ativas	A lesão pode se manifestar como um sombreado por baixo do esmalte intacto, mas desmineralizado; se a cavidade se estende até a dentina, ela aparece amarelada/amarronzada	Dentina amolecida à sondagem
Inativas	A lesão pode se manifestar como um sombreado por baixo do esmalte intacto mas desmineralizado; se a cavidade se estende até a dentina, ela aparece amarronzada	Mais endurecida do que na lesão ativa, mas não tão dura quanto a dentina hígida
Dentina radicular		
Ativa	Amarelada/amarronzada	Amolecida/ aspecto de couro
Inativa	Amarronzada/preta	Mais endurecida, mas não tanto quanto a dentina radicular hígida

a lesão dentinária na superfície radicular divide-se em uma lesão superficial levemente desmineralizada cobrindo uma lesão subsuperficial com desmineralização acentuada.[21]

A Tabela 4.1 traz um resumo das alterações anatomopatológicas clinicamente úteis características das lesões ativas e inativas em esmalte, dentina coronária e dentina radicular.

Indicadores para avaliação clínica da atividade cariosa além das características anatomopatológicas do tecido duro dentário

Presença de placa (biofilme bacteriano)

Como a cárie é uma doença induzida pela dieta e pela presença de bactérias, é lógico utilizar a presença da placa (biofilme) como indicador da atividade da lesão. No entanto, na literatura existem controvérsias sobre o valor de usar a placa na interpretação da atividade de uma lesão de cárie. Ekstrand e colaboradores,[22,23] por exem-

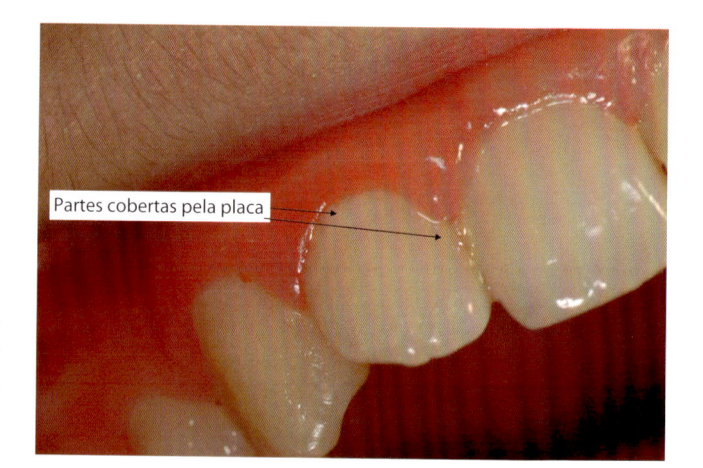

Figura 4.5 Dentes anteriores com placa proximal e cervical. Não podem ser observadas lesões nas áreas apontadas pelas setas.

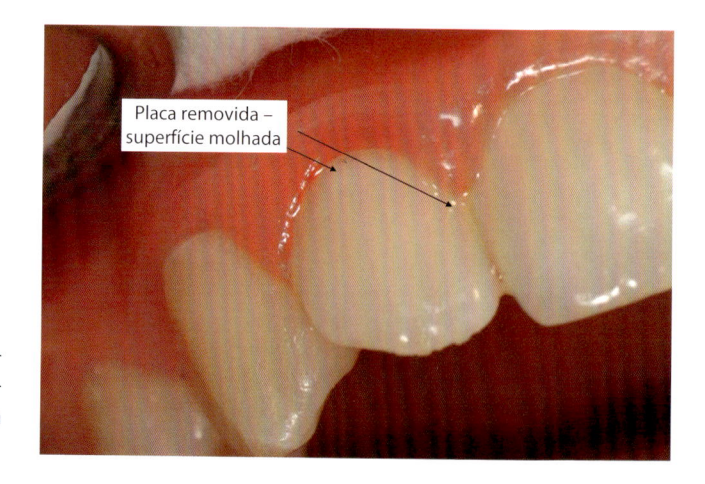

Partes cobertas pela placa

Figura 4.6 Os mesmos dentes da Figura 4.5; todavia, a placa foi removida. Não é certa a presença de lesões (setas).

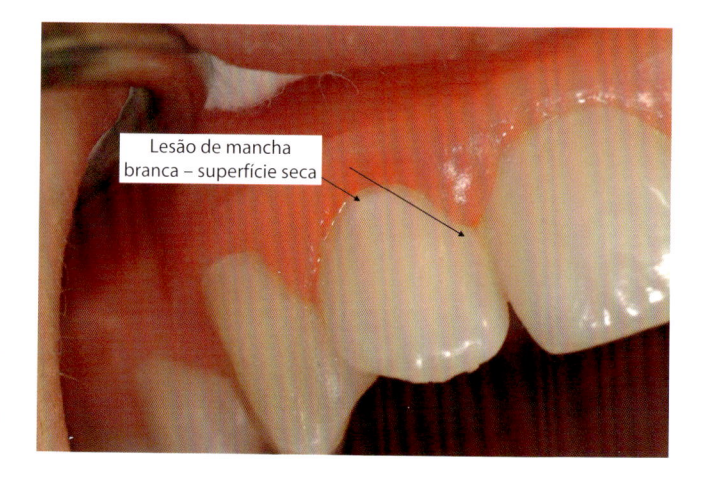

Placa removida – superfície molhada

Figura 4.7 Os mesmos dentes da Figura 4.5 após secagem, e agora as lesões iniciais estão visíveis (setas).

Lesão de mancha branca – superfície seca

plo, encontraram fraca correlação entre a atividade de lesões proximais e oclusais e a presença de placa. Mesmo quando o biofilme foi dividido em novo e antigo através de um método de coloração, a correlação não aumentou.[22] Por outro lado, Carvalho e colaboradores[24] e Ekstrand e colaboradores[25] encontraram correlação significativa entre a presença de placa (IP) e lesões de cárie ativas na superfície oclusal de molares permanentes em irrupção, bem como em molares que acabam de alcançar a posição de oclusão. Uma explicação para a presença de placa não ser indicador forte e consistente da atividade de cárie é o fato de os participantes da pesquisa e também de os pacientes regulares realizarem uma higiene bucal melhor no dia do exame ou da consulta do que a que realizam normalmente.

Estagnação bacteriana

Para se detectar uma lesão de cárie, particularmente nos estágios iniciais, o dente deve estar limpo e seco[26,27] (Figs. 4.5 a 4.7). Assim, é um paradoxo que para identificar inicialmente uma lesão o examinador tenha que remover um potencial indicador de atividade, ou seja, o biofilme bacteriano. Thylstrup e Birkeland[28] afirmaram que a progressão da lesão só pode, sob circunstâncias normais, ocorrer em locais de estagnação de placa, atualmente denominada biofilme dental bacteriano. Em geral, aceita-se que áreas de estagnação de biofilme estão localizadas ao longo da margem gengival, abaixo (ou acima) dos pontos de contato proximais e nos sistema de fossas e fissuras. Ekstrand e Bjørndal[29] apontaram para o fato de que os microrganismos da camada mais profunda das fissuras estreitas são, em sua maioria, não vitais e, portanto, não cariogênicos, enquanto na entrada das fissuras e fossas e também na entrada e no fundo das fossas mais amplas (em comparação com fissuras) existem microrganismos vitais. Como as superfícies oclusais em irrupção acumulam muito mais placa do que quando essas superfícies estão em oclusão completa,[24,25,30] a totalidade da superfície oclusal, exceto as partes mais profundas das fossas e fissuras, deve ser considerada zona de estagnação de biofilme o período de irrupção. Após o estabelecimento da oclusão, somente a entrada das fossas e fissuras, bem como a entrada e o fundo das fossas mais amplas devem ser consideradas áreas de estagnação com potencial cariogênico.

Condição gengival

Em geral, sabe-se que a gengiva reage ao acúmulo regular de biofilme bacteriano com um processo inflamatório. Ekstrand e colaboradores[23] encontraram uma correlação substancial entre a inflamação gengival e a presença de lesões cariosas interproximais e entre a inflamação gengival e a progressão de lesões proximais em adultos jovens. Neste estudo, a progressão das lesões foi medida por meio de radiografias iniciais e outras obtidas um ano e meio anos depois.

Outras variáveis relevantes

Existem também muitos "determinantes" que podem influenciar na aceleração ou na diminuição do processo carioso.[31] A saliva é um dos importantes determinantes na redução da velocidade de progressão, lavando os fatores promotores da atividade cariosa (bactérias bucais e carboidratos da dieta), diluindo e tamponando os ácidos do biofilme dental, e ainda tem propriedades antimicrobianas, e fornecendo constituintes orgânicos e inorgânicos que inibem a desmineralização e promovem a remineralização e o reparo. A hipossalivação (<0,16 ml/min de saliva não estimulada) foi identificada como forte indicador de progressão das lesões cariosas.[32]

A idade do paciente em relação ao padrão de irrupção dentária também deve ser levada em consideração ao avaliar o estado de atividade de uma lesão. Uma lesão de mancha branca em um dente recentemente irrompido apresenta maior probabilidade de ser ativa do que uma mancha branca detectada em um indivíduo mais velho muito tempo depois de o dente ter irrompido. Essa suscetibilidade tende a diminuir com a idade, devido ao processo de maturação pós-eruptivo.[33-35] No entanto, alterações nos fatores promotores de cárie e nos hábitos do paciente podem inverter esse padrão em nível individual. Embora a história natural das lesões iniciais ainda necessite de mais pesquisas, muitas lesões de mancha branca em dentes mais velhos são, provavelmente, cicatrizes de atividade cariosa ocorrida muitos anos no passado.

Sistemas de classificação das cáries existentes que apresentam confiabilidade e precisão aceitáveis

Ismail[36] conduziu uma revisão sistemática dos sistemas de classificação visuais e táteis-visuais utilizados para a detecção e classificação das lesões cariosas desde os anos 1950 até 2000. Foram selecionados 29 estudos que se enquadravam no critério de inclusão de apresentarem uma descrição detalhada dos critérios utilizados no sistema de classificação individual. Todos os 29 sistemas se concentravam na detecção da cárie na coroa dentária, enquanto apenas três dos sistemas de classificação também incluíam critérios para as raízes. Em muitos casos, o registro das lesões cariosas adjacentes a restaurações (das lesões cariosas secundárias) foi incluído no sistema. O grau de validade do conteúdo (o quanto a mensuração incorpora o domínio do fenômeno estudado) dos sistemas de classificação foi expresso por meio de uma pontuação somada.

Utilizando a estrutura de validade do conteúdo apresentada por Ismail,[36] o Quadro 4.2 retrata 14 estudos, datados do início dos anos 1960 até a atualidade e que incluíam algum tipo de julgamento da atividade no sistema de classificação. Dois dos sistemas incluíam sugestões que não foram testadas.[26,37] Dois dos sistemas foram desenvolvidos apenas para lesões cariosas na superfície radicular.[39,47]

Os parâmetros e escores a seguir foram incluídos para expressar o nível de validade do conteúdo (ver explicação abaixo da Tabela 4.2), níveis de avaliação da atividade (0, 1 ou 2 pontos), níveis de limiar (0, 1, 2 ou 3 pontos), nível de clareza do sistema de classificação (0 ou 1 ponto), uso da sonda exploradora (0 ou 1 ponto), nível de limpeza (0, 1 ou 2 pontos) e nível de secagem do dente (0, 1 ou 2 pontos). O nível mais alto de validade do conteúdo (11 pontos) foi observado nos estudos de

Fejerskov e colaboradores[39] e Ekstrand e colaboradores,[6,22,46,47] principalmente porque esses sistemas de classificação utilizaram mais de 2 limiares, limpeza profissional e secagem do dente com ar.

A Tabela 4.2 também mostra o nível de confiabilidade dos sistemas de classificação expresso por κ em 10 dos 14 estudos individuais. A confiabilidade parece ser substancial a excelente em todos os estudos, exceto o estudo de Ekstrand e colaboradores,[46] que se concentrou em alterações muito pequenas das lesões cariosas, nas quais a confiabilidade foi fraca (ver explicação mais adiante).

Finalmente, apenas dois grupos de autores (cinco estudos no Tabela 4.2) validaram a precisão dos sistemas de classificação em termos de validade do conteúdo (ver definição mais adiante). O parágrafo a seguir faz uma descrição detalhada desses cinco estudos.

Estudos in vitro considerando confiabilidade (reprodutibilidade) e precisão

Com base nos achados de Thylstrup e colaboradores (ver anteriormente), Ekstrand e colaboradores[48] desenvolveram inicialmente um sistema de classificação para detectar lesões oclusais e prever sua profundidade, e mais tarde também um sistema de avaliação da atividade da lesão.[22] A Tabela 4.3 apresenta os critérios visuais para detectar profundidade (A) e os critérios que caracterizam a profundidade histológica (B). Quando testado, o sistema de classificação provou ser capaz de prever bastante bem a profundidade da lesão, já que os coeficientes de correlação variaram entre substancial e forte (r_s ou $r > 0,72$).[22,48-51] Além disso, em vários estudos, a confiabilidade intraexaminador variou de substancial a excelente, e a confiabilidade interexaminadores variou de moderada a substancial.[48,49,51]

Quanto à avaliação da atividade, foi iniciado um estudo utilizando 35 terceiros molares com extração indicada, já que isso tornava possível a validação histológica do estado de atividade da lesão.[22] Imediatamente antes da extração, os dentes foram visualmente examinados utilizando o sistema de classificação do Tabela 4.3 (C). Os escores originais 1 e 2 (Tabela 4.3, coluna A) sem divisão entre manchas brancas ou marrons estavam presentes no sistema de classificação modificado (atividade) (Tabela 4.3, coluna C) subdivididos em escores 1, 1a e 2, 2a. Os escores 1 e 2 foram dedicados às lesões de mancha branca e os graus 1a e 2a a lesões marrons. Essa divisão foi feita pautada nos estudos (ver anteriormente) de Thylstrup e colaboradores, nos quais descreveram que a detecção de uma lesão de mancha branca indicava progressão, enquanto uma lesão marrom indicava que a mesma estava inativa. Após a extração e a secção dos dentes, foi aplicado corante vermelho metil na face exposta das secções desgastadas, permitindo a difusão do corante através das lesões a fim de determinar se o pH das mesmas estava acima ou abaixo de 5,5 (o critério de validação). O vermelho metil muda de cor em um pH de cerca de 5,5,[52] o nível no qual a hidroxiapatita se dissolve.[53,54] Através do vermelho metil, 22 das 35 lesões foram consideradas ativas (se tornaram vermelhas após a aplicação do corante = pH abaixo de 5,5, Fig. 4.8a-c), as 13 lesões restantes foram consideradas inativas (Fig. 4.9 a-c). Quando os escores visuais 1, 2, 3 e 4 foram utilizados como indicadores para lesões ativas e os escores 0, 1a e 2a como indicação para lesões inativas ou tecido hígido (Tabela 4.3, coluna C), foi observada associação forte e signi-

Tabela 4.2 Validade do conteúdo, confiabilidade e validade de constructo em 14 estudos considerando a avaliação da atividade de cárie

Sistema de classificação	Ano e país	Processo de doença	Limiares	Subjetividade	Uso de sonda	Limpeza dos dentes	Secagem dos dentes	Total de escores	Confiabilidade	Precisão (validade de constructo)
Møller[26]	1966, Dinamarca	1	2	1	1	2	2	9	Não	Não
Howat[37]	1981, Reino Unido (método tátil-visual)	1	2	1	1	1	2	8	Não	Não
Pitts e Fyffe[38]	1988, UK	0	2	1	0	1	2	6	Concordância intraexaminador: $D_3 = 0{,}789$, $D_2 = 0{,}818$, $D_1 = 0{,}795$	Não
Fejerskov e colaboradores[39]	1991, Dinamarca	2	3	1	1	2	2	11	concordância intraexaminador: $\kappa = 0{,}88$	Não
Ismail e colaboradores[40]	1992, Canadá	2	3	1	1	1	1	9	2 examinadores, concordância intra e interexaminadores: $\kappa > 0{,}8$	Não
Rosen e colaboradores[41]	1996, Suécia (coroa e raízes)	2	2	1	1	2	0	8	3 examinadores, concordância intraexaminador: 0,47-0,61, interexaminadores: 0,29-0,51	Não
Amarante e colaboradores[42]	1998, Noruega (cáries coronárias secundárias)	0	2	1	1	2	2	8	5 examinadores, concordância intraexaminador: 0,92-0,95, interexaminadores: 0,80-0,93	Não
Ekstrand e colaboradores[22]	1998, Dinamarca	2	3	1	0	2	2	10	consultar Ekstrand e colaboradores;[48] 3 examinadores, concordância intraexaminador: 0,73-0,89, interexaminadores: 0,54-0,69	Exame com luz polarizada e corante vermelho metil; coeficiente de correlação: 0,88

Estudo	Ano, País						Observações
Nyvad e colaboradores[43]	1999, Lituânia	2	3	1	1	9	2 examinadores, concordância intraexaminador: 0,74-0,85, interexaminadores: 0,78-0,80	Não
Fyffe e colaboradores[44]	2000, Reino Unido	2	2	1	2	9	Concordância interexaminadores: novatos 0,47-0,63, experientes 0,52-0,67	Não
Nyvad e colaboradores[45]	2003, Lituânia	2	3	1	1	9	Consultar Nyvad e colaboradores[43]	Flúor, para risco relativo, ver Tabela 4.5
Ekstrand e colaboradores[46]	2005, Dinamarca	2	3	1	2	11	3 examinadores, concordância intraexaminador: 0,24-0,66, interexaminadores: –0,08-0,26	Material de moldagem, concordância perfeita 83%
Ekstrand e colaboradores[5]	2007, Dinamarca	2	3	1	2	11	1 examinador, concordância intraexaminador: visual 0,87, estagnação de placa 0,63, tátil 0,63	Material de moldagem, sensibilidade: 84%, especificidade: 79%
Ekstrand e colaboradores[4]	2008, Dinamarca	2	3	1	2	11	1 examinador, concordância intraexaminador: 0,86	Material de moldagem, sensibilidade: 86%, especificidade: 81%

Processo de doença: 0 = mede lesões ativas e inativas juntas; 1 = mede lesões ativas e inativas separadamente; 2 = mede lesões ativas e inativas separadamente e em pelo menos 2 estágios diferentes.

Limiares: 0 = somente lesões cavitadas; 1 = lesões não cavitadas e cavitadas; 2 = o mesmo que 1, mas com diferentes estágios de cavitação da lesão; 3 = o mesmo que 2, mas também com diferentes estágios de lesões não cavitadas. Subjetividade: 0 = critérios contêm termos vagos que podem aumentar a subjetividade do examinador; 1 = os critérios definem claramente os termos utilizados para medir o processo de cárie. Sonda ou sonda exploradora: 0 = não usou; 1 = usou. Limpeza dos dentes: 0 = sem limpeza; 1 = o próprio paciente realizou a higiene; 2 = profilaxia profissional. Secagem dos dentes/lesões: 0 = sem secagem; 1 = secagem da boca com rolos de algodão; 2 = secagem com ar. Escore total entre 0 e 11. Confiabilidade expressa por valores de κ. Precisão expressa pela sensibilidade/especificidade ou termos relacionados.

Tabela 4.3 Graus e critérios utilizados por Ekstrand e colaboradores[22] para avaliar lesões de cárie coronária em faces oclusais em dentes permanentes

(A) Critérios de detecção		(B) Critérios histológicos		(C) Critérios de atividade	
Código	Critérios	Código	Critérios	Código	Critérios
0	Nenhuma ou leve alteração na translucidez do esmalte após secagem prolongada com ar (> 5s)	0	Ausência de desmineralização do esmalte ou estreita zona superficial de opacidade (fenômeno da borda)	0	Nenhuma ou leve alteração na translucidez do esmalte após secagem prolongada com ar (>5s)
1	Opacidade ou alteração de cor dificilmente visível na superfície molhada, mas claramente visível após secagem com ar	1	Desmineralização do esmalte limitada à metade externa do mesmo	1	Opacidade (branca) dificilmente visível na superfície molhada, mas claramente visível após secagem com ar
				1a	Opacidade (marrom) dificilmente visível na superfície molhada, mas claramente visível após secagem com ar
2	Opacidade ou alteração de cor claramente visível sem secagem com ar	2	Desmineralização envolvendo desde 50% do esmalte até um terço da dentina	2	Opacidade (branca) claramente visível na superfície sem secagem com ar
				2a	Opacidade (marrom) claramente visível na superfície sem secagem com ar
3	Rompimento localizado do esmalte em zona opaca ou com alteração de cor e/ou local com coloração cinzenta pela dentina subjacente	3	Desmineralização envolvendo o terço médio da dentina	3	Rompimento localizado do esmalte em zona opaca ou com alteração de cor e/ou local com coloração cinzenta pela dentina subjacente
4	Cavitação em esmalte opaco ou com alteração de cor expondo a dentina	4	Desmineralização envolvendo o terço interno da dentina	4	Cavitação em esmalte opaco ou com alteração de cor expondo a dentina

ficativa com a validação histológica (coeficiente de contingência C = 0,88, $p < 0,001$[22]). Análises subsequentes revelaram que em nove dos 35 casos (26%) foi realizado o diagnóstico clínico incorreto quanto comparado à avaliação histológica.

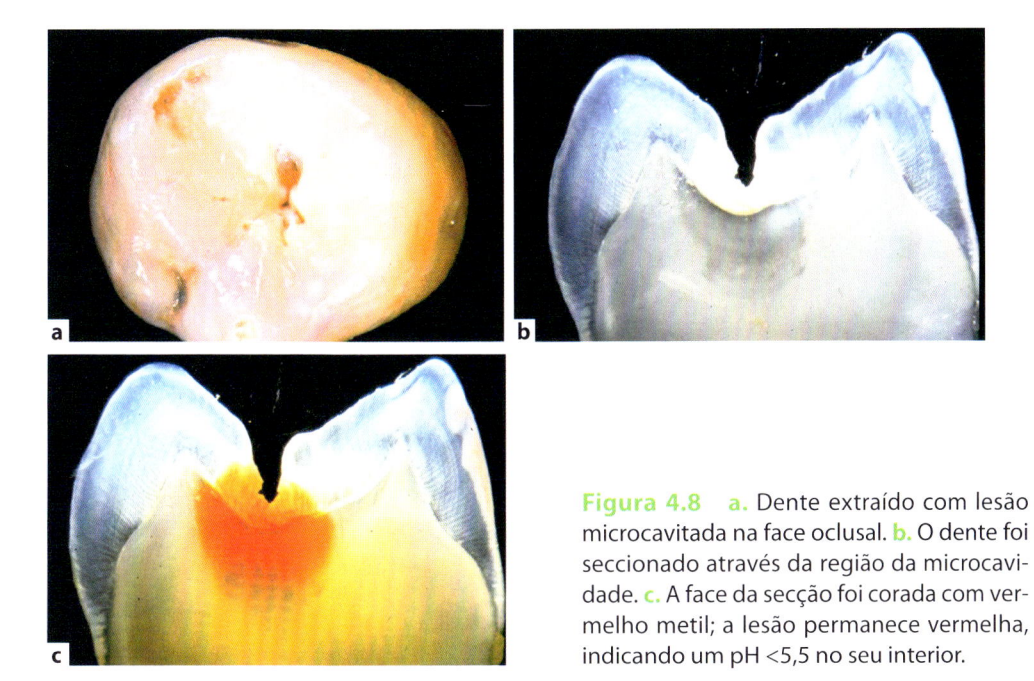

CÁRIE DENTÁRIA 85

Figura 4.8 **a.** Dente extraído com lesão microcavitada na face oclusal. **b.** O dente foi seccionado através da região da microcavidade. **c.** A face da secção foi corada com vermelho metil; a lesão permanece vermelha, indicando um pH <5,5 no seu interior.

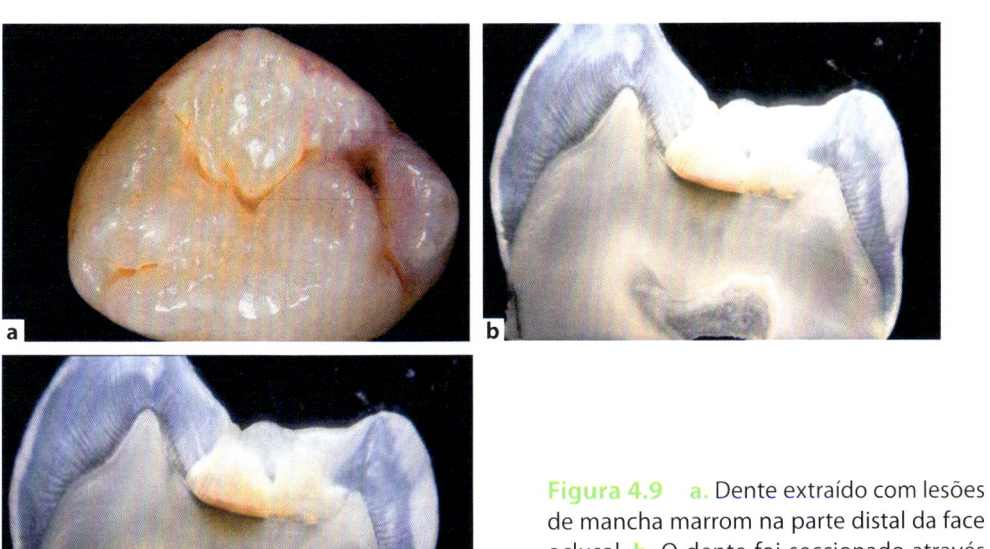

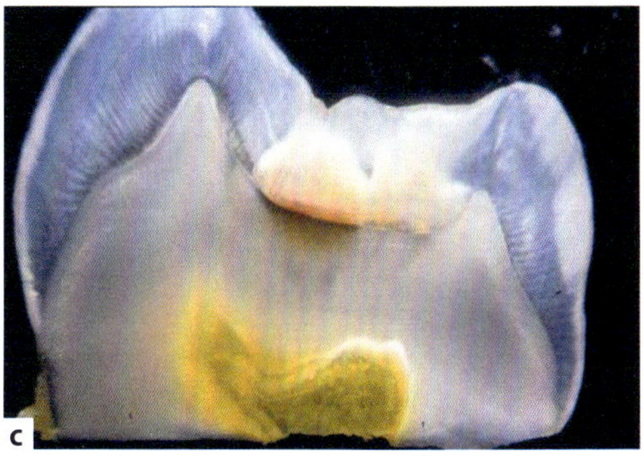

Figura 4.9 **a.** Dente extraído com lesões de mancha marrom na parte distal da face oclusal. **b.** O dente foi seccionado através da região da mancha marrom. **c.** A face da secção foi corada com vermelho metil; a lesão torna-se amarela, indicando um pH >5,5 no seu interior.

Tabela 4.4 Escores e categorias utilizados por Nyvad e colaboradores[43] para avaliar lesões de cárie coronária

Escore	Categoria
0	Hígido
1	Cárie ativa (superfície intacta)
2	Cárie ativa (rompimento de continuidade superficial)
3	Cárie ativa (cavidade)
4	Cárie inativa (superfície intacta)
5	Cárie inativa (rompimento de continuidade superficial)
6	Cárie inativa (cavidade)
7	Restauração (hígido)
8	Restauração + cárie ativa
9	Restauração + cárie inativa

Tabela 4.5 Risco relativo de transição para/em lesão de cárie apresentado por uma superfície exposta ao flúor e por outra não exposta desde o tempo 0 até o acompanhamento 3 anos depois[45]

Achados no tempo 0	Risco relativo	Transição após 3 anos
Hígido	0,99	Lesões inativas
Hígido	0,72	Lesões ativas
Hígido	0,77	Lesões cavitadas
Inativa não cavitada	0,35	Lesões ativas
Inativa não cavitada	0,72	Lesões cavitadas
Ativa não cavitada	1,60	Superfícies hígidas
Ativa não cavitada	1,28	Lesões inativas
Ativa não cavitada	0,60	Lesão cavitada
Não irrompido	1,08	Hígido
Não irrompido	0,47	Lesão ativa
Não irrompido	0,51	Cavitação

O valor 1 indica risco igual de transição nos dois grupos. Valor menor do que 1 significa que o risco é mais alto no grupo controle do que no grupo teste e vice-versa.

Estudos clínicos considerando confiabilidade (reprodutibilidade) e precisão

Como está indicado na Tabela 4.4, o sistema de Nyvad constitui um sistema combinado tátil-visual de diagnóstico da atividade cariosa envolvendo 10 categorias/escores. Os critérios foram baseados nas alterações anatomopatológicas que ocorrem durante o processo de carioso descrito, entre outros, por Thylstrup e colaboradores (ver anteriormente). A reprodutibilidade do sistema de classificação foi testada primeiramente em um ambiente clínico subótimo em Kaunas, Lituânia.[43] Os valores κ intraexaminador variaram entre 0,74 e 0,85 e os interexaminadores entre 0,78 e 0,80. O principal problema, de acordo com os autores, foi a consistência ao diferenciar sítios hígidos de lesões não cavitadas (ativas ou inativas).

Subsequentemente, a determinação da precisão dos critérios de Nyvad na avaliação da atividade das lesões cariosas foi relatada[45] após um estudo longitudinal de três anos. Esse estudo envolveu escovação diária supervisionada com dentifrício fluoretado realizada por crianças do grupo teste (n = 193 crianças) e um grupo controle no qual as crianças realizavam escovação sem supervisão (n = 80 crianças). O estudo avaliou o risco relativo de transições (progressão ou regressão) de lesões do grupo teste em comparação com o grupo controle. Os autores observaram, por exemplo, que as superfícies hígidas e não irrompidas no grupo teste apresentaram menor risco relativo de progredirem para lesões ativas não cavitadas ou cavitadas em comparação com as superfícies de escores iniciais semelhantes das crianças do grupo controle (Tabela 4.5). Além disso, as lesões classificadas inicialmente como ativas não cavitadas no grupo teste apresentaram maior chance de tornarem-se hígidas ou inativas do que as correspondentes no grupo controle (Tabela 4.5). Assim, os autores afirmaram que os critérios de atividade (Tabela 4.4) foram capazes de retratar a hipótese do efeito do fluoreto (inibição da progressão das lesões/ maior regressão das lesões) e, dessa forma, estabeleceram a validade de constructo (ver definição mais adiante). É importante mencionar que certo número de lesões não seguiu a hipótese do efeito do íon flúor; assim, no grupo controle, por exemplo, 22% das lesões inicialmente classificadas como ativas não cavitadas foram registradas como lesões inativas não cavitadas após três anos, e 22% haviam regredido para superfície hígida. Dessa forma, cerca de uma em cada duas lesões ativas não cavitadas no grupo controle não seguiu a direção prevista. Clinicamente isso não constitui, necessariamente, um problema, já que muitas lesões ativas iniciais sofrem inativação naturalmente,[55,56] mas do ponto de vista de validação é um fato problemático.

Os critérios de Nyvad utilizaram alterações anatomopatológicas específicas para diferenciar lesões ativas e inativas. A falta de brilho e a presença de rugosidade superficial foram designados como indicadores de lesão ativa, enquanto as lesões inativas eram brilhantes e lisas. Como mencionado anteriormente, foi obtido um nível aceitável de reprodutibilidade pelo sistema de Nyvad, o que pode estar relacionado ao treinamento intenso (de várias semanas) antes do início do estudo.

Ekstrand e colaboradores[46] investigaram se os cirurgiões-dentistas clínicos eram capazes de determinar de forma confiável as sutis diferenças visuais e táteis como perda do brilho e rugosidade superficial em relação a brilho e lisura superficial em lesões ativas e inativas em esmalte com base em um único exame. Dez crianças com pelo menos quatro lesões ativas não cavitadas (40 lesões) foram incluídas no estudo. Foram realizadas moldagens completas da arcada superior e inferior, utilizando o material

Tabela 4.6 Escores e critérios utilizados por Ekstrand e colaboradores[46] para avaliar lesões de cárie coronária em dentes decíduos e permanentes

Dentes		Classificação visual								Sondagem		
		Nada	Opaca branca	Opaca branca escurecida	Opaca escurecida	Branca lustrosa	Branca lustrosa escurecida	Escurecida lustrosa	Σ	Rugosa	Lisa	Σ
Ex. 1	A	5	6	1	3	14	1	0	30	3	27	30
	B	1	3	1	1	3	0	1	10	2	8	10
Ex. 2	A	7	12	4	1	5	0	1	30	14	16	30
	B	0	3	3	0	3	0	1	10	4	6	10
Ex. 3	A	5	7	2	3	11	2	3	30	9	21	30
	B	0	2	4	1	3	0	0	10	2	8	10

Ex. = Examinador; A = dentes submetidos à limpeza profissional, 30 lesões a serem classificadas visualmente e as mesmas 30 lesões a serem classificadas por sondagem; B = dentes controle, 10 lesões a serem classificadas visualmente e as mesmas 10 lesões a serem classificadas por sondagem.

de moldagem para diagnóstico sugerido por Schmid e colaboradores[57] (Clinpro, 3M-ESPE). Essa manobra foi realizada para confirmar a atividade metabólica detectando ácido lático do biofilme bacteriano dental existente sobre as lesões selecionadas. Uma área azul escura sobre a superfície do molde indica produção de ácido lático e o biofilme metabolicamente ativo cobrindo a lesão correspondente (lesão potencialmente ativa) no dente. Nos locais onde não se observou alteração de cor, a lesão foi caracterizada como inativa. Em 37 casos das 40 lesões (ativas) selecionadas, houve uma alteração correspondente na cor do material de moldagem (concordância de 93%). Três das quatro lesões em cada indivíduo foram, então, selecionadas aleatoriamente para serem profissionalmente limpas cinco dias por semana durante três a quatro semanas consecutivas. A quarta lesão não foi submetida a limpeza profissional. Assim, esperava-se que um total de 30 lesões, ou três por indivíduo, se tornassem inativas durante o período de estudo, enquanto 10 lesões (1 por indivíduo) deveriam permanecer ativas.

A Tabela 4.6 mostra os escores visuais e táteis utilizados no estudo e a distribuição das avaliações relacionadas ao escore das lesões submetidas à limpeza profissional (A) e as lesões controle (B). Três cirurgiões-dentistas muito experientes participaram do estudo, recebendo uma instrução de 10 minutos sobre o sistema de classificação. Os resultados foram fracos quanto à precisão (determinar quais lesões eram ativas e inativas). Das 30 lesões que receberam limpeza profissional e provavelmente estariam inativas (especificidade), somente 50% e 73% foram julgadas corretamente como inativas pelos cirurgiões-dentistas. Dos 10 dentes controle com lesões ativas (sensibilidade) somente 20-50% foram julgadas corretamente por eles como sendo ativas. A reprodutibilidade intraexaminador para (a) visual, (b) tátil e (c) atividade da lesão foi leve a moderada: (a) $\kappa = 0{,}35\text{-}0{,}52$, concordância perfeita de 50-70%; (b) $\kappa = 0{,}24\text{-}0{,}66$, concordância perfeita de 75-80%; (c) $\kappa = 0{,}31\text{-}0{,}54$, concordância perfeita de

Cárie Dentária

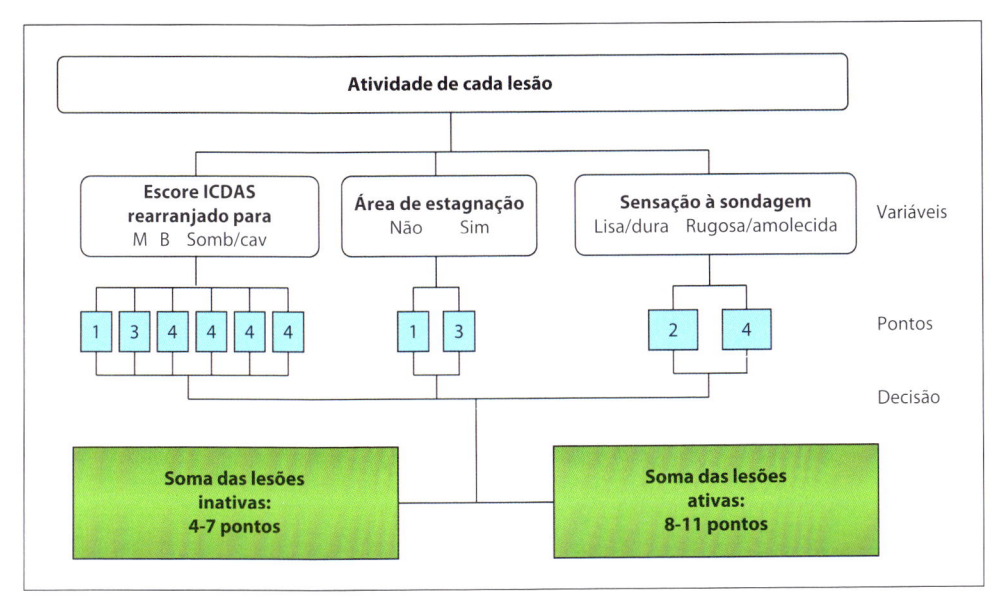

Figura 4.10 Processo de decisão quanto à inatividade ou atividade de uma lesão (p. ex., as que aparecem na Fig. 4.7). No primeiro nível, as três variáveis são classificadas: os códigos do ICDAS são rearranjados em lesões marrons (M), brancas (B) e com sombreamento/cavitadas (somb./cav), a localização em relação a áreas de estagnação de placa e a característica das lesões como lisa/endurecida ou rugosa/amolecida. O segundo nível atribui pontos ou escores. O terceiro nível demonstra a decisão. Se a pontuação ficar entre 4 e 7 pontos, é provável que a lesão seja inativa; se a pontuação for maior do que 7, provavelmente a lesão é ativa.

50-70%. Em geral, a reprodutibilidade interexaminadores foi fraca: (a) κ = 0,06-0,25, concordância perfeita de 32-43%; (b) κ = –0,08-0,26, concordância perfeita de 45-73%; (c) κ = 0,06-0,16, concordância perfeita de 43-45%. Uma possível limitação desse estudo pode ser o fato de o período de higiene forçada de 30 dias ter sido insuficiente para alterar a apresentação clínica das lesões, o tempo de treinamento ter sido muito curto e o estudo ter sido conduzido em uma escola, não em ambiente clínico.

Com base na experiência obtida com o estudo anterior, Ekstrand e colaboradores[6] sugeriram o uso de outros três parâmetros clínicos, mas usados em combinação, para avaliar a atividade de lesões de cárie primária de coroa. O primeiro parâmetro foi constituído pelos sinais visuais da cárie, e para isso as lesões foram primeiramente classificadas utilizando-se o sistema ICDAS II e, a seguir, redistribuídas em três grupos: a lesão podia ser marrom, branca ou microcavitada/sombreada/com franca cavitação. O segundo parâmetro foi a localização da lesão em relação a zonas de estagnação de placa, isto é, se a lesão estava ou não localizada em uma região de estagnação de placa bacteriana. Finalmente, o terceiro parâmetro foi o aspecto da lesão à sondagem: irregular/amolecida ou lisa/endurecida.

A confiabilidade (Tabela 4.2) e a precisão do sistema de classificação foram avaliadas em um estudo conduzido em Bogotá, Colômbia, envolvendo 36 crianças de idade entre cinco e 11 anos, apresentando 123 lesões. Foi avaliada (validada) a precisão das variáveis e suas subdivisões através de respostas das moldagens realizadas com Clinpro

Tabela 4.7 Escores e critérios utilizados por Ekstrand e colaboradores[47] para avaliar lesões de cárie radicular em dentes permanentes

Critérios	Pontos
Textura da lesão quando sondada levemente	
Dura	0
Com aspecto de couro	1
Amolecida	3
Contorno da superfície	
Ausência de cavitação ou área ao redor da cavidade lisa à sondagem	1
Cavidade com bordas irregulares	2
Distância entre a lesão e a margem gengival	
≥ 1 mm	1
< 1 mm	2
Cor da lesão	
Marrom-escura/preta	1
Marrom-clara/amarelada	2

Um total de escores de 3-5 significa lesão inativa; um total de escores de 6-9 significa lesão ativa.

uma semana depois da avaliação clínica. Inicialmente, o estudo mapeou o peso relativo que cada uma das subdivisões das três variáveis teve na avaliação da atividade. Assim, observou-se que em 15% dos casos nos quais as lesões foram classificadas como marrons, houve resposta positiva (ácido lático) no material de moldagem; por outro lado, em 85% das lesões de mancha marrom não houve resposta. O peso preditivo de uma lesão de mancha marrom foi considerado como 1 ponto (Fig. 4.10). Nos casos em que a lesão era branca ou cavitada, a resposta positiva do material de moldagem foi de 45% e 75%, respectivamente – o peso preditivo dessas categorias foi considerado como 3 e 4 pontos. Quanto ao valor preditivo dos outros dois parâmetros, tais sejam a estagnação do biofilme dental e a percepção tátil, o cálculo do número de classes relacionadas à resposta positiva no material de moldagem resultou em uma pontuação de 1 para área sem estagnação de biofilme e 3 para área de estagnação de biofilme, e 2 para aspecto liso/endurecido e 4 para aspecto rugoso/amolecido, respectivamente (Fig. 4.10). O estudo concluiu que a soma cumulativa de mais de 7 pontos apresentou a maior precisão, expressa por meio de sensibilidade (84%) e especificidade (79%), utilizando a resposta do Clinpro para validação (Fig. 4.10). A confiabilidade de cada um dos três parâmetros foi substancial a excelente. É importante ressaltar que o objetivo do sistema de escore era fazer com que o examinador classificasse a lesão, mas sem afirmar se ela era ativa ou inativa; essa classificação era determinada pela soma dos escores dos três componentes.

Avaliação da atividade das lesões de cárie radicular

Fejerskov e colaboradores[39] estão entre os primeiros a sugerir a inclusão da avaliação da atividade de lesões de cárie radicular em levantamentos epidemiológicos. Antes disso, Nyvad e Fejerskov[58] descreveram o fato das lesões de cárie radicular ativas serem encontradas junto da margem gengival, enquanto as inativas localizavam-se a alguma distância da mesma. Os autores também descreveram as alterações clínicas que ocorriam em lesões de cárie radicular presumivelmente ativas após escovação meticulosa com dentifrício fluoretado durante um período de dois a seis meses. Eles observaram que as lesões ativas, que inicialmente eram amolecidas, com aspecto gorduroso e amareladas, tornaram-se endurecidas e/ou com aspecto de couro e adquiriram coloração mais escura. Os achados de Lynch e Beighton[59] concordaram em princípio com essas observações, baseando-se em evidências laboratoriais utilizando indicadores biológicos da atividade da lesão, o que demonstrou que as lesões "amolecidas" ou "tipo couro" em superfícies radiculares são mais amplamente infectadas por bactérias do que em superfícies "duras". Existe um consenso geral de que a cor da lesão de cárie radicular constitui fator preditivo pobre no que se refere à avaliação da atividade.[59]

Com base nos achados acima, Ekstrand e colaboradores[47] sugeriram quatro variáveis (Tabela 4.7) para serem usadas em combinação na avaliação da atividade das lesões radiculares. Os pontos (1-3) atribuídos às subdivisões de cada variável eram somados gerando um escore total, e um total de 3-5 pontos caracterizava a lesão como inativa, enquanto um total de 6-9 pontos indicava uma lesão ativa. A precisão desse sistema de classificação foi avaliada por meio do material de moldagem Clinpro (ver anteriormente). Os valores de sensibilidade e especificidade foram de 86% e 81%, respectivamente. A intrarreprodutibilidade expressa como concordância perfeita em porcentagem para cada parâmetro foi: textura 82%, contorno 92%, localização 98% e cor 79%. Como no sistema utilizado para lesões coronárias,[6] este é projetado de forma que o examinador atribua valores para os parâmetros, sem avaliar diretamente se a lesão é ativa ou inativa; essa designação é determinada pela somatória.

Discussão e conclusão

Özer e Thylstrup[60] propuseram que cáries adjacentes a restaurações são, de fato, cáries primárias próximas a restaurações, devendo, teoricamente, apresentar as mesmas características das cáries primárias no tocante à avaliação da atividade da lesão. Entretanto, até o momento, não há relatos de estudos clínicos e há apenas informações esparsas de estudos *in vitro* que sustentem essa argumentação. Assim, decidimos abordar apenas a avaliação da atividade de lesões primárias coronárias e radiculares tendo o conhecimento de que não há um alto nível de evidência mesmo para elas. O principal problema, que se impõe durante o desenvolvimento de um estudo, é encontrar um padrão ouro que possa, de forma confiável, diferenciar lesões ativas e inativas. Com base em Wulff,[61] Wenzel e Hintze[62] afirmaram que qualquer padrão ouro de vulto deve preencher 3 critérios: (1) deve ser estabelecido por um método preciso, isto é, reprodutível (p. ex., alterações de cor), (2) deve refletir os critérios que definem a doença (p. ex., ácido lático, alterações anatomopatológicas) e (3) deve ser estabelecido independentemente do método diagnóstico sob avaliação (se o exame tátil-visual está em avaliação, então deve-se usar radiografias, material de moldagem, etc. para fazer a comparação).

Independentemente do fato de haver poucos estudos que analisem a precisão da avaliação da atividade das lesões de cárie, uma grande quantidade de autores desenvolveu sistemas de pontuação da cárie para uma diversidade de objetivos, sejam epidemiológicos, clínicos e intervencionais. A maioria desses estudos desenvolveu sistemas de registro da cárie baseados nas alterações anatomopatológicas visualmente discerníveis que ocorrem a medida que a cárie caminha desde o estágio inicial até seus estágios mais profundos. Assim, este capítulo descreve, inicialmente, as alterações anatomopatológicas mais relevantes no esmalte e na dentina devidas à cárie. Na verdade, existe um consenso geral quanto a essas alterações relevantes e clinicamente visíveis. O problema começa quando se trata de testar a reprodutibilidade da identificação de certas características, já que algumas delas, por exemplo, a aparência opaca/a falta de brilho e lustrosa, são alterações muito sutis e envolvem certo grau de subjetividade.

Validade do conceito

Nos últimos 10 anos, primeiramente Ekstrand e colaboradores,[22] Nyvad e colaboradores[45] e a seguir novamente Ekstrand e colaboradores[6,46,47] tentaram superar o problema da falta de um padrão ouro na avaliação da precisão dos métodos diagnósticos utilizando a validade de constructo. De acordo com Last,[63] validade de constructo trata-se de "até que ponto as medidas correspondem aos conceitos teóricos (constructo) referentes ao fenômeno estudado". Por exemplo, em termos teóricos, o fenômeno do amolecimento gradual do esmalte e da dentina devido à desmineralização em uma lesão ativa é passível de teste quanto a sua validade de constructo, já que pode ser avaliado durante um exame (Fig. 4.4b), bem como longitudinalmente entre dois ou mais exames de sondagem. Ekstrand e seu grupo utilizaram duas abordagens diferentes para avaliar a atividade das lesões de cárie: (1) vermelho metil indicando pH mais baixo do que 5,5 na lesão[22] e (2) alteração de cor no material de moldagem como evidência da produção de ácido lático na placa que cobre a lesão[6,46,47] como forma de validade de constructo. Nyvad e colaboradores[45] utilizaram os efeitos terapêuticos do flúor já bem conhecidos como validade de constructo. Todos os três métodos possuem desvantagens, e seu funcionamento só pode ser considerado como uma *representação* quanto a uma lesão estar ativa ou inativa.

O vermelho metil é um indicador de pH que muda de cor de amarelo para vermelho quando o pH cai abaixo de 5,5.[52] Um pH abaixo de 5,5 é considerado crítico para a dissolução da hidroxiapatita.[54] Além disso, a mensuração do pH em lesões dentinárias demonstrou que, em lesões ativas, o pH variava de 4,0 a 5,4, com média de 4,9, diferentemente da média de 5,7 (5,5-6,9) do pH de lesões inativas.[64] Assim, as lesões ativas devem ficar vermelhas após o tratamento com vermelho metil (Fig. 4.8) e as lesões inativas devem ficar amareladas (Fig. 4.9). Assim sendo, o uso do vermelho metil para validade de constructo parece promissor – na verdade ele está próximo de enquadrar-se nos três critérios para ser considerado um padrão ouro consistente. No entanto, ele não pode ser utilizado clinicamente, sendo possível apenas extrapolar para estudos clínicos a partir de pesquisas laboratoriais.

Quanto ao flúor, já está bem estabelecido e é amplamente aceito que ele reduz a velocidade de progressão das lesões de cárie.[65] Essa visão inclui a lógica de que o flúor pode reduzir a velocidade e a progressão de lesões muito pequenas, pré-clínicas, "invisíveis" a um ponto em que levará muito mais tempo para que elas se tornem clinica-

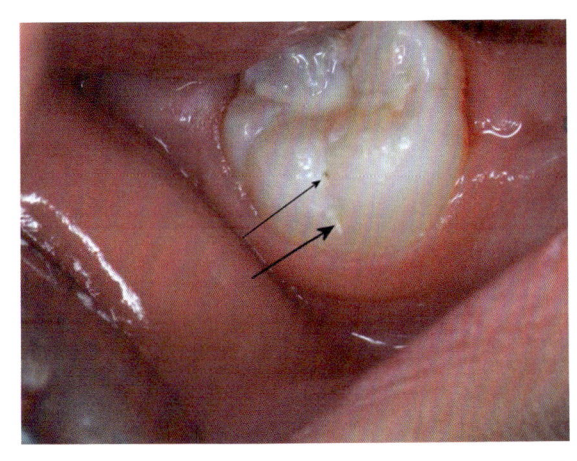

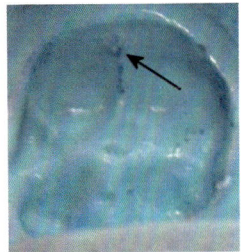

Figura 4.11 Fotografia de uma lesão de cárie vestibular que, após limpeza, recebeu 11 pontos (visivelmente microcavitada = 3 pontos; área de estagnação de placa = 3 pontos; rugosidade à sondagem = 4 pontos). Depois de uma semana, o paciente foi orientado a retornar à clínica; ele escovou os dentes e foi realizada uma moldagem com o material Clinpro. Há um sinal (seta) que corresponde exatamente à localização da lesão vestibular.

mente visíveis, bem como a velocidade de progressão de lesões visíveis não cavitadas a um ponto em que levará muito mais tempo antes que elas se tornem cavitadas, caso o desafio cariogênico perdure. Outros autores sugerem que o flúor pode, realmente, inibir a progressão da ocorrência de lesões cariosas,[45] ou até interrompê-las. Se a primeira teoria estiver correta, não é válida a utilização do efeito do flúor como forma de validade de constructo, já que uma lesão não pode ser *inativada* pelo flúor; ele apenas *reduz* a velocidade de progressão da cárie. Se a segunda teoria estiver correta, é possível utilizar o efeito do flúor como forma de validade do constructo. Na opinião deste autor, pode-se afirmar que o sistema de classificação de Nyvad apresenta valor preditivo e, sendo assim, é interessante para o propósito deste capítulo. Entretanto, a validade do conteúdo é apenas moderada (Tabela 4.2), principalmente pelo fato de o sistema não utilizar limpeza e secagem das lesões.

Nos estudos clínicos realizados por Ekstrand e colaboradores,[6,46,47] o material de moldagem Clinpro Caries Diagnosis Full Arch Lactic Acid Locator foi utilizado como forma de validade do conceito, já que foi provado que ele mede a produção de ácido lático na placa.[57] É importante ressaltar que o ácido lático é o principal ácido responsável pelo processo de desmineralização[66] – de fato, seria difícil o desenvolvimento de lesões cariosas *in vivo* sem a presença do ácido lático. Todavia, somente a sua presença não significa que a dissolução sempre irá ocorrer. O material de moldagem consiste em um pó misturado com um ativador que induz seu processo de presa. Ele também contém uma solução açucarada que os microrganismos metabolizam durante os 3 minutos nos quais o material permanece na boca. A fermentação do açúcar e a produção de ácido lático pelos microrganismos bucais é quase imediata,[66] e o resultado é o aumento da produção desse ácido.[66] O ácido lático inicia uma reação

Tabela 4.8 Dados da moldagem com Clinpro quanto a sinal/sem sinal e se o pH medido foi ≤ 5,5 ou >5,5[47]

	pH ≤5,5	pH >5,5	Total
Sem sinal	1	12	13
Sinal	26	6	32
	27	18	45
Sensibilidade 26/27 = 0,96		Especificidade 12/18 = 0,67	

com o indicador no interior do material de moldagem fazendo com que ele fique azul nos locais onde a concentração de ácido é maior do que 4 mM (Fig. 4.11).

No estudo realizado por Ekstrand e colaboradores,[6] o material Clinpro foi validado em termos de precisão na identificação de lesões submetidas à mensuração do pH e este era ≤5,5, discriminando-as de outras lesões cujo pH era >5,5. A Tabela 4.7 apresenta o resultado desse estudo que incluiu nove pessoas, cada uma apresentando três espécimes de dentina inseridos em suas próteses parciais por um período de seis semanas. Cada um dos espécimes recebeu diferentes modalidades de tratamento durante o período de seis semanas. Duas vezes ao dia, durante esse período, o pH foi medido na superfície dos espécimes de dentina, e foram realizadas moldagens com o material Clinpro. A partir da Tabela 4.8, parece que a precisão do material foi substancial em termos de sensibilidade e especificidade (combinadas 1,63) cuja magnitude é encarada como aceitável para um teste diagnóstico.[67] Uma prova científica mais forte do material Clinpro para avaliar a atividade das lesões seria conseguida caso fossem realizadas múltiplas moldagens durante um período de tempo, antes de um exame clínico, e a cada semana durante um mês após o exame. Atualmente, o material de moldagem Clinpro é o método de validação que mais se aproxima dos três critérios exigidos de um padrão ouro forte: (a) a mudança de cor do material de moldagem evidencia a presença de ácido lático facilmente visualizada (Fig. 4.11), tornando possível a alta reprodutibilidade; (b) ele mede o ácido lático, que constitui o mais importante ácido da placa cariogênica, e (c) o sinal no material de moldagem independe dos métodos visual e tátil descritos neste capítulo. No entanto, ainda são necessários estudos longitudinais para determinar se o Clinpro é capaz de prever se as lesões designadas como ativas irão progredir para cavitação e lesões designadas como inativas irão permanecer inativas ou tornar-se indetectáveis.

A partir do que foi dito anteriormente, pode-se afirmar que a avaliação da atividade de cárie baseada em apenas um exame se trata de probabilidade ou risco. Nenhuma categoria ou parâmetro clínico isolado parece suficiente para avaliar a atividade ou inatividade de uma lesão. Mesmo em casos aparentemente óbvios (Fig. 4.1), pelo menos três categorias indicarão que lesões em incisivos e caninos são ativas, consideradas no presente capítulo como "as lesões que irão progredir caso os fatores relevantes promotores de doença não sejam alterados": (1) a maior parte das lesões é cavitada com bordas irregulares, (2) a dentina é amolecida e (3) as lesões estão próximas da margem gengival (área de estagnação de biofilme dental), que, por sua vez, também está inflamada.

Com base na literatura, pode-se chegar às seguintes conclusões sobre avaliação da atividade de lesões, relacionadas a um único exame (isto é, em um ponto do tempo):

(1) não existe, atualmente, um padrão ouro confiável e preciso para a avaliação da atividade de cárie com base em um único exame;
(2) os estudos realizados até o momento para investigar diferentes sistemas de avaliação da atividade de cárie estão, assim, muito inferiores na hierarquia das evidências (R_w);
(3) caso a validade do conceito seja aceita como "padrão ouro", essa revisão indica ser possível avaliar a atividade de lesões de cárie primária coronária e radicular de forma confiável e precisa em apenas um exame utilizando a combinação das informações obtidas a partir de um rol de indicadores, tais como a aparência visual da lesão, a sua localização, a sensação tátil à sondagem e a saúde gengival.

Pesquisas futuras e implementação com o tópico de atividade da lesão cariosa

As prioridades para *pesquisas futuras* são:

- estudos projetados para fornecer uma melhor compreensão da história natural das lesões de cárie, particularmente das lesões primárias "iniciais", bem como das lesões associadas a restaurações;
- desenvolvimento de ferramentas objetivas para caracterizar a atividade das lesões de cárie (iniciais) em tempo real e para monitoração ao longo do tempo;
- exploração do papel da porosidade superficial no processo de cárie e seu uso potencial na avaliação da atividade;
- desenvolvimento de um padrão ouro amplamente aceito para a atividade das lesões de cárie.

As prioridades para a *implementação* de pesquisas existentes geralmente estão relacionadas a superar as barreiras em algumas localizações geográficas associadas a:

- falta de familiaridade com boa parte das pesquisas básicas e clínicas em cariologia realizadas nas últimas décadas;
- falta de familiaridade com o potencial para as lesões não progredirem, mas também ficarem inativas e mesmo regredirem;
- falta de familiaridade com o equilíbrio dinâmico entre a desmineralização e a remineralização;
- sistemas financeiros para cirurgiões-dentistas clínicos que ainda incentivam a intervenção operatória em detrimento do cuidado mais preventivo.

Esses desafios para a implementação frequentemente (mas não sempre) se alastram pelos domínios da prática clínica, da saúde pública odontológica e do ensino da odontologia.

Referências

1 Ekstrand KR, Ricketts DN, Kidd EA: Occlusal caries: pathology, diagnosis and logical management. Dent Update 2001;28:380–387.
2 Nyvad B: Diagnosis versus detection of caries. Caries Res 2004;38:192–198.
3 Zandoná AF, Zero DT: Diagnostic tools for early caries detection. J Am Dent Assoc 2006;137:1675–1684.
4 Pitts N: 'ICDAS' – an international system for caries detection and assessment being developed to facilitate caries epidemiology, research and appropriate clinical management. Community Dent Health 2004;21:193–198.
5 Ismail AI, Sohn W, Tellez M, Amaya A, Sen A, Hasson H, et al: The International Caries Detection and Assessment System (ICDAS): an integrated system for measuring dental caries. Community Dent Oral Epidemiol 2007;35:170–178.
6 Ekstrand KR, Martignon S, Ricketts DJ, Qvist V: Detection and activity assessment of primary coronal caries lesions: a methodologic study. Oper Dent 2007;32:225–235.
7 SBU: Karies – diagnostic, riskbedömning og icke-invasiv behandling. Stockholm, Swedish Council on Technology Assessment in Health Care, 2007.
8 Hume WR: Need for change in dental caries diagnosis; in Stookey GK (ed) Early Detection of Dental Caries: Proceedings of the 1st Annual Indiana Conference. Indianapolis, Indiana University School of Dentistry, 1996, pp 1–10.
9 Holmen L, Thylstrup A, Ögaard B, Kragh F: Scanning electron microscopic study of progressive stages of enamel caries in vivo. Caries Res 1985;19:355–367.
10 Holmen L, Thylstrup A, Ögaard B, Kragh F: A polarized light microscopic study of progressive stages of enamel caries in vivo. Caries Res 1985;19:348–354.
11 Holmen L, Thylstrup A, Artun J: Clinical and histological features observed during arrestment of active enamel carious lesions in vivo. Caries Res 1987;21:546–554.
12 Holmen L, Thylstrup A, Artun J: Surface changes during the arrest of active enamel carious lesions in vivo: a scanning electron microscope study. Acta Odontol Scand 1987;45:383–390.
13 Holmen L, Mejare I, Malmgren B, Thylstrup A: The effect of regular professional plaque removal on dental caries in vivo: a polarized light and scanning electron microscope study. Caries Res 1988;22:250–256.
14 Thylstrup A, Bruun C, Holmen L: In vivo caries models – mechanisms for caries initiation and arrestment. Adv Dent Res 1994;8:144–157.
15 Arends J, Christoffersen J: The nature of early caries lesions in enamel. J Dent Res 1986;65:2–11.
16 Ten Bosch JJ: Light scattering and related methods in caries diagnosis; in Stookey GK (ed): Early Detection of Dental Caries: Proceedings of the 1st Annual Indiana Conference. Indianapolis, Indiana University School of Dentistry, 1996, pp 81–90.
17 Nyvad B, Fejerskov O: Assessing the stage of caries lesion activity on the basis of clinical and microbiological examination. Community Dent Oral Epidemiol 1997;25:69–75.
18 Thylstrup A, Fejerskov O: Clinical and pathological features of dental caries; in Thylstrup A, Fejerskov O (eds): Textbook of Clinical Cariology. Copenhagen, Munksgaard, 1994, pp 111–157.
19 Bjørndal L, Thylstrup A: A structural analysis of approximal enamel caries lesions and subjacent dentin reactions. Eur J Oral Sci 1995;103:25–31.
20 Bjørndal L, Darvann T, Thylstrup A: A quantitative light microscopic study of the odontoblast and subodontoblastic reactions to active and arrested enamel caries without cavitation. Caries Res 1998;32:59–69.
21 Fejerskov O, Nyvad B: Dental caries in the aging individual; in Holm-Pedersen P, Löe H (eds): Textbook of Geriatric Dentistry. Munksgaard, Copenhagen, 1996, pp 338–372.
22 Ekstrand KR, Ricketts DNJ, Kidd EAM, Qvist V, Schou S: Detection, diagnosing, monitoring and logical treatment of occlusal caries in relation to lesion activity and severity: an in vivo examination with histological validation. Caries Res 1998;32:247–254.
23 Ekstrand KR, Bruun G, Bruun M: Plaque and gingival status as indicators for caries progression on approximal surfaces. Caries Res 1998;32:41–45.
24 Carvalho JC, Ekstrand KR, Thylstrup A: Dental plaque and caries on occlusal surfaces of first permanent molars in relation to stage of eruption. J Dent Res 1989;68:773–779.
25 Ekstrand KR, Kuzmina IN, Kuzmina E, Christiansen ME: Two and a half-year outcome of caries-preventive programs offered to groups of children in the Solntsevsky district of Moscow. Caries Res 2000;34:8–19.
26 Møller IJ: Clinical criteria for the diagnosis of the incipient carious lesion. Adv Fluor Res 1966;4:67–72.

27 Møller IJ, Poulsen S: A standardized system for diagnosing, recording and analyzing dental caries data. Scand J Dent Res 1973;81:1–11.

28 Thylstrup A, Birkeland JM: Prognosis of caries; in Thylstrup A, Fejerskov O (eds): Textbook of Cariology. Copenhagen, Munksgaard, 1986, pp 358–367.

29 Ekstrand KR, Björndal L: Structural analyses of plaque and caries in relation to the morphology of the groove-fossa system on erupting mandibular third molars. Caries Res 1997;31:336–348.

30 Carvalho JC, Ekstrand KR, Thylstrup A: Results after 1 year of non-operative occlusal caries treatment of erupting permanent first molars. Community Dent Oral Epidemiol 1991;19:23–28.

31 Fejerskov O, Thylstrup A: Different concepts of dental caries and their implications; in Thylstrup A, Fejerskov O (eds): Textbook of Clinical Cariology. Copenhagen, Munksgaard, 1994, pp 209–217.

32 Bardow A, Hofer E, Nyvad B, ten Cate JM, Kirkeby S, Moe D, Nauntofte B: Effect of saliva composition on experimental root caries. Caries Res 2005;39:71–77.

33 Carlos JP, Gittelsohn AM: Longitudinal studies of the natural history of caries II. Arch Oral Biol 1965; 10:739–751.

34 Kotsanos N, Darling AI. Influence of posteruptive age of enamel on its susceptibility to artificial caries. Caries Res 1991;25:241–250.

35 Koulourides T: Implications of remineralization in the treatment of dental caries. Higashi Nippon Dental Journal 1986;5:1–20.

36 Ismail AI: Visual and visuo-tactile detection of dental caries. J Dent Res 2004;83(spec No C):C56–66.

37 Howat AP: A comparison of the sensitivity of caries diagnostic criteria. Caries Res 1981;15:331–337.

38 Pitts NB, Fyffe HE: The effect of varying diagnostic thresholds upon clinical caries data for a low prevalence group. J Dent Res 1988;67:592–596.

39 Fejerskov O, Luan WM, Nyvad B, Budtz-Jørgensen E, Holm-Pedersen P: Active and inactive root surface caries lesions in a selected group of 60- to 80-year-old Danes. Caries Res 1991;25:385–391.

40 Ismail AI, Brodeur JM, Cagnon P, Payette M, Picard D, Hamalian T, Olivier M, Eastwood BJ: Prevalence of non-cavitated and cavitated carious lesions in a random sample of 7–9-year old schoolchildren in Montreal, Quebec. Community Dent Oral Epidemiol 1992;22:250–255.

41 Rosen B, Birkedhed D, Nilsson K, Olavi O, Egelberg I: Reproducibility of clinical caries diagnoses on coronal and root surfaces. Caries Res 1996;30:1–7.

42 Amarante E, Radal M, Espelid I: Impact of diagnostic creiteria on the prevalence on dental caries in Norwegian children aged 5, 12 and 18 years. Community Dent Oral Epidemiol 1998;26:87–94.

43 Nyvad B, Machiulskiene V, Baelum V: Reliability of a new caries diagnostic system differentiating between active and inactive caries lesions. Caries Res 1999;33: 252–260.

44 Fyffe HE, Deery C, Nugent ZJ, Nuttall NM, Pitts NB: In vitro validity of the Dundee Selectable Threshold Method for caries diagnosis (DSTM). Community Dent Oral Epidemiol 2000;28:52–58.

45 Nyvad B, Machiulskiene V, Baelum V: Construct and predictive validity of clinical caries diagnostic criteria assessing lesion activity. J Dent Res 2003;82: 117–122.

46 Ekstrand KR, Ricketts DNJ, Longbottom C, Pitts NB: Visual and tactile assessment of arrested initial enamel carious lesions: an in vivo pilot study. Caries Res 2005;39:173–177.

47 Ekstrand KR, Martignon S, Pedersen PH: Development and evaluation of two root caries controlling programmes for home-based frail people older than 75. Gerodontology 2008;25:67–75.

48 Ekstrand KR, Ricketts DNJ, Kidd EAM: Reproducibility and accuracy of three methods for assessment of demineralization depth of the occlusal surface: an in vitro examination. Caries Res 1997;31: 224–231.

49 Côrtes DF, Ekstrand KR, Elias-Boneta AR, Ellwood RP: An in vitro comparison of the ability of fibre-optic transillumination, visual inspection and radiographs to detect occlusal caries and evaluate lesion depth. Caries Res 2000;34:443–447.

50 Côrtes DF, Ellwood RP, Ekstrand KR: An in vitro comparison of a combined FOTI/visual examination of occlusal caries with other caries diagnostic methods and the effect on stain on their diagnostic performance. Caries Res 2003;37:8–16.

51 Jablonski-Momeni A, Stachniss V, Ricketts DN, Heinzel-Gutenbrunner M, Pieper K: Reproducibility and accuracy of the ICDAS-II for detection of occlusal caries in vitro. Caries Res 2008;42:79–87.

52 Hotzclaw HF, Robinson WR, Odom JD: General Chemistry, ed 9, rev. Toronto, Hearth, 1991.

53 Larsen MJ: Enamel Solubility, Caries and Erosions; thesis, Aarhus Royal Dental College, 1975.

54 Larsen MJ, Bruun C: Enamel/saliva – inorganic chemical reactions; in Thylstrup A, Fejerskov O (eds): Textbook of Cariology. Copenhagen, Munksgaard, 1986, pp 181–203.
55 Backer Dirks O: Posteruptive changes in dental enamel. J Dent Res 1966;45:503–511.
56 Maupomé G, Shulman JD, Clark DC, Levy SM, Berkowitz J: Tooth-surface progression and reversal changes in fluoridated and no-longer-fluoridated communities over a 3-year period. Caries Res 2001; 35:95–110.
57 Schmid B, Fischeder D, Arndt S, Haeberlein I: Site specific detection of lactic acid production on tooth surfaces (abstract 132). Caries Res 2002;36:217.
58 Nyvad B, Fejerskov O: Active root surface caries converted into active caries as a response to oral hygiene. Scand J Dent Res 1986;94:281–284.
59 Lynch E, Beighton D: A comparison of primary root caries lesions classified according to colour. Caries Res 1994;28:233–239.
60 Özer L, Thylstrup A: What is known about caries in relation to restorations as a reason for replacement? A review. Adv Dent Res 1995;9:394–402.
61 Wulf HR: Rational Diagnosis and Treatment: An Introduction to Clinical Decision-Making, ed 2. Oxford, Blackwell Scientific Publications, 1981.
62 Wenzel A, Hintze H: The choice of gold standard for evaluating tests for caries diagnosis. Dentomaxillofac Radiol 1999;28:132–136.
63 Last JM: A Dictionary of Epidemiology, ed 4. New York, Oxford University Press, 2001.
64 Hojo S, Komatsu M, Okuda R, Takahashi N, Yamada T: Acid profiles and pH of carious dentin in active and arrested lesions. J Dent Res 1994;73:1853–1857.
65 Fejerskov O: Changing paradigms in concepts on dental caries: consequences for oral health care. Caries Res 2004;38:182–191.
66 Geddes DA: Acids produced by human dental plaque metabolism in situ. Caries Res 1975;9:98–109.
67 Kingman A: Statistical issues in risk models for car-ies; in Bader JD (ed): Risk Assessment in Dentistry. Chapel Hill, University of North Carolina Dental Ecology, 1990, pp 193–200.

K.R. Ekstrand
University of Copenhagen
DK-2200 Copenhagen (Denmark)
Tel. +45 3532 6813, Fax +45 3532 6505, E-Mail kim@odont.ku.dk

5 Avaliação do risco de cárie do paciente

Svante Twetman[a] – Margherita Fontana[b]

[a]Department of Cariology and Endodontics, Faculty of Health Sciences, University of Copenhagen, Copenhagen, Denmark; [b]Department of Preventive and Community Dentistry, Indiana University School of Dentistry, Indianapolis, Ind., USA

Resumo

A avaliação do risco constitui componente essencial do processo de tomada de decisão para a correta prevenção e para o tratamento da cárie dentária. Foram propostos diversos fatores e indicadores de risco como alvos na avaliação do risco de doença futura, variando, algumas vezes, de acordo com o grupo etário no qual são considerados. Existem diversos estudos e revisões sistemáticas sobre esse assunto na literatura especializada. Este capítulo se dedica principalmente aos resultados das pesquisas baseadas em estudos longitudinais que procuraram estabelecer a precisão da avaliação do risco de ocorrência de lesões cariosas. Esses achados demonstram haver forte evidência para sustentar que a experiência em lesões e/ou cavidades cariosas infelizmente ainda é o único fator preditivo confiável para o desenvolvimento futuro de lesões cariosas. Em crianças pequenas, os modelos preditivos que levam em conta vários fatores de risco parecem aumentar a exatidão da previsão, enquanto a utilidade de fatores de risco adicionais com o objetivo de previsão, conforme o que foi mostrado até agora na literatura, é, no mínimo, questionável em crianças em idade escolar, adolescentes e adultos. Isso não significa que esses fatores adicionais não devam ser avaliados para que se compreenda a intensidade de suas associações com a experiência de cárie em um paciente particular, e auxiliar no desenvolvimento de um plano de tratamento individualizado e focado na prevenção.

Copyright©2009. S. Karger AG, Basel

O risco é definido como a probabilidade de que um evento nocivo ou indesejado ocorra, e a explicação para a avaliação do risco de cárie concentra-se, principalmente, em identificar indivíduos que apresentem maior risco de desenvolvimento futuro da doença durante um determinado período de tempo. Além disso, também seria importante identificar corretamente esses indivíduos que apresentam risco de maior progressão da severidade das lesões de cárie existentes. Devido à natureza multifatorial do processo de doença da cárie, e ao fato de que ela é muito dinâmica, mas não contínua (isto é, pode progredir e/ou regredir), estudos sobre a avaliação do risco tendem a ser muito complexos, com um grande número de variáveis que desafiam a previsão em diferentes períodos durante a vida de um indivíduo (Fig. 5.1). Para o clínico, os conceitos de avaliação de risco e prognóstico são uma parte importante para

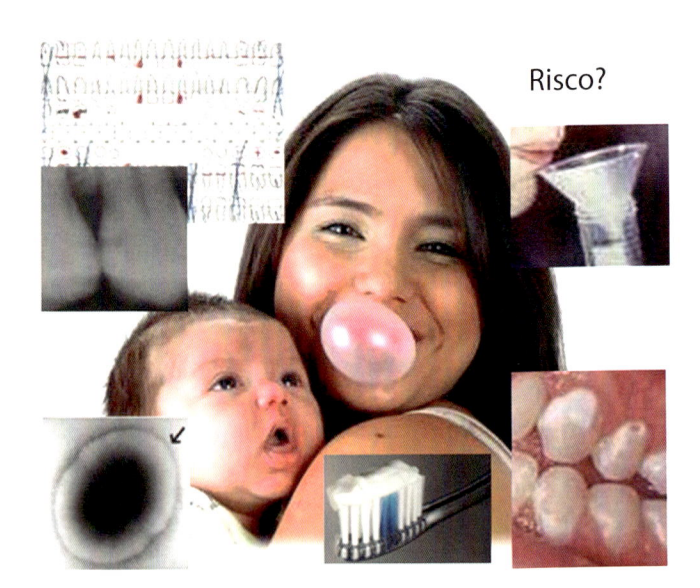

Figura 5.1 Exemplos de fatores que podem afetar a avaliação do risco de lesões cariosas.

a tomada de decisão clínica. De fato, a impressão subjetiva geral do cirurgião-dentista sobre o paciente pode ter um poder preditivo para o risco de cárie tão preciso quanto a análise detalhada de outros fatores.[1] Todavia, uma avaliação mais objetiva também é desejável. O interesse por essa estratégia de avaliação era limitado até algumas décadas atrás, pois a prevalência de lesões cariosas era, geralmente, alta nas comunidades mais industrializadas. Juntamente com o dramático declínio na incidência de cavidades cariosas durante os últimos 30 anos, a busca por estratégias aceitáveis, adequadas, precisas e com boa relação custo-benefício para identificação dos indivíduos de alto risco tem sido intensificada. Além disso, a mudança de mentalidade de tratamentos restauradores para estratégias eficazes de intervenção não invasiva, para prevenção e tratamento precoce da doença cárie, também estimulou esse desenvolvimento.

A maioria das revisões da literatura sobre esse assunto concluiu que a "experiência de cavidades cariosas anteriores" e, especialmente, as lesões ativas existentes, constituem o fator preditivo isolado mais poderoso para previsão de desenvolvimento futuro de cáries em praticamente todas as idades.[2,3] No entanto, a partir de uma perspectiva de manejo da doença, esse é um resultado bastante indesejável, considerando-se que a doença se manifesta, na verdade, antes de poder ser prevista de forma precisa, e o objetivo maior do manejo das lesões cariosas deve ser prevenir até a lesão inicial do esmalte. O intuito deste capítulo é revisar as bases científicas e avaliar as evidências existentes sobre a avaliação do risco de cárie do paciente.

Fatores de risco e indicadores de risco

Como a cárie é uma doença multifatorial, foram propostas diversas variáveis, frequentemente denominadas fatores de risco, consideradas como ferramentas para a previsão de sua incidência. Em geral, informações sobre fatores demográficos, so-

Tabela 5.1 Exemplos de variáveis comumente usadas para avaliação individual do risco de cárie

Variáveis	Quantificação	Valores de alto risco
Sociodemográficas		
Nível socioeconômico	Nível educacional	Baixo
Base do imigrante	Geração dos pais	Mãe na 1ª gestação
Comportamentais		
Limitações mentais ou físicas	Histórico	Medicação, prioridade da limitação
Consciência e atitudes	Entrevista	Poucas "opções saudáveis"
Dieta e ingestão de açúcar	Frequência	Cariogênica e várias vezes ao dia
Sucos e bebidas doces	Hábitos e frequência	Bebericar várias vezes ao dia
Alimentação noturna (bebês)	Frequência	Hábito regular
Higiene bucal	Frequência	Irregular, não supervisionada
Exposição ao flúor	Frequência	Não diária
Clínicas e radiográficas		
Prevalência de cáries	CPO-D	Claramente maior do que a média para a idade
Lesões proximais em esmalte	Radiografias interproximais	> 2 novas lesões ou em progressão
Nível da higiene bucal	Índice de placa visível	> 50% dos sítios examinados
Condição gengival	Sangramento à sondagem	> 20% dos sítios examinados
Exames complementares		
Desafio bacteriano	Cultura	Alta contagem de estreptococos do grupo *mutans* (EGM)
Índice de secreção salivar	Sialometria	<0,5 ml/min (estimulada)
Capacidade de tampão da saliva	Titulação	Baixa (pH ≤4,0)

Os valores indicados são sugestivos de alto risco de cárie, mas podem variar com a idade e a população, devendo ser ajustados de forma correspondente.
CPOD: índice de dentes permanentes, cariados, perdidos e restaurados.

ciais, comportamentais e biológicos obtidos na anamnese, no exame clínico/radiográfico e nos exames complementares, são coletadas para definir o perfil de risco de cárie ou a categoria de risco de cárie.[4] Exemplos de fatores que podem influenciar direta ou indiretamente o risco de ocorrência de lesões de cárie são apresentados na Tabela 5.1, mas a lista pode ser muito maior. De fato, Harris e colaboradores[5] identificaram em uma pesquisa sistemática mais de 100 fatores associados à doença cárie da primeira infância. Infelizmente, não há consenso na literatura quanto ao uso dos termos "fator de risco" e "indicador de risco".[6,7] Tradicionalmente, o fator de risco desempenha um papel essencial na etiologia da doença, enquanto o indicador de risco está indiretamente associado à doença.[8] Entretanto, um fator de risco pode estar fortemente associado à doença sem ter utilidade como preditivo. Por exemplo, numerosos estudos demonstraram uma relação entre o sinal clínico da doença cárie e os estreptococos do grupo *mutans* (EGM) presentes na saliva, mas, mesmo assim, a precisão dos testes salivares existentes para a previsão de futuras lesões cariosas é muito baixa.[9] Assim, sugere-se que o termo "fator de risco" deva ser usado exclusivamente para variáveis que tenham valor para o propósito de previsão em estudos pros-

Tabela 5.2 Quadro dois por dois com a combinação de presença/ausência de fator de risco e doença demonstrando o cálculo da sensibilidade, da especificidade e dos valores preditivos positivos e negativos

	Doença	Ausência de doença
Fator de risco	a = positivo verdadeiro (correto)	b = falso-positivo
Ausência de fator de risco	c = falso-negativo	d = negativo verdadeiro (correto)

Sensibilidade = a/a + c; valor preditivo positivo = a/a + b; especificidade = d/b + d; valor preditivo negativo = d/c + d. Os valores podem variar de 0 a 1, mas geralmente são multiplicados por 100 e expressos como porcentagem. Quanto mais próximo de 1, melhor o fator de risco. Se a soma de sensibilidade e especificidade é 2, o fator de risco é perfeito. Se a sensibilidade e a especificidade são < 0,5, o fator de risco não passa de um palpite.

pectivos. Dessa forma, o desenho longitudinal é necessário para avaliar se um fator é ou não um verdadeiro fator de risco, o que significa estar presente antes da doença. Consequentemente, o termo indicador/marcador de risco deve ser utilizado para fatores estabelecidos em estudos transversais como associados à doença, nos quais é investigada a correlação entre vários fatores e a doença. Um indicador de risco, ou a combinação de vários, pode muito bem constituir um fator de risco em estudos prospectivos. A maioria dos estudos dedicados à previsão da ocorrência de lesões cariosas ou à avaliação do risco utiliza modelos com diversos fatores/indicadores de risco.

Termos utilizados para a avaliação do risco de cárie

Mesmo quando um procedimento de avaliação do risco é desenvolvido para o indivíduo, sua eficácia deve ser avaliada e medida em populações. Um método ideal para a avaliação do risco de ocorrência de lesões cariosas deve ser barato, rápido, simples e apresentar alta precisão. E, mais importante do que isso, deve funcionar como auxiliar importante na tomada de decisão e determinar o intervalo mais apropriado para os retornos do paciente. Isso significa que ele deve ser sensível o suficiente para identificar o máximo de indivíduos com risco real de desenvolvimento de lesões cariosas, mas também identificar corretamente aqueles que apresentam baixo risco. A validação deve ser realizada em estudos longitudinais, e os resultados geralmente são expressos em termos de sensibilidade, especificidade e valores preditivos (Tabela 5.2). Diz-se sensibilidade para a proporção de indivíduos doentes que apresentam fator de risco positivo, enquanto a especificidade denota a proporção de indivíduos não doentes cujo fator de risco é negativo. Os valores preditivos talvez sejam a informação de maior interesse para o clínico, já que expressam a probabilidade de um indivíduo com fator de risco positivo ou negativo desenvolver ou evitar futura doença. A combinação dos valores de especificidade e sensibilidade descreve a precisão ou confiabilidade de um fator de risco, sendo proposta uma soma de pelo menos 1,6% como o mínimo aceitável para modelos de preditivos clinicamente relevantes.[10] Entretanto, esse nível tem sido quase impossível de ser alcançado em crianças em idade escolar e idosos, mesmo nas tentativas mais ambiciosas, considerando-se mais de 20 variáveis de risco.[1] Além disso, é importante ter em mente que, embora os valores de sensibilidade e especificidade sejam um tanto estáveis, os valores preditivos não podem ser generalizados de uma população para outra. Eles são altamente dependentes de alguns fatores, tais como a prevalência e a incidência de cárie, os critérios para coleta de dados, os valores de corte e o número de combinações de fatores de risco ou testes aplicados. Por exemplo, com uma prevalência de cavidades cariosas mais baixa em uma população, o valor preditivo positivo diminui em uma dada sensibilidade e especificidade.

Na literatura científica, é apresentada uma gama de outras medidas utilizadas para descrever a precisão da avaliação do risco de ocorrência de lesão cariosa. Alguns estudos relatam o risco relativo e os valores de razão de probabilidade em relação à possibilidade de evento (p. ex., a cárie) ou não evento (p. ex., ausência de cárie). Outros focam na taxa de probabilidade, que é à medida que resume sensibilidade e especificidade independentemente da prevalência da doença. Uma maneira comum de ilustrar graficamente o resultado de uma avaliação de risco é a característica receptor-operador com área sob a curva.

Evidências para a avaliação do risco de cárie

Como já foi discutido, são necessários estudos longitudinais para estabelecer a precisão da avaliação do risco de ocorrência de lesões cariosas. Infelizmente, existem poucos estudos de boa qualidade desse tipo, especialmente que abordem adultos. Dessa forma, revisões sistemáticas prévias foram forçadas a basear-se, principalmente, em estudos de correlação.[5,9,11] Em 2007, um grupo de trabalho formado no Swedish Council on Technology Assessment in Health Care apresentou uma revisão sistemática dos procedimentos para avaliação do risco de acometimento de sinais clínicos da doença cárie em diferentes idades[12] (www.sbu.se) com base em ensaios prospectivos longitudinais. Estudos retrospectivos foram levados em consideração apenas no caso de serem de boa qualidade, isto é, com baixo risco de vieses ou fatores de confusão. Entre os principais critérios de inclusão, exigiu-se um grupo de estudo bem descrito e selecionado de mais de 70 pacientes e um acompanhamento de dois anos para dentes permanentes e de um ano para a dentição decídua. Além disso, os fatores de risco, bem como os critérios para diagnóstico das cáries, deveriam ser claramente definidos, com a determinação dos limites de sensibilidade e especificidade, risco relativo, razão de probabilidade ou características receptor-operador. As estratégias de busca no Medline e no Pubmed identificaram mais de 800 artigos originais e aproximadamente 200 tiveram seus textos completos examinados. Além disso, cinco revisões sistemáticas e 22 revisões narrativas foram identificadas durante a busca. Após aplicar rigorosamente os critérios de inclusão, 63 artigos foram avaliados independentemente por dois revisores, e a qualidade foi classificada como alta, média ou baixa, de acordo com os critérios predeterminados. Devido à heterogeneidade dos fatores de risco utilizados, os principais achados estão relatados a seguir, de acordo com a idade ou o fator de risco. Na Tabela 5.3 apresentamos uma classificação de recomendações para o uso clínico, de acordo com o Scottish Dental Clinical Effectiveness Programme.

Tabela 5.3 Fatores de risco para avaliação do risco de cárie – classificação das recomendações de acordo com o Scottish Dental Clinical Effectiveness Programme

Fator de risco	Grupo etário	Recomendação
Experiência passada/atual de lesões cariosas	Todas as idades	R_s
Modelos de predição, incluindo diversos fatores	Pré-escolares	R_s
Consumo de açúcar	Todas as idades	R_w
Enumeração de bactérias associadas à cárie	Todas as idades	R_w
Placa visível	Bebês	R_w
Exposição ao flúor	Pré-escolares	R_w
Idade pós-eruptiva	Dentição permanente jovem	R_s
Taxa de fluxo salivar, capacidade de tampão da saliva	Todas as idades	R_e

R_s = Recomendações sustentadas por fortes evidências com viés limitado; R_w = recomendações sustentadas por evidências fracas com algum potencial para vieses; R_e = recomendações baseadas em opiniões de especialistas.

Achados para bebês e crianças em idade pré-escolar

De 19 estudos enquadrados nos critérios de inclusão, cinco deles, publicados em sete artigos, foram classificados como média ou alta qualidade.[13-19] Coletivamente, os artigos demonstraram que as possibilidades de identificar corretamente as crianças pré-escolares sob risco são relativamente grandes, mostrando que a capacidade preditiva aumentava caso fossem utilizados modelos com uma combinação de diversos fatores de risco. Por exemplo, com um ano de idade, uma combinação de fatores sociodemográficos, hábitos de dieta e contagem de estreptococos *mutans* gerou uma soma de sensibilidade e especificidade de 1,7%.[14] Entretanto, a análise de acompanhamento com as mesmas crianças aos dois e meio anos de idade demonstrou que a presença de lesões de cárie era, agora, o melhor fator preditivo isolado.[15] Notavelmente, o estudo foi realizado na Suécia em uma área de imigrantes de baixo nível socioeconômico, com uma prevalência de cárie relativamente alta. Em outro estudo realizado com bebês na Finlândia,[19] a maior precisão na previsão foi conseguida por meio de uma combinação de histórico de lesões de cárie, hábitos de dieta e estreptococos do grupo *mutans* (EGM), sendo o último o melhor fator preditivo isolado (sensibilidade 0,69 e especificidade 0,78). Ambos os estudos nórdicos encontraram relação significativa entre o desenvolvimento de lesões de cárie e o consumo frequente de produtos contendo açúcar, mas o poder preditivo dessa variável foi limitado, com alta sensibilidade e baixa especificidade.

A presença de EGM ou lactobacilos na saliva ou no biofilme também foi avaliado como fator preditivo isolado na dentição decídua nos estudos mencionados acima. Entretanto, a precisão dessas medidas provou ser pequena, com baixa sensibilidade e alta especificidade ou vice-versa. Da mesma forma, a presença de placa visível nas superfícies vestibulares dos dentes anteriores de bebês foi testada como fator preditivo do desenvolvimento de lesões de cárie durante os dois-três anos seguintes, mas novamente com baixa precisão. Wendt e colaboradores[16] acompanharam crianças de um a três anos de idade e demonstraram que aqueles que escovavam seus dentes diariamente com dentifrício fluoretado apresentavam uma chance três vezes maior de permanecerem "livres de lesões cariosas" até a idade de três anos, em comparação com aqueles que apresentavam higiene bucal deficiente. Três estudos investigaram a capacidade de prever lesões de cárie com base na prevalência de cáries na dentição decídua, isoladamente ou em combinação com outros fatores de risco.[20-22] Os estudos foram heterogêneos e apresentaram diferentes potenciais de previsão. Entretanto, os valores médios foram de 0,62 para sensibilidade e 0,79 para especificidade.

Achados para crianças em idade escolar e adolescentes

Inicialmente, foram feitos 30 estudos, mas apenas cinco foram considerados de qualidade média ou alta.[1,23-26] Apesar da comparabilidade limitada entre os estudos, ficou evidente que a condição atual de cárie, como resultado da atividade de cárie passada, foi o fator preditivo mais eficaz. No entanto, contrastando com o que acontece com as crianças mais jovens, foi detectada forte evidência de que a possibilidade de identificar corretamente indivíduos que não apresentavam risco foi maior do que a identificação correta dos indivíduos de alto risco. O valor médio calculado para a sensibilidade foi de 0,61, e o valor correspondente da especificidade foi de 0,82. O uso de fatores de risco adicionais como placa, testes bacterianos, fatores salivares e exposição ao flúor não melhorou de forma relevante o poder preditivo. Isso pode ser explicado, em parte, pelo fato de que o nível atual de incidência de cavidades de cárie reflete relativamente bem a inter-relação passada e atual entre os vários fatores etiológicos. Nos estudos, bem como na revisão sistemática,[27] observou-se que a associação entre consumo de açúcar e as lesões de cárie é muito menos pronunciada hoje do que costumava ser. Consequentemente, em escolares e adolescentes de populações com baixo risco de cárie e uso diário de flúor no dentifrício, o consumo diário de doces entre as refeições não é particularmente útil para o modelo preditivo de cáries. Todavia, devido ao papel integral que os açúcares desempenham no desenvolvimento da cárie dentária, a análise da dieta ainda permanece como um elemento importante no desenvolvimento de protocolos de tratamento individualizado da doença cárie, centrados no paciente.

Achados para idade pós-eruptiva como fator preditivo

Seis estudos longitudinais foram inicialmente incluídos na busca, dos quais três foram considerados de alta ou média qualidade.[28-30] Esses estudos revelaram fortes evidências científicas de que o risco de desenvolvimento de cáries nos dentes permanentes é maior durante os anos imediatamente após a erupção. Para superfícies oclusais, os primeiros molares apresentam maior risco durante o primeiro ano, e os segundos molares durante os primeiros dois ou três anos após sua erupção. As superfícies proximais apresentam maior risco durante os primeiros três ou quatro anos após a erupção.

Achados para predição de cárie radicular em adultos

Treze artigos foram redigidos sobre esse assunto, dos quais três, que se concentravam em lesões cariosas radiculares, tinham qualidade média.[31-33] Coletivamente, os estudos apresentaram evidências limitadas de que a experiência prévia de cavidades de cárie radicular, a perda de inserção periodontal e a presença de lactobacilos na saliva podem aumentar o risco futuro de novas lesões e/ou cavidades de cáries radiculares. A precisão desses fatores de risco apresentou grande variabilidade nos diferentes ensaios. Não foram identificados estudos prospectivos com o objetivo de prever o desenvolvimento de lesões cariosas radiculares em adultos ou de avaliar o impacto da hipossalivação/boca seca sobre esse risco. Todavia, é sabido que a função salivar normal é essencial para a saúde dentária, e que o baixo fluxo salivar está associado a um maior risco de ocorrência de lesões cariosas.[34] Assim, o manejo do fluxo salivar é importante no tratamento da cárie dentária, mas há falta de evidências de estudos longitudinais para que se sugira, nesse momento, que esse é um forte fator preditivo isolado do aparecimento futuro de lesões cariosas em adultos.

Conclusão e comentários

A avaliação do risco de ocorrência de novas lesões cariosas é um dos alicerces do tratamento da cárie centrado no paciente. A avaliação dos fatores e indicadores de risco do paciente deve ajudar na previsão de lesões cariosas futuras (nesse caso, somente fatores preditivos comprovados devem ser considerados) e na identificação de fatores que afetem o seu desenvolvimento. Isso, por sua vez, deve influenciar o plano de tratamento individualizado e o processo de tomada de decisão quanto ao tipo de tratamento necessário (isto é, cirúrgico e/ou não cirúrgico), a intensidade/frequência do tratamento, a frequência de consultas de retorno e a necessidade de procedimentos diagnósticos adicionais.[35] Com base em estudos longitudinais, existem fortes evidências de que a experiência anterior de cavidades cariosas (ou a atividade de cárie presente) é o melhor fator preditivo isolado do seu desenvolvimento futuro, com fatores adicionais aumentando a precisão, em alguns casos, somente quando aplicados a crianças muito pequenas. No entanto, é importante observar que evidências fracas ou mesmo ausência de evidências em ensaios clínicos não necessariamente significam que a variedade de fatores e indicadores de risco disponíveis para a consideração do clínico devam ser abandonados. Como já foi previamente mencionado, a razão para falta de evidências é, mais frequentemente, a falta de estudos de boa qualidade. Por exemplo, a quantidade de placa e a morfologia dentária podem muito bem ser fatores de risco, embora ainda não tenham sido estabelecidos de maneira prospectiva adequada. Além disso, como já foi dito, a "intuição" entre os profissionais da odontologia, que é impossível de definir, é um fator que não deve ser subestimado conforme foi demonstrado no estudo sobre o risco da Carolina do Norte.[1] Assim, defendemos a ideia de que nesse momento é mais importante que a avaliação do risco seja realizada incorporando as melhores evidências disponíveis, em vez de simplesmente não ser realizada devido à falta de evidências consistentes. O risco deve ser documentado na ficha do paciente e utilizado como fator de influência sobre o plano de tratamento.

Figura 5.2 Cariograma: um programa interativo validado para motivação do paciente.[36] Fatores de importância para o processo de cárie são inseridos e mensurados, compondo juntos um perfil de risco a ocorrência de lesões cariosas para o paciente. A outra divisão corresponde à "probabilidade de evitar as novas lesões de cáries em um futuro próximo", expresso em porcentagem. O *download* do programa pode ser feito em www.db.mah.se/car/cariogram.

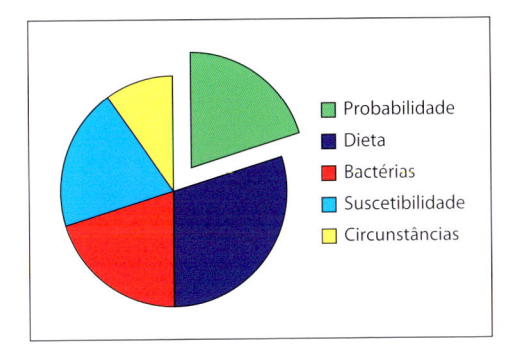

Como auxiliar didático para a motivação do paciente, pode-se utilizar um programa de computador baseado na avaliação do risco para ilustrar a importância relativa dos diferentes fatores no perfil individual de risco,[36] como ilustra a Figura 5.2.

Considerações futuras

Um importante resultado das revisões sistemáticas é a identificação de áreas para pesquisa futura. Obviamente, novos fatores de risco podem ser identificados, mas é mais provável e factível sugerir que os métodos para avaliação dos fatores e indicadores de risco existente sejam aprimorados à medida que novas estratégias moleculares e genéticas aplicáveis no consultório se tornem possíveis. Entretanto, provavelmente a necessidade mais urgente na prática clínica atual seja a busca por um meio válido de avaliar objetivamente a atividade cariosa. Também de grande importância é a conscientização de que a maioria das evidências no campo da avaliação do risco de ocorrência de lesões de cárie se origina de estudos com dentes decíduos ou permanentes em crianças e adolescentes, com poucos estudos realizados com pacientes idosos e quase nenhum com adultos jovens. Além disso, para permitir que sejam reunidas mais evidências e obter conclusões e recomendações consistentes no futuro, é importante sugerir que os futuros estudos sejam cuidadosamente revisados para se alcançar desenhos mais homogêneos com fatores preditivos, pontos de corte, análises estatísticas e medidas de resultados comparáveis. Por fim, estudos que avaliem se a utilização de um plano de tratamento baseado no risco de cárie possui boa relação custo-benefício e resulta em melhora da saúde dos pacientes constituem um desafio para o futuro.

Agradecimentos

Os autores agradecem ao grupo do projeto SBU responsável pela revisão sistemática sobre avaliação do risco de ocorrência de novas lesões cariosas,[12] na qual foram baseadas partes deste texto: Dra. Ingegerd Mejàre (coordenadora), Dra. Susanna Axelsson, Dr. Gunnar Dahlén, Dr. Ivar Espelid, Dr. Anders Norlund, Dra. Sofia Tranæus e Dra. Svante Twetman.

Referências

1 Disney JA, Graves RC, Stamm JW, Bohannan HM, Abernathy JR, Zack DD: The University of North Carolina Caries Risk Assessment Study: further developments in caries risk prediction. Community Dent Oral Epidemiol 1992;20:64–75.
2 Demers M, Brodeur JM, Simard PL, Mouton C, Veilleux G, Fréchette S: Caries predictors suitable for mass-screenings in children: a literature review. Community Dent Health 1990;7:11–21.
3 Powell LV: Caries prediction: a review of the litera-ture. Community Dent Oral Epidemiol 1998;26:361–371.
4 Burt BA: Definitions of risk. J Dent Educ 2001;65:1007–1008.
5 Harris R, Nicoll AD, Adair PM, Pine CM: Risk factors for dental caries in young children: a systematic review of the literature. Community Dent Health 2004;21:71–85.
6 Beck JD: Risk revisited. Community Dent Oral Epidemiol 1998;26:220–225.
7 Burt BA: Concepts of risk in dental public health. Community Dent Oral Epidemiol 2005;33:240–247.
8 Rothman KJ: Modern Epidemiology. Boston, Little, Brown & Co, 1986.
9 Thenisch NL, Bachmann IM, Imfeld T, Leisebach Minder T, Steurer J: Are mutans streptococci detected in preschool children a reliable predictive factor for dental caries risk? A systematic review. Caries Res 2006;40:366–374.
10 Kingman A: Statistical in risk models for caries; in Bader J (ed): Risk Assessment in Dentistry. Chapel Hill, University of North Carolina Dental Ecology, 1990, pp 193–200.
11 Zero D, Fontana M, Lennon AM: Clinical applications and outcomes of using indicators of risk in caries management. J Dent Educ 2001;65:1132–1138.
12 SBU: Caries – diagnosis, risk assessment and non-invasive treatment. A systematic review. Summary and conclusions. Report No 188. Stockholm, Swedish Council on Technology Assessment in Health Care, 2007.
13 Demers M, Brodeaur JM, Mouton C, Simard PL, Trahan L, Veilleux G: A multivariate model to predict caries increment in Montreal children aged 5 years. Community Dent Health 1992;9:273–281.
14 Grindefjord M, Dahllöf G, Nilsson B, Modéer T: Prediction of dental caries development in 1-year-old children. Caries Res 1995;29:343–348.
15 Grindefjord M, Dahllöf G, Nilsson B, Modéer T: Stepwise prediction of dental caries in children up to 3.5 years of age. Caries Res 1996;30:256–266.
16 Wendt LK, Hallonsten AL, Koch G, Birkhed D: Analysis of caries-related factors in infants and toddlers living in Sweden. Acta Odontol Scand 1996;54:131–137.
17 Karjalainen S, Söderling E, Sewón L, Lapinleimu H, Simell O: A prospective study on sucrose consumption, visible plaque and caries in children from 3 to 6 years of age. Community Dent Oral Epidemiol 2001;29:136–142.
18 Pienihäkkinen K, Jokela J: Clinical outcomes of risk-based caries prevention in preschool-aged children. Community Dent Oral Epidemiol 2002;30:143–150.
19 Pienihäkkinen K, Jokela J, Alanen P: Assessment of caries risk in preschool children. Caries Res 2004;38:156–162.
20 Stewart PW, Stamm JW: Classification tree prediction models for dental caries from clinical, microbiological, and interview data. J Dent Res 1991;70:1239–1251.
21 Vanobbergen J, Martens L, Lesaffre E, Bogaerts K, Declerck D: The value of a baseline caries risk assessment model in the primary dentition for the prediction of caries incidence in the permanent dentition. Caries Res 2001;35:442–450.
22 Skeie MS, Raadal M, Strand GV, Espelid I: The rela-tionship between caries in the primary dentition at 5 years of age and permanent dentition at 10 years of age – a longitudinal study. Int J Paediatr Dent 2006;16:152–160.
23 Russel JI, MacFarlane TW, Aitchison TC, Stephen KW, Burchell CK: Prediction of caries increment in Scottish adolescents. Community Dent Oral Epidemiol 1991;19:74–77.
24 Burt BA, Szpunar SM: The Michigan Study: the relationship between sugars intake and dental caries over three years. Int Dent J 1994;44:230–240.
25 Vanobbergen J, Martens L, Lesaffre E, Bogaerts K, Declerck D: Assessing risk indicators for dental car-ies in the primary dentition. Community Dent Oral Epidemiol 2001;29:424–439.
26 Stenlund H, Mejàre I, Källestål C: Caries rates related to approximal caries at ages 11–13: a 10-year follow-up study. J Dent Res 2002;81:455–458.
27 Burt BA, Pai S: Sugar consumption and caries risk: a systematic review. J Dent Educ 2001;65:1017–1023.
28 Abernathy JR, Graves RC, Greenberg BG, Bohannan HM, Disney JA: Application of life table methodology in determining dental caries rates. Community Dent Oral Epidemiol 1986;14:261–264.
29 Baelum V, Machiulskiene V, Nyvad B, Richards A, Vaeth M: Application of survival analysis to caries

lesion transitions in intervention trials. Community Dent Oral Epidemiol 2003;31:252–230.
30 Mejàre I, Stenlund H, Zelezny-Holmlund C: Caries incidence and lesion progression from adolescence to young adulthood: a prospective 15-year cohort study in Sweden. Caries Res 2004;38:130–131.
31 Beck JD, Kohout F, Hunt RJ: Identification of high caries risk adults: attitudes, social factors and diseases. Int Dent J 1988;38:231–238.
32 Gilbert GH, Duncan RP, Dolan TA, Forester U: Twenty-four month incidence of root caries among a diverse group of adults. Caries Res 2001;35:366–375.
33 Takano N, Ando Y, Yoshihara A, Miyazaki H: Factors associated with root caries incidence in an elderly population. Community Dent Health 2003; 20:217–222.
34 Leone CW, Oppenheim FG: Physical and chemical aspects of saliva as indicators of risk for dental car-ies in humans. J Dent Educ 2001;65:1054–1062.
35 Fontana M, Zero DT: Assessing patient's caries risk. J Am Dent Assoc 2006;137:1231–1239.
36 Hänsel Petersson G, Twetman S, Bratthall D: Evaluation of a computer program for caries risk assessment in schoolchildren. Caries Res 2002;36: 327–340.

S. Twetman
Department of Cariology and Endodontics, Faculty of Health Sciences, University of Copenhagen
Nørre Allé 20
DK-2200 Copenhagen N (Denmark)
Tel. +45 3532 6810, Fax +45 3532 6700, E-Mail stw@odont.ku.dk

6 Histórico da dentição e das lesões cariosas

H. Eggertsson – A. Ferreira-Zandona

Indiana University School of Dentistry, Indianapolis, Ind., USA

Resumo

Tipicamente, a cárie dentária é um processo desencadeado durante a vida, e suas consequências são frequentemente observadas como danos irreversíveis à dentição. Nos vários estágios da vida, diferentes partes da dentição são afetadas, e os efeitos continuam presentes na dentição muito tempo depois de sua ocorrência. Esses vestígios servem como testemunha da ocorrência prévia desse tipo de processo. Este capítulo aborda a ligação entre o processo carioso e seu histórico na dentição humana. A prevalência e a distribuição de lesões cavitadas ou não são muito variáveis e estão intimamente relacionadas aos aspectos culturais. Na dentição decídua, a renda e a educação estão inversamente associadas a: (1) qualquer lesão de cárie na primeira infância e (2) padrão de cárie em incisivos superiores. Também foi identificada uma associação positiva entre esses padrões de cárie e o estado de minoria étnica/racial. Esses padrões são diferentes dos observados na dentição permanente. Alterações bem documentadas na prevalência de cárie foram observadas ao longo da história, mais ligadas à disponibilidade e à quantidade de açúcar refinado consumido. Mudanças na prevalência de cárie no século XX também foram percebidas, principalmente devido ao advento do uso do flúor em diversas formas, primeiramente um declínio marcado e, recentemente, mantendo-se relativamente inalterada. É provável que, no futuro, haja alterações dramáticas na prevalência e distribuição da cárie dentária devido a mudanças em fatores comportamentais e medidas terapêuticas. A descrição realizada aqui se baseia no padrão de cárie dentária vivenciado nas sociedades ocidentais modernas.

Copyright © 2009 S. Karger AG, Basel

A cárie dentária constitui um processo que pode se desenvolver durante a vida, e as consequências são frequentemente observadas como danos irreversíveis à dentição. Nos vários estágios da vida, diferentes partes da dentição são afetadas, e os efeitos continuam presentes na dentição por muito tempo depois da ocorrência dos eventos. Esses vestígios servem como testemunha da ocorrência prévia desse processo. Este capítulo faz uma revisão sobre a ligação entre o processo de cárie e o histórico das lesões cariosas na dentição humana.

A prevalência e distribuição da cárie são muito variáveis e ligadas intimamente aos aspectos culturais.[1,2] Na dentição decídua, a renda e a educação estão inversamente associadas a: (1) qualquer lesão de cárie da primeira infância (CPI) e (2) padrão de cárie em incisivos superiores. Também foi identificada uma associação entre esses padrões de cárie e o estado de minoria étnica/racial.[3] Esses padrões são diferentes dos observados na dentição permanente.[4] Três padrões intrabucais adicionais à ocorrência clínica de lesões/cavidades cariosas demonstraram as mais variadas associações com o nível socioeconômico, a etnia/raça, a renda e a educação.[3,5]

Embora a cárie como processo possa ser rastreada até os primeiros hominídeos,[6] em vários momentos da história da humanidade, ela foi uma doença quase desconhecida.[7,8] Mas alterações bem documentadas na prevalência de cavidades cariosas foram observadas ao longo da história, sempre apresentando uma ligação com a disponibilidade e a quantidade de açúcar refinado consumido.[9] Mudanças na prevalência de cárie no século XX também foram documentadas, principalmente com o advento do uso do flúor em diversas formas. Primeiramente, foi observado um declínio e, recentemente, mantendo-se relativamente inalterada.[10] É provável que no futuro haja alterações dramáticas na prevalência e distribuição da cárie dentária devido a mudanças em fatores comportamentais e medidas terapêuticas. A descrição realizada aqui se baseia no padrão de cárie dentária vivenciado nas sociedades ocidentais modernas, já que a maior parte das informações se origina nelas. Essa discussão será dividida na dentição decídua e permanente. Embora haja muitas semelhanças entre as duas, também há algumas diferenças muito importantes.

Estabelecimento da flora bucal

Muita ênfase tem sido dada aos estreptococos do grupo *mutans* (EGM) como principal agente patogênico da cárie dentária. Teoricamente, a colonização por EGM pode iniciar tão logo alguns milímetros quadrados das bordas incisais dos dentes decíduos estejam visíveis. Foi postulado que, quanto mais cedo ocorrer o estabelecimento de EGM na placa dos dentes decíduos, mais precoce e severo será o desenvolvimento de lesões cariosas.[11]

Foi sugerido que a aquisição de EGM pelas crianças pequenas se dá em uma "janela de infectividade", na faixa etária que vai de três e 31 meses. Com diferentes níveis de certeza, estudos ligaram a aquisição de EGM à prevalência de lesões/cavidades de cáries dentárias.[12,13] A colonização por *Streptococcus mutans* foi encontrada em bebês ainda desdentados, até mesmo em bebês de apenas meses, com prevalência variando entre 20% a 34%.[12,13] O EGM também foi positivamente associado a número de nódulos de desenvolvimento em uma relação dose-resposta ($p > 0,001$), e aos níveis salivares maternos da bactéria ($p = 0,03$).[12]

Com base na hipótese da "janela de infectividade", foram feitas tentativas de reduzir os níveis salivares de EGM em mulheres grávidas com o objetivo de, assim, inibir o crescimento dessas bactérias em seus filhos pequenos.[14,15] Em um estudo de 30 meses,[14] iniciando no final do sexto mês de gravidez e continuando até o parto, os participantes realizaram bochechos diários de fluoreto de sódio a 0,05% e clorexidina a 0,12%. Esse tratamento reduziu significativamente os níveis salivares de EGMs nas mães e retardou a colonização bacteriana em seus filhos em cerca de quatro meses. Turksel Dulgergil e colaboradores[15] demonstraram de maneira semelhante, em um estudo de 24 meses, que um regime preventivo para as mães do grupo teste levou à redução significativa dos EGMs e dos lactobacilos do biofilme dental ($p < 0,001$), enquanto esse fato não foi observado nas crianças do grupo controle durante o período de 24 meses de monitoramento ($p > 0,05$). Turksel Dulgergil e colaboradores também examinaram a ocorrência de lesões cariosas por superfície (ceo-s) depois de 12 meses e observou que esta era significativamente menor no grupo teste do que no grupo controle (0,13 ± 0,35 *versus* 1,67 ± 1,70, respectivamente; $p < 0,001$). Uma diferença semelhante foi observada após 24 meses (0,2 ± *versus* 3,17 ± 1,70, respectivamente; $p < 0,001$.

Outra abordagem para prevenir a colonização concentrou-se nas respostas imunes. A infecção inicial de crianças pelo EGM depende de sua capacidade de se aderir e acumular na superfície dentária. Esses processos envolvem o antígeno adesina I/II, glicosiltransferases e proteína B glicano-ligante, cada um deles correspondendo a um alvo das vacinas anticárie. As respostas do anticorpo imunoglobulina A da saliva contra os antígenos de EGM foram detectadas a partir dos seis meses de idade, indicando que a especificidade do anticorpo pode ser crítica para a modulação da infecção inicial do estreptococos do grupo *mutans*.[16]

Padrão da cárie na dentição decídua

O padrão da cárie é diferente nas dentições decídua e permanente.[4]

A CPI (cárie da primeira infância) é definida como uma ou mais superfícies dentárias cariadas (lesões não cavitadas/cavitadas), perdidas ou restauradas em uma criança com menos de seis anos de idade (American Academy of Pediatric Dentistry, 2008) enquanto qualquer sinal de lesão cariosa em superfície lisa em crianças com menos de 36 meses indica CPI severa. Foram sugeridos quatro padrões de cárie para a dentição decídua: (i) qualquer superfície dos incisivos superiores, (ii) superfícies oclusais dos primeiros molares, (iii) superfície de fossas e fissuras dos segundos molares 3 (iv) qualquer superfície lisa, exceto dos incisivos superiores.[17-19]

Em nível populacional, há indicação de que a experiência de cárie possa ser simétrica na dentição decídua, parecendo que a mais intensa seja nos pares direito-esquerdo da mandíbula, seguidos pelos pares direito-esquerdo na maxila. Em nível individual, as lesões tendem a acontecer em grupos de um dos lados da boca.[20] A prevalência é maior no arco inferior e nos dentes posteriores, seguidos dos dentes anteriores superiores, e os segundos molares apresentando a maior prevalência de cárie.[21,22] Wyne e colaboradores[23] indicaram que na CPI grave os dentes mais afetados por lesões cariosas são geralmente os incisivos centrais superiores, enquanto os menos afetados são os caninos inferiores. Há também grande probabilidade de lesões de cárie em molares bilaterais,[24] especialmente os primeiros molares inferiores. Na dentição decídua, as cáries nas superfícies oclusais e lisas contribuem com 40% da experiência de cárie cada uma.[25]

Observou-se fraca associação entre a a ausência de espaço interdental e maior incidência de lesões/cavidades cariosas na dentição decídua.[26]

Padrão da cárie na dentição permanente

Diferentes tipos morfológicos dentários apresentam diferentes riscos de desenvolvimento de lesões de cárie, sendo os molares os mais suscetíveis e os incisivos inferiores os menos suscetíveis. A grande redução na prevalência de cáries na segunda metade do último século teve, surpreendentemente, pouco efeito sobre a suscetibilidade dos diferentes tipos dentários. Em um estudo realizado em 1941, Klein e Palmer identificaram cinco classes de suscetibilidade, sendo os molares inferiores os mais atacados, seguidos dos molares superiores, depois pelos segundos pré-molares inferiores, incisivos e pré-molares superiores, a seguir pelos primeiros pré-molares inferiores e caninos superiores e, finalmente, pelos incisivos e caninos inferiores. Utilizando dados obtidos no National Health and Nutrition Examination Survey III (1988-1994), Macek e colaboradores[27] repetiram, em 2003, a análise realizada por Klein e Palmer (mas sem utilizar o mesmo método de amostragem ou seus critérios de classificação da cárie), encontrando um padrão notavelmente semelhante. Eles dividiram a suscetibilidade em seis classes, sendo os segundos molares inferiores os mais suscetíveis, seguidos dos molares superiores e primeiros molares inferiores, e então pelos segundos pré-molares superiores e inferiores, pelos primeiros pré-molares superiores e inferiores, incisivos superiores e, finalmente, pelos incisivos inferiores e caninos superiores e inferiores. O estudo anterior havia sido realizado em um momento em que a prevalência de cárie era alta e antes da implementação de medidas preventivas, como o uso do flúor e de selantes. O uso de selantes pode explicar por que os segundos molares foram os mais suscetíveis no segundo estudo, já que os primeiros molares são os dentes que mais provavelmente recebem a aplicação de selantes.[28] Estudos radiográficos indicam um padrão de suscetibilidade semelhante, com o primeiro molar apresentando a maioria das sequelas da cárie, ou até 60% do total de CPO-S.[29]

Estágios eruptivos e padrão de cárie na dentição decídua

O padrão de desenvolvimento da cárie dentária está relacionado à idade e aos padrões de irrupção e esfoliação. Foi demonstrado em estudos transversais e longitudinais que em crianças desnutridas o padrão de desenvolvimento da cárie em função da idade é significativamente alterado como resultado do atraso na irrupção e esfoliação dos dentes decíduos,[30,31] e que mesmo episódios leves a moderados de desnutrição que ocorram durante o primeiro ano de vida estão associados ao aumento da ocorrência de cáries nos dentes decíduos e permanentes muitos anos depois.[31]

Impacto da cárie na dentição decídua

A incidência de cárie na dentição decídua está significativamente relacionada àquela na dentição permanente,[32] especificamente nos segundos molares decíduos e nos dentes permanentes.[33] Ela também está relacionada ao futuro desenvolvimento de cáries na dentição decídua; crianças que tinham cáries proximais e em superfícies livres posteriores apresentaram um cpo-s 3 a 4 vezes maior em dois anos do que crianças aparentemente "livres de lesões cariosas", e o aumento também foi oito vezes maior.[34]

Molares permanentes e época de irrupção

No momento da emergência dos dentes posteriores, as fissuras são preenchidas com remanescentes celulares e proteínas do tecido conjuntivo. Rapidamente, são suplementadas com proteínas salivares na forma de película adquirida, e então outras moléculas e bactérias e, finalmente, o biofilme completamente desenvolvido.[35,36] As alterações pós-eruptivas no esmalte incluem o aumento do conteúdo mineral, dos íons orgânicos e do flúor, todos agindo para tornar o esmalte mais forte e resistente contra a dissolução ácida.

O período eruptivo dos molares permanentes foi descrito como particularmente vulnerável devido a limitações físicas para a prática da higiene bucal e à falta de maturação do esmalte.[37] Muitas das superfícies oclusais de molares em irrupção apresentam sinais de formação inicial de lesões, que mais tarde sofrem reversão para um estado inativo ou novamente abaixo do nível de detecção.[38] O tempo de erupção desempenha um importante papel, já que se estima que o primeiro molar leve, em média, 15 meses desde o rompimento da mucosa bucal até que entre em oclusão funcional, e 27 meses no caso dos segundos molares, mas com uma grande variação no tempo de erupção de ambos os dentes.[39] Estão disponíveis dados relativamente escassos sobre a suscetibilidade dos terceiros molares à cárie dentária, mas devido à sua posição bem posterior e apresentação morfológica variada, foram considerados propensos à ocorrência de lesões cariosas. No entanto, os dados disponíveis apontam para uma suscetibilidade semelhante à do primeiro e segundo molares.[40,41]

Suscetibilidade das superfícies dentárias à ocorrência de lesões cariosas

De todas as superfícies da boca, as faces oclusais dos molares são as mais suscetíveis.[42-50] O padrão é verdadeiro para estudos anteriores ao uso generalizado do flúor e para os mais recentes. Nos últimos anos, a proporção de lesões cariosas em superfícies oclusais aumentou em relação às de superfícies proximais e lisas livres. As superfícies oclusais dos molares continuam sendo os locais mais comum para o ataque da cárie durante a infância e a adolescência[46] e mesmo na idade adulta,[44] sendo as superfícies menos afetadas pelos benefícios do flúor.[42] Em outros estudos, esses dentes são rapidamente selados, alterando os resultados. Poucos anos após a erupção, a descoberta de lesões proximais se torna mais comum.[48] Existem algumas indicações de que a incidência de cárie sofre uma desaceleração ao se chegar à idade adulta em algumas populações.[51] Estudos radiográficos indicam que a distal dos primeiros molares constitui a superfície dentária mais suscetível para o grupo etário adolescente.[52]

As superfícies radiculares só se tornam vulneráveis ao processo carioso na idade adulta, e o risco aumenta com o envelhecimento. As condições que geralmente acompanham o avanço da idade contribuem para o aumento da prevalência das cáries radiculares, entre elas a recessão gengival, a redução do fluxo salivar (efeito colateral muito comum de algumas medicações) e a alteração da composição da saliva. Embora se acredite que a cárie radicular ocorra, mais comumente, nas superfícies vestibulares, quando ocorre em faces proximais pode representar um desafio restaurador formidável.

Lesões cavitadas e não cavitadas

A maioria dos dados históricos foi coletada utilizando sistemas tradicionais de classificação da cárie, que registravam apenas a presença ou ausência de lesões em nível de cavitação. Em muitos países, somente nos últimos anos é que se iniciou a coleta de dados sobre lesões não cavitadas. O quadro que vai surgindo é tal, que para cada superfície cavitada ou restaurada da boca parece haver duas lesões não cavitadas.[53] Sem o conhecimento da atividade de tais lesões, é difícil estimar o significado desses achados. Um achado clínico frequente é a presença de uma faixa estreita de lesões inativas de mancha branca ou marrom, que já não estão localizadas em zona de estagnação de placa. Essas lesões não são mais do que cicatrizes antigas, indicando que em algum momento do passado o risco de cárie daquela superfície ou daquele indivíduo foi maior do que o é sob as condições atuais.

Velocidade de progressão

Trabalhos mais antigos mostraram que havia menos lesões de cárie detectadas no primeiro ano após a erupção, mas notava-se uma explosão de atividade dois a três anos depois.[49] Isso pode ser devido aos métodos de detecção limitados ao nível de cavitação, pois quando as lesões não cavitadas são registradas, são detectadas logo após a erupção.[37] Estudos prévios utilizando métodos visuais e tátil-visuais foram incapazes de monitorar a progressão das lesões, mas estudos radiográficos foram utilizados para rastrear a velocidade com que as lesões penetram através dos tecidos dentários. A velocidade de progressão no esmalte é diferente de quando a lesão alcança a dentina. A proporção média anual de formação de novas lesões em um grupo de baixo risco de 11 a 22 anos de idade foi de 3,9/100 superfícies, da metade interna do esmalte até a dentina de 5,4/100 e, uma vez que a lesão tenha penetrado na dentina, a progressão anual foi encontrada em 20,3/100 superfícies.[54] A proporção apresenta grande variação de acordo com o risco de cárie[55] e com a presença de uma lesão na face proximal adjacente.[52] À medida que os indivíduos envelhecem, tipicamente, mas não invariavelmente, a proporção de cáries sofre uma desaceleração, como indica a progressão média mais lenta com o aumento da idade pós-eruptiva[56] e em adultos.[57]

A progressão de lesões na dentição primária foi associada à exposição ao flúor, ao nível socioeconômico e ao consumo de bebidas açucaradas.[58] A progressão de lesões não cavitadas é mais prevalente em lesões de fossas e fissuras do que em lesões de superfícies lisas.[58]

Efeito dos arcos dentários, da má-oclusão e da hipoplasia de esmalte

Os molares não são apenas os dentes morfologicamente mais complexos, mas também os que ficam mais para o interior da cavidade bucal e, assim, são os mais difíceis de alcançar durante os procedimentos de higiene bucal. As curvas da dentição também tornam mais difícil para os indivíduos alcançar os dentes posteriores ou algumas áreas dos mesmos, notavelmente a face lingual dos molares inferiores e, devido ao ramo mandibular, a face vestibular dos segundos molares superiores. Esses locais tornam-se suscetíveis ao acúmulo de biofilme estagnado e à possível formação de lesão; especialmente quando os segundos molares superiores estão em uma posição superior e mediana do que os primeiros molares correspondentes, esses dentes tornam-se extremamente difíceis de manter limpos, e as lesões são frequentes nas faces oclusais e vestibulares, mesmo logo após a erupção. As lesões nas superfícies vestibulares dos segundos molares superiores são diferentes de outras lesões em superfícies lisas, pois nem sempre se formam na margem gengival, mas algumas vezes no meio da face vestibular.

O apinhamento dentário, deslocamentos de dentes e outras causas de desalinhamento podem lesar e facilitar o aumento da retenção de placa bacteriana e consequentemente maior incidência de lesões cariosas, embora existam evidências limitadas para sustentar essa teoria. A maloclusão também pode levar a tais condições e também a condições de respiração bucal associadas ao aumento da incidência de lesões cariosas. Na má-oclusão, os dentes podem, em alguns casos, levar à formação de lesões em locais pouco usuais, algumas vezes com resultados drásticos.[59]

Hipoplasia e dieta altamente cariogênica[60] são fatores de predição independentes significativos de lesões de mancha branca ou cavidades em esmalte, com chances 9,6 vezes maiores para crianças com dietas altamente cariogênicas com qualquer tipo de hipoplasia e 7,8 vezes maiores para crianças com dieta altamente cariogênica em relação àquelas com índices menores, após ajustar o nível de *S. mutans*, idade e etnia.[13]

História da lesão

No desenvolvimento da lesão de cárie, a mesma passa por ciclos de desmineralização e remineralização. Somente quando, durante certo período de tempo, o efeito líquido desses ciclos é a desmineralização é que a lesão é formada. No entanto, o processo pode também ser revertido, principalmente quando a superfície da lesão ainda está intacta.

Inativação ou remineralização da lesão?

Embora em alguns círculos ainda existam debates sobre até que ponto as lesões possam se remineralizar *in vivo*, o argumento principal é de que elas certamente podem se remineralizar em condições laboratoriais, mesmo no caso de lesões em dentina podem ser remineralizadas dessa forma.[61] No entanto, quando se considera todo o material orgânico da boca, grande parte do qual com potencial para evitar o crescimento futuro dos cristais, são muitos os obstáculos para a remineralização clínica.

Assim, o processo denominado remineralização de lesões pode, com frequência, ser chamado mais corretamente de inativação de lesões. A maior parte da mineralização durante o processo acontece na camada superficial, que efetivamente fica bloqueada para a difusão de íons para dentro e para fora do corpo da lesão. Dessa forma, é questionável a possibilidade da ocorrência de tal mineralização completa em condiçõcs *in vivo*. Entretanto, dados longitudinais e radiográficos, avaliados objetivamente a partir de radiografias seriadas padronizadas, demonstraram regressão e aumento da radiopacidade de lesões *in vivo*.[62]

O conceito de remineralização nas situações clínicas é construído, principalmente, a partir do trabalho clássico de Backer Dirks[63] de 1966, no qual é descrito o destino de lesões de mancha branca detectadas em uma população de participantes de um estudo de fluoretação da água, com exame dos indivíduos aos oito anos de idade e novamente aos 15 anos. Certo número de lesões de mancha branca observadas na idade de oito anos desapareceu durante o segundo exame. Afirmou-se que isso poderia ser devido à abrasão das lesões, em vez da remineralização,[64] embora as lesões observadas pelos pesquisadores tenham sido induzidas por meio de um desafio cariogênico anormalmente agressivo e possam ter sido atipicamente amolecidas.

Outros estudos indicam que lesões formadas ao redor de bráquetes ortodônticos apresentam regressão em tamanho quando medidas quantitativamente por meio de fluorescência induzida pela luz.[65] A regressão pode ser devida à abrasão, mas como foram utilizados métodos ópticos nesse estudo, é tentador explorar mais a fundo o que acontece durante a inativação da lesão. Com o aumento da deposição de minerais na área da lesão e a redução do tamanho dos poros da lesão inativada, o índice de refração da área da lesão diminui, e ela se torna mais translúcida, provocando menor dispersão da luz.

Tais alterações também são observadas durante o exame clínico de lesões inativas, formando a base da avaliação da atividade de lesões, quando se classifica a aparência superficial como brilhante/polida. Outras alterações da lesão inativa referem-se à abrasão, à lisura superficial medida com o sentido do tato, com a lateral de uma sonda exploradora.[66] Existem algumas indicações, a partir de estudos *in vitro*, de que lesões inativas sejam mais resistentes aos ácidos do que o esmalte virgem em ataques futuros.[67]

Referências

1 Shigli K, Hebbal M, Angadi GS: Relative contribution of caries and periodontal disease in adult tooth loss among patients reporting to the institute of dental sciences, Belgaum, India. Gerodontology 2008, E-pub ahead of print.

2 Rose EK, Vieira AR: Caries and periodontal disease: insights from two US populations living a century apart. Oral Health Prev Dent 2008;6:23–28.

3 Psoter WJ, Pendrys DG, Morse DE, Zhang H, Mayne ST: Associations of ethnicity/race and socio-economic status with early childhood caries pat-terns. J Public Health Dent 2006;66:23–29.

4 Kaste LM, Selwitz RH, Oldakowski RJ, Brunelle JA, Winn DM, Brown LJ: Coronal caries in the primary and permanent dentition of children and adolescents 1–17 years of age: United States, 1988–1991. J Dent Res 1996;75(spec iss):631–641.

5 Angelillo IF, Anfosso R, Nobile CG, Pavia M: Prevalence of dental caries in schoolchildren in Italy. Eur J Epidemiol 1998;14:351–357 (erratum published in Eur J Epidemiol 1998;14:733).

6 Grine FE, Gwinnett AJ, Oaks JH: Early hominid dental pathology: interproximal caries in 1.5 million-year-old *Paranthropus robustus* from Swartkrans. Arch Oral Biol 1990;35:381–386.

7 Polo-Cerda M, Romero A, Casabo J, De Juan J: The bronze age burials from Cova dels Blaus (Vall d'Uixo, Castello, Spain): an approach to palaeodietary reconstruction through dental pathology, occlusal wear and buccal microwear patterns. Homo 2007;58:297–307.

8 Caglar E, Kuscu OO, Sandalli N, Ari I: Prevalence of dental caries and tooth wear in a Byzantine population (13th c. AD) from northwest Turkey. Arch Oral Biol 2007;52:1136–1145.

9 Gustafsson BE, Quensel CE, Lanke LS, Lundqvist C, Grahnen H, Bonow BE, Krasse B: The Vipeholm Dental Caries Study: the effect of different levels of carbohydrate intake on caries activity in 436 individuals observed for five years. Acta Odontol Scand 1954;11:232–264.

10 Stecksen-Blicks C, Sunnegardh K, Borssen E: Caries experience and background factors in 4-year-old children: time trends 1967–2002. Caries Res 2004; 38:149–155.

11 Suhonen J: Mutans streptococci and their specific oral target: new implications to prevent dental caries? Schweiz Monatsschr Zahnmed 1992;102:286–291.

12 Wan AK, Seow WK, Walsh LJ, Bird P, Tudehope DL, Purdie DM: Association of *Streptococcus mutans* infection and oral developmental nodules in predentate infants. J Dent Res 2001;80:1945–1948.

13 Milgrom P, Riedy CA, Weinstein P, Tanner AC, Manibusan L, Bruss J: Dental caries and its relationship to bacterial infection, hypoplasia, diet, and oral hygiene in 6- to 36-month-old children. Community Dent Oral Epidemiol 2000;28:295–306.

14 Brambilla E, Felloni A, Gagliani M, Malerba A, Garcia-Godoy F, Strohmenger L: Caries prevention during pregnancy: results of a 30-month study. J Am Dent Assoc 1998;129:871–877.

15 Turksel Dulgergil C, Satici O, Yildirim I, Yavuz I: Prevention of caries in children by preventive and operative dental care for mothers in rural Anatolia, Turkey. Acta Odontol Scand 2004;62:251–257.

16 Nogueira RD, Alves AC, Napimoga MH, Smith DJ, Mattos-Graner RO: Characterization of salivary immunoglobulin A responses in children heavily exposed to the oral bacterium *Streptococcus mutans*: influence of specific antigen recognition in infection. Infect Immun 2005;73:5675–5684.

17 Psoter WJ, Zhang H, Pendrys DG, Morse DE, Mayne ST: Classification of dental caries patterns in the primary dentition: a multidimensional scaling analysis. Community Dent Oral Epidemiol 2003;31: 231–238.

18 Johnsen DC, Bhat M, Kim MT, Hagman FT, Allee LM, Creedon RL, Easley MW: Caries levels and patterns in head start children in fluoridated and non-fluoridated, urban and non-urban sites in Ohio, USA. Community Dent Oral Epidemiol 1986;14: 206–210.

19 Johnsen DC, Schubot D, Bhat M, Jones PK: Caries pattern identification in primary dentition: a comparison of clinician assignment and clinical analysis groupings. Pediatr Dent 1993;15:113–115.

20 Vanobbergen J, Lesaffre E, Garcia-Zattera MJ, Jara A, Martens L, Declerck D: Caries patterns in primary dentition in 3-, 5- and 7-year-old children: spatial correlation and preventive consequences. Caries Res 2007;41:16–25.

21 Saravanan S, Madivanan I, Subashini B, Felix JW: Prevalence pattern of dental caries in the primary dentition among school children. Ind J Dent Res 2005;16:140–146 (erratum published in Ind J Dent Res 2006;17:10).

22 Elfrink ME, Veerkamp JS, Kalsbeek H: Caries pattern in primary molars in Dutch 5-year-old children. Eur Arch Paediatr Dent 2006;7:236–240.

23 Wyne A, Darwish S, Adenubi J, Battata S, Khan N: The prevalence and pattern of nursing caries in Saudi preschool children. Int J Paediatr Dent 2001; 11:361–364 (erratum published in Int J Paediatr Dent 2001;11:460).

24 Paul TR: Dental health status and caries pattern of preschool children in al-Kharj, Saudi Arabia. Saudi Med J 2003;24:1347–1351.

25 Poulsen VJ: Caries risk children in the Danish Child Dental Service. Scand J Primary Health Care 1987; 5:169–175.

26 Warren JJ, Slayton RL, Yonezu T, Kanellis MJ, Levy SM: Interdental spacing and caries in the primary dentition. Pediatr Dent 2003;25:109–113.

27 Macek MD, Beltran-Aguilar ED, Lockwood SA, Malvitz DM: Updated comparison of the caries susceptibility of various morphological types of permanent teeth. J Public Health Dent 2003;63:174–182.

28 Selwitz RH, Winn DM, Kingman A, Zion GR: The prevalence of dental sealants in the US population: findings from NHANES III, 1988–1991. J Dent Res 1996;75(spec iss):652–660.

29 Mejare I, Kallestal C, Stenlund H, Johansson H: Caries development from 11 to 22 years of age: a prospective radiographic study. Prevalence and distribution. Caries Res 1998;32:10–16.

30 Psoter W, Gebrian B, Prophete S, Reid B, Katz R: Effect of early childhood malnutrition on tooth eruption in Haitian adolescents. Community Dent Oral Epidemiol 2008;36:179–189.

31 Alvarez JO: Nutrition, tooth development, and dental caries. Am J Clin Nutr 1995;61:410S--416S.

32 Greenwell AL, Johnsen D, Di Santis TA, Gerstenmaier J, Limbert N: Longitudinal evaluation of caries patterns from the primary to the mixed dentition. Pediatr Dent 1990;12:278–282.

33 Skeie MS, Raadal M, Strand GV, Espelid I: The relationship between caries in the primary dentition at 5 years of age and permanent dentition at 10 years of age – a longitudinal study. Int J Paediatr Dent 2006;16:152–160.

34 O'Sullivan DM, Tinanoff N: The association of early dental caries patterns with caries incidence in preschool children. J Public Health Dent 1996;56:81–83.

35 Nyvad B, Fejerskov O, Josephsen K: Organic structures of developmental origin in human surface enamel. Scand J Dent Res 1988;96:288–292.

36 Loesche WJ, Eklund S, Earnest R, Burt B: Longitudinal investigation of bacteriology of human fissure decay: epidemiological studies in molars shortly after eruption. Infect Immun 1984;46:765–772.

37 Carvalho JC, Ekstrand KR, Thylstrup A: Dental plaque and caries on occlusal surfaces of first permanent molars in relation to stage of eruption. J Dent Res 1989;68:773–779.

38 Carvalho JC, Ekstrand KR, Thylstrup A: Results after 1 year of non-operative occlusal caries treatment of erupting permanent first molars. Community Dent Oral Epidemiol 1991;19:23–28.

39 Ekstrand KR, Christiansen J, Christiansen ME: Time and duration of eruption of first and second permanent molars: a longitudinal investigation. Community Dent Oral Epidemiol 2003;31:344–350.

40 Ahmad N, Gelesko S, Shugars D, White RP Jr, Blakey G, Haug RH, Offenbacher S, Phillips C: Caries experience and periodontal pathology in erupting third molars. J Oral Maxillofac Surg 2008;66:948–953.

41 Shugars DA, Elter JR, Jacks MT, White RP, Phillips C, Haug RH, Blakey GH: Incidence of occlusal dental caries in asymptomatic third molars. J Oral Maxillofac Surg 2005;63:341–346.

42 Hopcraft MS, Morgan MV: Pattern of dental caries experience on tooth surfaces in an adult population. Community Dent Oral Epidemiol 2006;34:174–183.

43 Hannigan A, O'Mullane DM, Barry D, Schafer F, Roberts AJ: A caries susceptibility classification of tooth surfaces by survival time. Caries Res 2000; 34:103–108.

44 Richardson PS, McIntyre IG: Susceptibility of tooth surfaces to carious attack in young adults. Community Dent Health 1996;13:163–168.

45 Chestnutt IG, Schafer F, Jacobson AP, Stephen KW: Incremental susceptibility of individual tooth sur-faces to dental caries in Scottish adolescents. Community Dent Oral Epidemiol 1996;24:11–16.

46 McDonald SP, Sheiham A: The distribution of caries on different tooth surfaces at varying levels of caries – a compilation of data from 18 previous studies. Community Dent Health 1992;9:39–48.

47 Dummer PM, Oliver SJ, Hicks R, Kindon A, Addy M, Shaw WC: Factors influencing the initiation of carious lesions in specific tooth surfaces over a 4-year period in children between the ages of 11–12 years and 15–16 years. J Dent 1990;18:190–197.

48 Berman DS, Slack GL: Susceptibility of tooth surfaces to carious attack: a longitudinal study. Br Dent J 1973;134:135–139.

49 Carlos JP, Gittelsohn AM: Longitudinal studies of the natural history of caries. II. A life-table study of caries incidence in the permanent teeth. Arch Oral Biol 1965;10:739–751.

50 Barr JH, Diodati RR, Stephens RG: Incidence of caries at different locations on the teeth. J Dent Res 1957;36:536–545.

51 Mejare I, Stenlund H, Zelezny-Holmlund C: Caries incidence and lesion progression from adolescence to young adulthood: a prospective 15-year cohort study in Sweden. Caries Res 2004;38:130–141.

52 Stenlund H, Mejare I, Kallestal C: Caries incidence rates in Swedish adolescents and young adults with particular reference to adjacent approximal tooth surfaces: a methodological study. Community Dent Oral Epidemiol 2003;31:361–367.

53 Machiulskiene V, Nyvad B, Baelum V: Prevalence and severity of dental caries in 12-year-old children in Kaunas, Lithuania 1995. Caries Res 1998;32:175–180.

54 Mejare I, Kallest l C, Stenlund H: Incidence and progression of approximal caries from 11 to 22 years of age in Sweden: a prospective radiographic study. Caries Res 1999;33:93–100.

55 Shwartz M, Grondahl HG, Pliskin JS, Boffa J: A longitudinal analysis from bitewing radiographs

of the rate of progression of approximal carious lesions through human dental enamel. Arch Oral Biol 1984; 29:529–536.
56 Mejare I, Stenlund H: Caries rates for the mesial surface of the first permanent molar and the distal surface of the second primary molar from 6 to 12 years of age in Sweden. Caries Res 2000;34:454–461.
57 Berkey CS, Douglass CW, Valachovic RW, Chauncey AH: Longitudinal radiographic analysis of carious lesion progression. Community Dent Oral Epidemiol 1988;16:83–90.
58 Warren JJ, Levy SM, Broffitt B, Kanellis MJ: Longitudinal study of non-cavitated carious lesion progression in the primary dentition. J Public Health Dent 2006;66:83–87.
59 McArdle LW, Renton TF: Distal cervical caries in the mandibular second molar: an indication for the prophylactic removal of the third molar? Br J Oral Maxillofac Surg 2006;44:42–45.
60 Mariri BP, Levy SM, Warren JJ, Bergus GR, Marshall TA, Broffitt B: Medically administered antibiotics, dietary habits, fluoride intake and dental caries experience in the primary dentition. Community Dent Oral Epidemiol 2003;31:40–51.
61 ten Cate JM: Remineralization of caries lesions extending into dentin. J Dent Res 2001;80:1407–1411.
62 Pitts NB, Renson CE: Monitoring the behaviour of posterior approximal carious lesions by image analysis of serial standardised bitewing radiographs. Br Dent J 1987;162:15–21.
63 Backer Dirks O: Posteruptive changes in dental enamel. J Dent Res 1966;45:503–511.
64 Fejerskov O, Nyvad B, Kidd EAM: Pathology of dental caries; in Fejerskov O, Kidd EAM (eds): Dental Caries: The Disease and Its Clinical Management, ed 2. Oxford, Blackwell Munksgaard, 2008, pp19–48.
65 Al-Khateeb S, Forsberg CM, de Josselin de Jong E, Angmar-Mansson B: A longitudinal laser fluorescence study of white spot lesions in orthodontic patients. Am J Orthod Dentofacial Orthop 1998;113: 595–602.
66 Nyvad B, Machiulskiene V, Baelum V: Reliability of a new caries diagnostic system differentiating between active and inactive caries lesions. Caries Res 1999;33:252–260.
67 Koulourides T, Sims RM: Artificial caries studied with intermittent demineralizing and mineralizing treatments of teeth. Ala J Med Sci 1967;4:282–288.

Hafsteinn Eggertsson, DDS, MSC, PhD, Professor Assistente
Department of Preventive Community Dentistry Oral Health Research Center
Indiana University School of Dentistry
415 Lansing Street
Indianapolis, IN 46202 (USA)
Tel. +1 317 274 8822, Fax +1 317 274 5425, E-Mail heggerts@iupui.edu

7 Avaliação do comportamento de saúde do paciente

Passos essenciais para motivar os pacientes na adoção e manutenção de atitudes em favor da saúde bucal

Ruth Freeman[a] – Amid Ismail[b]

[a]Oral Health and Health Research Programme, Dental Health Services Research Unit, University of Dundee, Dundee, UK; [b]Maurice H. Kornberg School of Dentistry, Temple University, Philadelphia, Pa., USA

Resumo

Este capítulo apresenta um resumo das várias abordagens com relação à mudança de comportamento em saúde bucal. Resultados das pesquisas atuais não favorecem a prática de dar "instruções" ou "conselhos" aos pacientes como forma de modificar suas atitudes quanto à saúde. São descritos vários modelos explanatórios que abordam tanto a complexidade quanto os fatores que influenciam e podem ser utilizados na predição do comportamento de saúde de um indivíduo. É apresentado um guia prático sobre o que deve ser avaliado e sobre suposições que os profissionais podem fazer para ajudar os pacientes na mudança e na manutenção dos comportamentos que influenciam saúde. O potencial para dificuldades durante essa avaliação é abordado, já que essa consciência permitirá maior flexibilidade ao negociar com os pacientes para auxiliá-los no desenvolvimento de estratégias para modificar e manter seus comportamentos de saúde. Assim, a última parte do capítulo descreve novas abordagens que se baseiam em múltiplos modelos que se concentram nas crenças, nos objetivos almejados e na disposição para a mudança dos pacientes, abordagens essas preferíveis em relação às estratégias tradicionais de educação do paciente de odontologia.

Copyright © 2009 S. Karger AG, Basel

Existe a suposição de que alterar o comportamento das pessoas é difícil ou impossível. Infelizmente, essa conclusão se baseia no emprego de modelos muito simplificados para alterar o comportamento com relação à saúde bucal. Cirurgiões-dentistas e higienistas sempre assumiram que sua tarefa é a de prover informações de saúde apropriadas e baseadas em evidências, o que aumenta o *conhecimento*, leva à mudança de *atitudes* e, consequentemente, a uma mudança no *comportamento* de saúde. Esse modelo educacional é conhecido como modelo KAB (sigla em inglês para *Knowledge, Atittudes e Behaviour* – conhecimento, atitudes e comportamento), e, ao mesmo tempo em que melhora o entendimento das pessoas sobre as causas da doença, faz muito pouco para provocar mudanças em seus comportamentos. Com frequência, as pessoas agem de

Tabela 7.1 Componentes do HBM[5]

Componente	Definição do componentes
Suscetibilidade percebida	A percepção do indivíduo sobre ficar doente
Severidade percebida	A percepção do indivíduo sobre a seriedade de uma condição e suas consequências na saúde
Benefícios percebidos	A crença do indivíduo de que as ações de saúde aconselhadas irão reduzir a seriedade da doença
Barreiras percebidas	As barreiras psicológicas, de tempo e financeiras percebidas em relação à adoção das ações recomendadas
Sugestões para ação	A prontidão para agir
Autoeficácia	Confiança em adotar o comportamento recomendado

uma determinada forma mesmo sabendo que esse comportamento pode trazer o prejuízo à sua saúde. Para Festinger,[1] esses pacientes apresentam dissonância cognitiva – só que, para os clínicos em geral, pode parecer que seus pacientes estão agindo de forma estranha e difícil, ignorando o conselho profissional que lhes foi dado. Dessa forma, a questão que passa pela cabeça dos cirurgiões-dentistas é: "como posso fazer com que o paciente mude?" Outra perspectiva sobre a razão dessa dissonância é a de que o conhecimento odontológico fornecido pelos profissionais normalmente não é adaptado para o nível de disposição para a mudança do paciente, ou para seu nível de conhecimento, e para a presença concomitante de outros fatores e eventos estressantes e influenciadores. No modelo atual de educação para saúde, o paciente é considerado estático. Este capítulo apresenta uma introdução a diferentes abordagens para mudança de comportamento na busca de saúde bucal. Atualmente, não existe um modelo único que possa ser usado de forma exclusiva para alterar o comportamento do paciente. Em vez disso, a melhor prática é adotar ou integrar aspectos de diferentes modelos que melhor se adaptem ao comportamento almejado e à população de interesse.

Definição dos comportamentos de saúde

O profissional costuma ter dúvidas sobre o que constitui, de fato, os "comportamentos de saúde". De acordo com Nutbeam,[2] o comportamento de saúde é definido como "qualquer atividade realizada por um indivíduo, independentemente do estado de saúde real ou percebido, com o propósito de promover, proteger ou manter a saúde, sendo o comportamento adotado objetivamente eficaz ou não para a obtenção desse fim".

Entretanto, Nutbeam[2] pede cuidado e sugere que os comportamentos de saúde devem ser diferenciados dos "comportamentos de risco", os quais ele define como "comportamentos associados ao aumento da suscetibilidade a uma determinada causa de doença". Assim, o exame da literatura não dá uma explicação simples para o termo comportamento de saúde. Existe uma ampla diversidade entre os vários modelos teóricos e explanatórios que dizem auxiliar na compreensão da saúde e de seus comportamentos associados. Por que é necessário conceituar a saúde e seus comportamentos associados em modelos complexos e cognitivos interativos? Certamente uma definição simples como "as ações associadas à saúde" seria suficiente para compreender os comportamentos de saúde e promover intervenções de saúde bucal para a manutenção da saúde? Sustentar essa visão, porém, seria ignorar as complexidades dos comportamentos de saúde – e as influências internas e externas – que atuam sobre os indivíduos e afetam a saúde e seus comportamentos associados.

Modelo em passos para avaliar os comportamentos de saúde bucal

Para auxiliar o paciente na adoção de comportamentos que conduzam à saúde, é necessário conceituar a avaliação do comportamento de saúde do paciente como uma série de passos. Assim, é necessário que os profissionais da odontologia estejam familiarizados com modelos[1] de comportamento e percepção de necessidades,[2] o que deve ser avaliado e modelos de mudança de comportamento e métodos para avaliar a disposição do paciente para a mudança.[3]

Passo 1: Compreendendo o comportamento – modelos de comportamento e percepção de necessidades

Existem muitos modelos explanatórios cognitivos que preveem e ilustram a complexidade dos comportamentos de saúde. Nesta parte do capítulo, serão descritos modelos de comportamento a fim de demonstrar, primeiramente, a complexidade dos comportamentos de saúde e, em segundo lugar, de que forma os fatores internos e externos aos indivíduos causam impacto sobre seus comportamentos de saúde.

O modelo da crença na saúde

O primeiro deles é o "modelo da crença em saúde" (HBM, sigla em inglês para *health belief model*) desenvolvido por Hochbaum[3] e Rosenstock.[4] O HBM se baseia na premissa de que, se um indivíduo acredita ser suscetível a uma doença, essa percepção tem impacto significativo na saúde, pois os benefícios do tratamento percebidos se sobrepõem às barreiras para realizar ações que colaborem com a saúde. A conclusão é que o indivíduo irá adotar comportamentos que conduzam à saúde (Tabela 7.1).

A Figura 7.1 apresenta os componentes básicos do modelo e também ilustra "sugestões para ação", como, por exemplo, a "semana da consciência do câncer bucal", bem como "fatores modificadores" como idade, autoconfiança (autoeficácia) ou conhecimento sobre saúde. O HBM foi criticado no tocante à sua capacidade de prever a adoção de comportamentos que conduzam à saúde; no entanto, ele mostrou ser valioso na predição de comportamentos de escovação dentária na infância, com a suscetibilidade percebida, sendo o fator preditivo mais forte dos comportamentos preventivos de saúde.[6]

O HBM só se concentra na percepção individual, modificando fatores e benefícios percebidos na determinação da mudança de comportamento. Considerando que cada indivíduo deve determinar sua necessidade de mudança e quando ou como mudar, são feitas tentativas de aumentar o conhecimento e a percepção da suscetibilidade e dos benefícios potenciais, já que o modelo KAB, não pode, sozinho, levar a

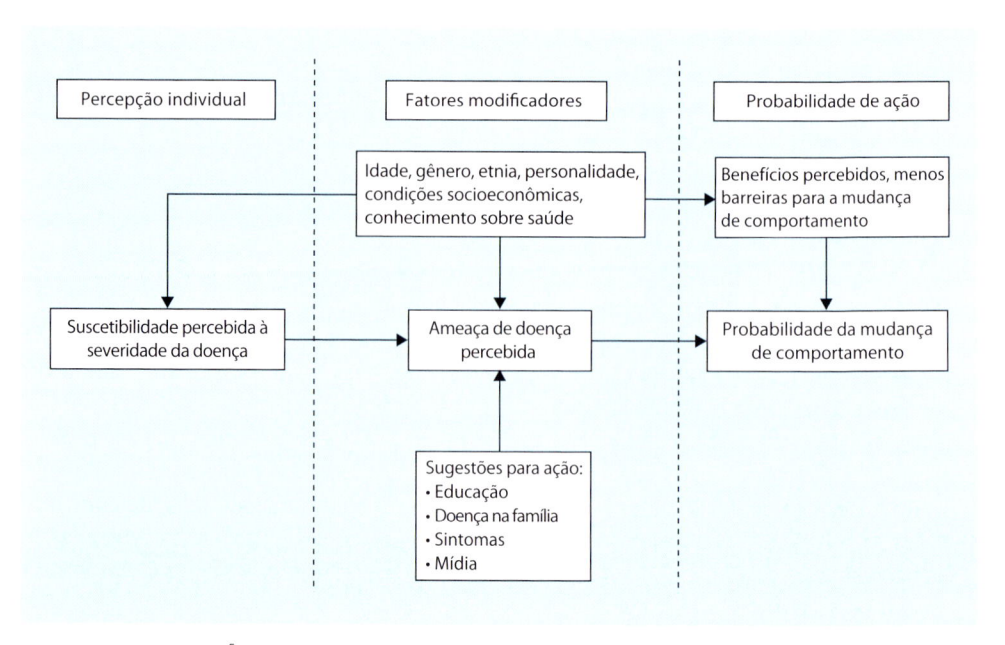

Figura 7.1 O HBM[5].

alterações significativas de comportamento sem considerar os fatores habilitadores e modificadores que influenciam um indivíduo a comportar-se daquela determinada maneira durante a vida. Uma revisão sistemática concluiu que o impacto do HBM na mudança de comportamento é inconsistente, pois o modelo se concentra apenas em fatores predisponentes. Foram propostos novos modelos que abordam essa limitação.

Uma revisão sistemática quantitativa dos estudos que aplicaram o HBM entre adultos no final dos anos de 1980 considerou-o falho em poder preditivo consistente para muitos comportamentos, provavelmente por estar limitado aos fatores predisponentes.[7] Um estudo que comparou especificamente seu poder preditivo com outros métodos concluiu que ele contribuiu em menor proporção para a variação nos comportamentos de dieta, exercícios e fumo do que a teoria da ação racional, a teoria do comportamento planejado e o modelo preceder-proceder.[8]

Teoria do comportamento planejado

A teoria do comportamento planejado (TPB, sigla em inglês para *theory of planned behaviour*) conceituada por Ajzen[9] define o comportamento em termos de vontade e intenção de agir. Esse modelo explanatório é baseado na premissa de que as pessoas utilizam toda a informação disponível para realizar ou não determinado comportamento. Na TPB, o papel das atitudes e a avaliação que se faz delas, juntamente com as atitudes de pessoas importantes e a motivação para satisfazer suas vontades (a chamada norma subjetiva) são preditivos da intenção de realizar um determinado comportamento. Além disso, a TPB reconhece a importância do "controle do comportamento percebido", que é a combinação de crenças de controle e poder percebido. Assim, a importância da autoconfiança ou da autoeficácia é fundamental na predição da intenção de um indivíduo realizar ou não um comportamento em particular. É importante considerar a TPB ao tentar entender os comportamentos de saúde, pois ela leva em conta fatores internos do indivíduo, como as atitudes e o controle comportamental percebido, bem como fatores externos a ele, como o papel das pessoas significativas. Na TPB, essas influências são apreciadas como centrais na predição do comportamento.

Teoria da autodeterminação

Considerou-se, muitas vezes, que a teoria da autodeterminação[10-12] definia um forte apoio teórico, no qual se compreenderia como modificar comportamentos. Deci e Ryan e colaboradores[10-12] propuseram que mudanças de comportamento motivadas por fatores intrínsecos (p. ex., novidade inerente, prazerosa, estimulante, automotivada e satisfatória) são mais sustentáveis do que as produzidas por fatores extrínsecos (p. ex., coerção, recompensa externa ou medo), além de as últimas serem antimotivacionais. Novas abordagens para mudança de comportamento constroem motivação intrínseca de uma forma que intervenções mais longas, educacionais, de confronto ou focadas nas habilidades, podem não conseguir. Essas abordagens centradas no paciente permitem que haja uma *conexão de valores* entre os valores pessoais do indivíduo e os comportamentos que ele escolher.

Teoria da autoeficácia

De acordo com Bandura,[13-15] autoeficácia é a "crença na efetividade do indivíduo na realização de tarefas específicas". Indivíduos autoeficazes adotarão comportamentos mais facilmente do que aqueles com baixa autoeficácia. A autoeficácia é um estado complexo que não pode ser ensinado facilmente; em vez disso, é desenvolvido por meio da compreensão dos fatores sociais, cognitivos e ambientais que influenciam o desejo de chegar a um resultado. A autoeficácia constitui fator chave para alcançar um estado de mudança ou de adoção de comportamentos. A autodeterminação só pode ser alcançada por meio da autorreflexão sobre as crenças pessoais e a autoavaliação das prioridades e experiências. A autorreflexão e a autoavaliação aumentam a probabilidade de que o indivíduo realize ações para alcançar habilidades de desempenho. A teoria da autoeficácia prognostica que, para iniciar uma ação, os seres humanos precisam definir os resultados desejados e, então, navegar pelos pensamentos e paradoxos internos a fim de dar os passos no sentido de alcançá-los.

Comportamentos direcionados e relacionados à saúde e conceitos de necessidade

Um antigo trabalho conduzido por Smith[16] examinou o comportamento de escovação dentária de adolescentes de 12 a 17 anos de idade para compreender os comportamentos preventivos de saúde. Seus achados sugeriram que a maioria das meninas não se sentia suscetível à doença periodontal, nem a encaravam como ameaça à sua saúde bucal. Embora as meninas escovassem os dentes todos os dias, elas não consideravam a escovação como um meio de prevenção e não identificavam o sangramento da gengiva como sugestão para ação no sentido de saúde. Aparentemente, a atividade de escovação dentária das meninas estava associada à vaidade, e não à prevenção da gengivite. A escovação dentária, nesse contexto, constituiu um comportamento relacionado à saúde e não um comportamento direcionado à saúde.

Ao considerar modelos explanatórios de comportamentos de saúde, é importante refletir sobre os conceitos de comportamentos direcionados e relacionados à saúde. Essencialmente, os comportamentos direcionados à saúde são aqueles realizados pelo indivíduo para, principalmente, prevenir doença, enquanto os comportamentos relacionados à saúde são as ações realizadas principalmente para melhorar a autoestima, por exemplo, mas nos quais existe uma "preocupação" secundária com a saúde. Um bom exemplo é a redução da frequência de consumo de açúcar: algumas pessoas irão reduzir seu consumo de açúcar para evitar cáries dentárias (comportamento direcionado à saúde), enquanto outras irão fazê-lo para melhorar a aparência (comportamento relacionado à saúde), o que trará benefícios associados de melhorar a saúde bucal e reduzir a obesidade.

Parte integrante dos comportamentos relacionados e direcionados à saúde é a percepção do indivíduo sobre suas necessidades de saúde. Ong[17] sugeriu que as necessidades de cuidado com a saúde das pessoas são relegadas ao segundo plano em favor de outras necessidades mais urgentes ou importantes, como doença na família ou condição socioeconômica. Assim, a educação em saúde bucal será diferente para pessoas diferentes. Se os profissionais de saúde desejam que seus pacientes adotem comportamentos mais saudáveis, eles devem considerar as "necessidades" de saúde específicas de seus pacientes. Bradshaw[18] identificou três diferentes categorias de necessidades de saúde:

(1) Necessidade normativa – é uma necessidade definida profissionalmente; é identificada pelo profissional de saúde quando diagnostica a doença ou percebe uma queda dos padrões aceitáveis; é ditada pelo treinamento profissional e, frequentemente, baseada em julgamento de valores;

(2) Necessidade sentida – é o que a pessoa sente sobre suas necessidades de saúde; essa é uma percepção leiga das necessidades de saúde; é o que o paciente quer e acredita ser necessário fazer; frequentemente, difere das necessidades definidas pelo profissional e pode provocar conflito entre o clínico e o paciente;

(3) Necessidade expressa – é a necessidade que as pessoas vocalizam, em palavras e ações; essas são diferentes das necessidades sentidas, as quais o paciente pode sentir, mas ser incapaz de verbalizar para o profissional.

Passo 2: O que deve ser avaliado e suposições profissionais

O primeiro passo na formulação da avaliação do comportamento de saúde do paciente examinou diversos modelos de comportamento. Esses modelos ilustraram a complexidade dos fatores preditivos de comportamento internos e externos ao indivíduo. O papel das atitudes e da autoeficácia é fundamental para explicar a adoção de um comportamento em particular, enquanto o papel dos fatores externos – como os membros da família – é importante para prever um comportamento. Dessa forma, existem vários fatores externos e internos que devem ser considerados ao prover, de pessoa para pessoa, educação em saúde bucal. Como essas influências também incluem as percepções do paciente quanto aos comportamentos direcionados e relacionados à saúde e quanto às necessidades de saúde, como segundo passo para a avaliação do comportamento de saúde do paciente é preciso:

- avaliar o nível de compreensão do paciente sobre a condição, a severidade ou o comportamento de doença;
- avaliar o nível de conhecimento do paciente sobre saúde bucal;
- perguntar ao paciente sobre sua colaboração prévia com os conselhos de saúde bucal já recebidos;
- avaliar a capacidade para autocuidado do paciente;
- avaliar as atitudes do paciente quanto à saúde bucal;
- perguntar ao paciente sobre as experiências de saúde bucal de seus familiares, conhecidos e de sua comunidade;
- perguntar ao paciente sobre as atitudes em prol da saúde adotadas por seus familiares, conhecidos e sua comunidade.

Uma vez obtidos os detalhes sobre o paciente, ele e o profissional de saúde iniciam uma nova fase. Nessa fase, o profissional pode sentir que chegou o momento de o paciente mudar e assumir vários novos comportamentos que conduzam à saúde. Esse é um *momento perigoso*, já que o profissional pode impor ao paciente informações sobre saúde bucal acreditando que:[19-21] (1) ele está pronto para mudar, (2) ele deve mudar agora e (3) a saúde bucal é seu principal fator de motivação.

Quando essa abordagem falha, os profissionais de saúde podem sentir que: (1) sua posição como profissional de saúde lhe foi usurpada, (2) o caráter de sua abordagem foi incorreto e (3) a consulta foi um fracasso.

As suposições acima são perigosas e não permitem flexibilidade no processo de mudança.[19-21] Tanto para o clínico quanto para o paciente o perigo é que o encontro entre eles seja percebido como interação difícil, com o temor de que se chegou a um impasse. No entanto, não é o caso, e o próximo passo do processo é compreender o comportamento do paciente e de que forma os seus sentimentos e suas opiniões podem influenciar e ser utilizados como agentes de mudança na adoção e manutenção de comportamentos que conduzam à saúde.

Passo 3: Compreendendo a mudança de comportamento – entrevista motivacional e o modelo transteórico

Assim sendo, o aspecto central de qualquer estratégia comportamental para auxiliar o paciente na adoção e manutenção dos comportamentos que conduzam à saúde é o requisito para incorporar informações sobre o paciente em um plano preventivo que possibilite a mudança. Nesse sentido, existem vários modelos para a mudança do comportamento de saúde. Eles variam desde estratégias centradas no clínico até estratégias centradas no paciente/cliente. A Tabela 7.2 ilustra esses modelos de forma progressiva, de centrado no clínico a centrado no paciente. O primeiro é o modelo educacional ou modelo KAB, que se baseia no profissional que provê educação em saúde para estimular atitudes com o objetivo de alterar comportamentos de saúde. Da mesma forma, o modelo de mudança de comportamento se baseia no profissional que dá informações com o objetivo de alterar o comportamento por meio de negociação e do estabelecimento de objetivos de saúde, a fim de permitir mudanças de compor-

Tabela 7.2 Modelos de educação em saúde para promover a mudança de comportamento[22,23]

Modelo de educação em saúde	Objetivo	Atividade de educação/promoção de saúde	Exemplos de cuidado bucal primário
Modelo educacional ou KAB	Informar sobre a saúde; são tomadas decisões quanto à saúde e a ação é realizada	Educação em saúde combinada com a abordagem das atitudes; são fornecidas habilidades para uma vida mais saudável	Programas contra o fumo adotados na prática odontológica
Modelo de mudança de comportamento	Alterar comportamentos de saúde e melhorar a saúde	Auxiliar mudanças de atitude, estimulando a mudança de um comportamento não saudável para um mais saudável	Educação em saúde de pessoa para pessoa no consultório, abordando conselhos sobre dieta na prevenção da cárie dentária
Modelos centrados no paciente (autodeterminação, autoeficácia, TTM)	Negociar os objetivos de saúde a partir das necessidades sentidas e expressas pelo paciente	O paciente determina seu próprio cronograma e decide quais questões de saúde devem ser discutidas; o paciente tem o poder de negociar seus objetivos de saúde identificados	Negociação de objetivos de saúde bucal para auxiliar adolescentes na redução do consumo de refrigerantes

tamento ao longo do tempo. O último modelo é o centrado no paciente. Esse modelo leva em conta a influência de fatores que inibem e estimulam o paciente a mudar. Assim, o profissional de saúde segue a orientação do paciente reconhecendo suas capacidades e dificuldades ao tentar adotar comportamentos que conduzem à saúde.

Para auxiliar o paciente na cooperação e manutenção dos comportamentos recentemente adotados, o profissional de saúde deve integrar o que sabe sobre o nível de entendimento do paciente quanto às atitudes relacionadas à saúde, incluindo dificuldades no autocuidado e a disposição para mudanças. Esse conhecimento por parte do profissional neutraliza o medo de chegar a um impasse. Basicamente, o profissional de saúde segue a orientação do paciente, e, ao fazer isso, adota elementos de boa prática ao negociar a mudança de comportamento:[19-21] (1) respeito pela autonomia do paciente e consideração pela importância das suas opções; (2) deve-se considerar a disposição para mudança; (3) é comum haver ambivalência, e as razões para isso devem ser exploradas e compreendidas; (4) os objetivos/metas devem ser identificados pelos pacientes; (5) o especialista (você) fornece informações e suporte, e (6) o paciente é o elemento ativo na tomada de decisão.

Entrevista motivacional

A entrevista motivacional incorpora todos os elementos da boa prática[19,20] e é baseada no paciente estabelecendo seu próprio programa de mudanças. Assim, a entrevista motivacional faz parte da disposição do paciente para a mudança. Essas são as principais

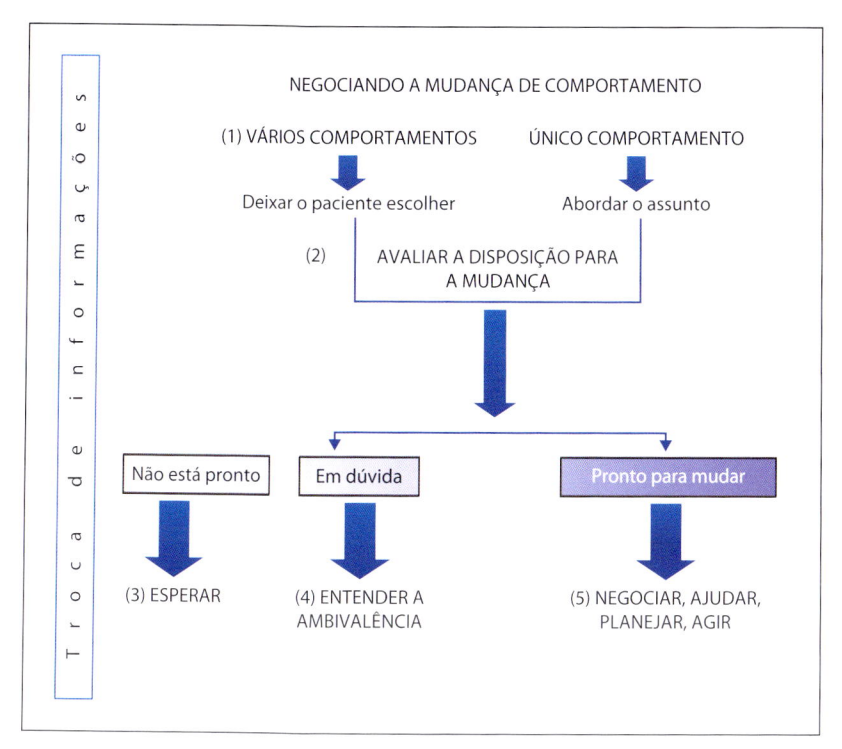

Figura 7.2 Entrevista motivacional.

doutrinas da entrevista motivacional, já que o profissional vai negociando seu progresso por meio da via motivacional. A Figura 7.2 apresenta um esquema representativo da entrevista motivacional. O esquema é dividido em fases para apresentar uma visão geral do assunto. A primeira fase do procedimento é decidir sobre qual comportamento alterar; a segunda fase é avaliar a disposição do paciente para mudança e a terceira fase é agir de acordo com essa disposição. Na entrevista motivacional, o cirurgião-dentista ou higienista não dá um conselho direto, nem sugere o que o paciente deve fazer. O principal objetivo do processo de entrevista motivacional é auxiliar o paciente na tomada de suas próprias decisões e na determinação de seus objetivos preferidos. A aplicação da entrevista motivacional requer o desenvolvimento de novas habilidades de comunicação como usar diferentes níveis de reflexão, usar perguntas abertas, saber lidar com a resistência, descobrir a as dúvidas e guiar o paciente para uma conversa sobre mudança.

Fase 1: Qual comportamento modificar?

O paciente pode apresentar um ou vários problemas de saúde bucal que podem ser melhorados com a mudança e adoção de comportamentos que conduzam à saúde. Nas situações nas quais há apenas um comportamento – por exemplo, o uso de limpeza interdental – o profissional de saúde pode abordar o assunto. Quando há muitos comportamentos, o uso da figura para determinação do cronograma (Fig. 7.3) dá ao paciente uma oportunidade de escolher qual o comportamento que gostaria de mudar. Na Figura

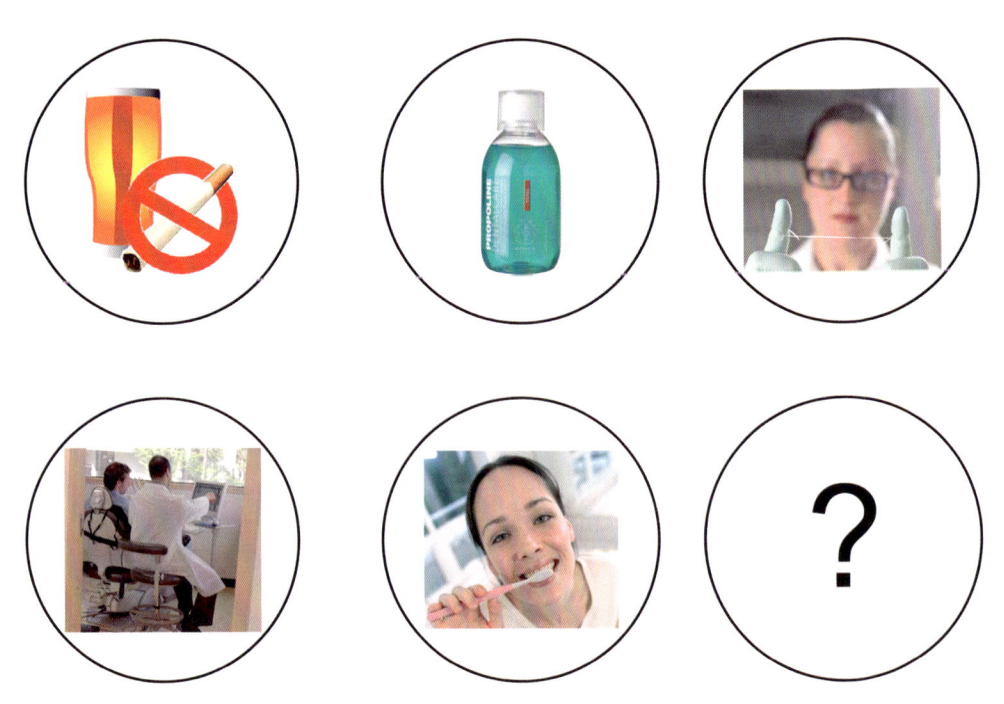

Figura 7.3 Determinação do cronograma.

7.3 o exemplo apresentado é melhorar a saúde periodontal. Os comportamentos que o paciente pode escolher vão desde parar de fumar até escovar os dentes. Além disso, há um ponto de interrogação para que o paciente traga sua própria sugestão de mudança.

Fase 2: Disposição para mudança?

Juntos, o profissional de saúde e o paciente devem decidir sobre o grau de ambivalência ou a "disposição para mudança" do paciente. Isso pode ser feito de diversas maneiras, e aqui são apresentados dois exemplos. Primeiramente, existe uma régua de disposição na qual o paciente indica sua disposição para a mudança, com um marcador deslizante, desde "não estou pronto", passando por "em dúvida", até "pronto". Alternativamente, o paciente pode examinar os prós e contras de mudar seu comportamento de saúde utilizando um "quadro de comparação" (Tabela 7.3). Segue-se uma discussão entre o profissional e o paciente, sendo que o último permite que seja executada uma avaliação de sua disposição para mudança (Tabela 7.3). Independente do método utilizado, o essencial é que o paciente esteja envolvido para identificar seu próprio grau de ambivalência e os comportamentos a ser modificados.

Fases 3 a 5: Não está pronto, em dúvida e pronto para a mudança

Existem três resultados possíveis para a entrevista motivacional:

Na fase 3, o paciente não está pronto; esse fato deve ser aceito e o profissional de saúde deve aguardar.

Tabela 7.3 Comparação para avaliar a ambivalência/dúvida do paciente

Não mudar	Mudar
Custos	Custos
Não me sinto atraente	Irá perturbar meus hábitos
Difícil de sorrir	Irá tomar muito tempo
Difícil de beijar o parceiro	O tratamento dentário é muito caro
Benefícios	Benefícios
Sentimento de falta de confiança	Aumento da autoestima

Na fase 4, o paciente está ambivalente; a indecisão do paciente deve ser reconhecida e o profissional deve tentar compreender a sua resistência à mudança.

Na fase 5, o paciente está pronto para mudar, isto é, o comportamento de saúde bucal foi identificado e os objetivos de saúde foram negociados.

O uso de cronogramas para negociação dos objetivos em saúde como o Be SMART (sigla em inglês) – seja específico, objetivo, palpável, realista e relacionado ao tempo – pode ser empregado para planejar objetivos específicos em saúde bucal que o paciente é capaz de alcançar em um determinado período de tempo. Nesse momento, é essencial o auxílio de um profissional de saúde.

A entrevista motivacional tem sido utilizada em odontologia para auxiliar o paciente na mudança de seus comportamentos de saúde bucal. Na Grã-Bretanha[24] e na América do Norte,[25,26] as abordagens centradas no paciente têm sido utilizadas para conscientização, modificação de atitudes e para promover saúde bucal. No trabalho conduzido por Weinstein e colaboradores,[25,26] utilizaram o veículo da saúde bucal para promover a "autoeficácia" e a "competência do paciente". São apresentados detalhes sobre como o profissional de saúde deve "aconselhar enfatizando a opção do paciente".

Talvez o fator de maior importância seja a forma como o profissional irá lidar com as dúvidas ou a resistência do paciente à mudança, e a forma como as respostas do cirurgião-dentista afetarão a capacidade do paciente de adotar e manter comportamentos que conduzam à saúde bucal: "alguns exemplos de estratégias úteis são dar ênfase à opção do paciente, evitando discussões ou mesmo a concordância direta com o paciente, apontando o que ele diz como argumento válido".[25]

Essencialmente, o profissional de saúde capacita o paciente a manter a aliança do tratamento[27] e aceitar os cuidados de saúde bucal que lhe estão sendo oferecidos e prestados. Isso é conseguido com aumento da autoestima, promoção de harmonia e compreensão, ao mesmo tempo reduzindo a probabilidade de o paciente se sentir culpado ou humilhado. O resultado da adoção da entrevista motivacional foi a redução de 46% na experiência de cárie evidente em crianças pequenas cujos pais receberam a intervenção da entrevista motivacional.[28]

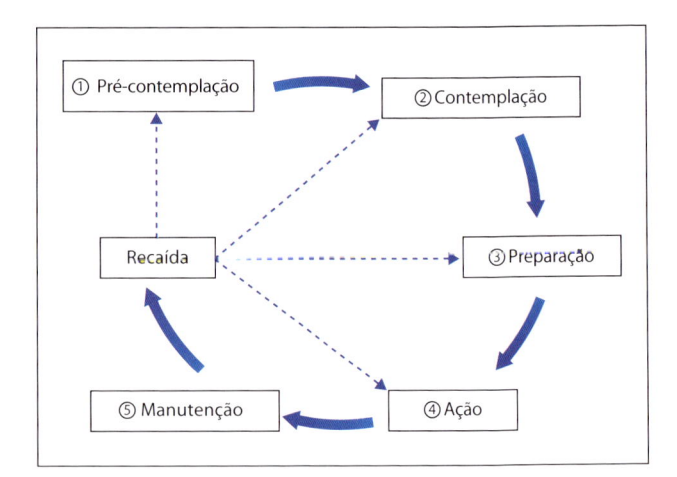

Figura 7.4 O TTM de mudança de comportamento.

Modelo transteórico de mudança de comportamento

O modelo transteórico (sigla em inglês, TTM) de mudança de comportamento está intimamente relacionado à entrevista motivacional.[29] O TTM constitui mais uma estratégia centrada no paciente que reconhece que a mudança de comportamento é um processo complexo. Esse também depende da capacidade do paciente mudar e reconhece que o seu grau de ambivalência tem importância central. O papel do profissional de saúde é, mais uma vez, identificar o grau de disposição do paciente para a mudança e dar auxílio e suporte para capacitá-lo a alterar suas ações pouco saudáveis por outras mais saudáveis. Para o paciente que apresenta dúvida, o modelo de estágios de mudança traz uma solução para ajudá-lo a mover-se da posição de "contemplador crônico" para ficar pronto para a "ação". Nesse modelo, a mudança é encarada como um processo que apresenta 5 estágios interligados. A Figura 7.4 mostra as várias fases do modelo, que são descritas separadamente a fim de apresentar uma visão geral do TTM.

Os estágios de mudança do TTM iniciam com a pré-contemplação e conduzem o profissional de saúde e o paciente por uma estrada que passa pela contemplação, pela preparação, pela ação para manutenção e pela possibilidade de recaída em qualquer estágio da jornada.

Pré-contemplação

O paciente se move de um estado de desconhecimento para um estado de consciência de que precisa mudar. É nesse estágio que a entrevista motivacional é utilizada para avaliar a dúvida e a disposição para a mudança. A discussão sobre os benefícios ("os prós") e as barreiras ("os contras") fornece a base para o estágio de pré-contemplação. As intervenções utilizadas incluem passar informações sobre saúde ao paciente e descobrir problemas com o seu estilo de vida que podem agir como barreiras para a progressão para o próximo estágio.

Contemplação

Os pacientes estão comparando os benefícios ("os prós") e as barreiras ("os contras") de adotar comportamentos que conduzam à saúde bucal. Esses pacientes ainda não estão prontos para mudar. Com frequência, eles podem parecer "presos" no estágio de contemplação e tornarem-se "contempladores crônicos". Para ajudar esses pacientes ambivalentes, eles devem ter consultas frequentes e receber suporte para possibilitar a promoção da autoeficácia, da autoconfiança e da eventual preparação para a mudança de comportamento.

Preparação

Essa fase pode levar muito tempo. Trata-se de uma fase essencial para contempladores crônicos, já que o tempo de preparação dá espaço para que as preocupações e ansiedades sejam discutidas, o que, por sua vez, tem o efeito de reduzir a ambivalência ao mesmo tempo que melhora o autoconhecimento e a autoimagem. A tarefa do clínico é fornecer informações ao paciente e ajudá-lo a pensar sobre suas preocupações, dificuldades e sentimentos sobre a mudança.

Ação e manutenção

Quando o paciente entra nessa fase, já resolveu seu conflito. Os prós da mudança agora são mais significativos do que os contras. Durante a fase de ação, o profissional de saúde trabalha com o paciente e, usando estratégias de determinação de objetivos como o Be SMART, ajuda-o a identificar objetivos realistas de saúde bucal. Na fase de manutenção, as intervenções são mais curtas, mas mais intensivas e participativas para ajudar o paciente a manter seu recém adquirido comportamento de saúde bucal.

Recaída

A recaída é comum e ocorre quando os comportamentos não saudáveis se reinstalam. Todavia, ela dá tempo para que se examine e negocie novamente os objetivos de saúde bucal e para que se reconheça o que foi conseguido até então e o que será novamente alcançado. Durante a fase de recaída, o profissional de saúde deve dar apoio. O paciente deve receber ajuda para identificar objetivos mais realistas e mais fáceis de alcançar. Após a fase de recaída, o paciente não retorna à pré-contemplação, mas pode retornar para o estágio de contemplação do qual pode progredir rapidamente para a preparação e para a ação.

Os estágios de mudança do TTM têm sido utilizados para promover dietas mais saudáveis,[30] para alterar comportamentos de saúde bucal[31,32] e possibilitar que pacientes periodontais entrem em um programa para parar de fumar.[33]

Uma parte essencial dos estágios de mudança do TTM é a avaliação do estágio de mudança do paciente, que pode ser avaliado utilizando-se um questionário desenvolvido por Prochaska e colaboradores.[34] O questionário consiste em 20 questões em formato de escala de cinco pontos. As 20 questões refletem os processos de mudança. As questões ilustram os meios pelos quais as pessoas mudam seus comportamentos. Existem 10 questões sobre o processo de mudança relacionadas a, por exemplo, "os prós e contras" da mudança, autoeficácia ou autoconfiança, capazes de predizer a movimentação através dos vários estágios de mudança.

Tilliss e colaboradores[32] desenvolveram um questionário de quatro itens para determinar o grau de disposição para a mudança do paciente considerando a limpeza interdental. Denominado Instrumento dos Estágios de Mudança, o questionário descreveu a limpeza interdental e perguntou sobre a frequência e a intenção de realizar essa limpeza. A legenda que acompanha permitiu que o profissional de saúde posicione o paciente no estágio correto, relacionando a sua conscientização e preparo para realizar ação no sentido da mudança. O profissional, juntamente com o paciente, pode, agora, planejar uma intervenção de saúde bucal apropriada para a posição em que o paciente se encontra nos estágios de mudança do TTM e com isso permite que o paciente adote e mantenha comportamentos que conduzam à saúde bucal.

Passos finais e conclusão

Para alcançar mudanças duradouras e eficazes em comportamentos que conduzam à saúde bucal, os clínicos devem ajudar os pacientes a explorar suas atitudes quanto à saúde bucal, descobrir seus valores quanto à saúde e os estimularem a identificar seu próprio cronograma de saúde bucal. Isso exige que o profissional de saúde dê apoio ao paciente e adote uma abordagem centrada nele. Neste capítulo, vários comportamentos e modelos de mudança de comportamento de saúde foram apresentados para demonstrar a complexidade de ajudar o paciente a adotar e manter novos comportamentos que conduzam à saúde bucal. Além disso, são apresentadas dicas sobre como esses modelos podem ser utilizados no ambiente clínico para possibilitar a mudança de comportamento.

Assim, este capítulo introdutório apresentou um resumo das abordagens quanto à mudança de comportamento em saúde bucal. A prática de orientar e aconselhar os pacientes não é mais confirmada pelas evidências atuais sobre abordagens para modificar comportamentos de saúde. Novas abordagens que se baseiam em múltiplos modelos concentrados nas crenças, nos objetivos buscados e na disposição para mudança do paciente são preferíveis às abordagens tradicionais de educação do paciente em odontologia. O surgimento de programas interativos na internet pode auxiliar no desenvolvimento de ferramentas úteis para o clínico.

Referências

1. Festinger L: A Theory of Cognitive Dissonance. Stanford, Stanford University Press, 1957.
2. Nutbeam D: Health promotion glossary. Health Promot Int 1998;13:349–364.
3. Hochbaum GM: Public participation in medical screening programs; a sociopsychological study. PHS Publication No 572. Washington, Government Printing Office, 1958.
4. Rosenstock IM: The health belief model and preventive health behaviour. Health Educ Monogr 1974;2:354–386.
5. Janz NK, Champion VL, Strecher VJ: The health belief model; in Glanz K, Rimer BK, Lewis FM (eds): Health Behaviour and Health Education: Theory, Research and Practice, ed 3. San Francisco, Jossy-Bass, 2002.
6. Pine CM, McGoldrick PM, Burnside G, Curnow MM, Chesters RK, Nicholson J, Huntington E: An intervention programme to establish regular tooth-brushing: understanding parents' beliefs and motivating children. Int Dent J Suppl 2000;50: 312–323.

7 Harrison JA, Mullen PD, Green LW: A meta-analysis of studies of the health belief model. Health Educ Res 1992;7:107–116.
8 Mullen PD, Hersey JC, Iverson DC: Health behaviour models compared. Soc Sci Med 1987;24:973–981.
9 Ajzen I: The theory of planned behaviour. Org Behav Hum Decision Process 1991;50:179–211.
10 Deci EL, Koestner R, Ryan RM: A meta-analytic review of experiments examining the effects of extrinsic rewards on intrinsic motivation. Psychol Bull 1999;125:627–668.
11 Ryan RM, Kuhl J, Deci EL: Nature and autonomy: an organizational view of social and neurobiological aspects of self-regulation in behavior and development. Dev Psychopathol 1997;9:701–728.
12 Deci EL, Ryan RM: Intrinsic Motivation and Self-Determination in Human Behavior. New York, Plenum Press, 1985.
13 Bandura A: Reflections on self-efficacy. Adv Behav Res Ther 1978;1:237–269.
14 Bandura A: The self system in reciprocal determin-ism. Am Psychologist 1978;33:344–358.
15 Bandura A: Perceived self-efficacy in cognitive development and functioning. Educ Psychol 1993; 28:117–148.
16 Smith JM: An evaluation of the applicability of the Rosenstock-Hochbaum health behaviour model to the prevention of periodontal disease in English schoolgirls. J Clin Periodontol 1974;1:222–231.
17 Ong BN: The Practice of Health Services Research. London, Chapman & Hall, 1993
18 Bradshaw J: The concept of human need. New Soc 1972;30:640–643.
19 Rollnick S, Mason P, Butler C: Health Behaviour Change: A Guide for Practitioners. Edinburgh, Churchill Livingstone, 1999.
20 Rollnick S, Kinnersley P, Stott N: Methods of helping patients with behaviour change. Br Med J 1993; 307:188–190.
21 Rollnick S, Butler CC, McCambridge J, Kinnersley P, Elwyn G, Resnicow K: Consultations about changing behaviour. Br Med J 2005;331:961–963.
22 Burke FTJ, Freeman R: Preparing for Dental Practice. Oxford, Oxford University Press, 2004.
23 Freeman R, Humphris GM: Communicating in Dental Practice: Stress Free Dentistry and Improved Patient Care. London, Quintessence Publishing, 2006.
24 Blinkhorn AS, Gratix PJ, Holloway PJ, Wainright-Stringer YM, Warrd SJ, Worthington HV: A clustered randomised controlled trial of the value of dental health educators in general dental practice. Br Dent J 2003;195:395–400.
25 Weinstein P, Harrison R, Benton T: Motivating parents to prevent caries in their young children: one-year findings. J Am Dent Assoc 2004;135:731–737.
26 Weinstein P, Harrison R, Benton T: Motivating parents to prevent caries: confirming the beneficial effects of counselling. J Am Dent Assoc 2006;135: 789–793.
27 Freeman R: Strategies for motivating the non-compliant patient. Br Dent J 1999;187:307–312.
28 Harrison R, Benton T, Everson-Stewart S, Weinstein P: Effect of motivational interviewing on rates of early childhood caries: a randomized trial. Pediatr Dent 2007;29:16–22.
29 Prochaska J, Di Clemente C: Toward a comprehensive model of change; in Millar W, Heather N (eds): Treating Addictive Behaviours: Process of Change. New York, Plenum Press, 1986.
30 Buchanan H, Coulson NS: Consumption of carbonated drinks in adolescents: a transtheoretical analysis. Child Care Health Dev 2006:4:441–447.
31 Kasila K, Poskiparta M, Kettunen T, Pietilä I: Oral health counselling in changing schoolchildren's oral hygiene habits: a qualitative study. Community Dent Oral Epidemiol 2006;34:419–428.
32 Tilliss TSI, Stach DJ, Cross-Poline GN, Annan SD, Astroth DB, Wolfe P: The transtheoretical model applied to an oral self-care behavioral change: development and testing of instruments for stages of change and decisional balance. J Dent Hyg 2003;77: 16–26.
33 Martinelli E, Palmer RM, Wilson RF, Newton JT: Smoking behaviour and attitudes to periodontal health and quit smoking in patients with periodontal disease. J Clin Periodontol 2008;35:944–954.
34 Prochaska JO, Velicer WF, Di Clemente C, Fava JL: Measuring processes to change: applications to the cessation of smoking. J Consult Clin Psychol 1988; 56:520–528.

Dr. Ruth Freeman
Dental Health Services Research Unit, Mackenzie Building
Kirsty Semple Way
Dundee DD2 4BF (UK)
Tel. +44 1382 420050, Fax +44 1382 420051, E-Mail r.e.freeman@chs.dundee.ac.uk

8 Plano de tratamento personalizado

N.B. Pitts[a] – D. Richards[b], para o Comitê do Sistema Internacional de Detecção e Avaliação da Cárie

[a]Dental Health Services and Research Unit, University of Dundee, Dundee, [b]Department of Public Health, NHS Forth Valley, Stirling, UK

Resumo

O objetivo deste capítulo é delinear uma estrutura flexível que a equipe odontológica pode utilizar para reunir elementos chave de informações sobre seus pacientes e sua saúde dentária, a fim de planejar o tratamento apropriado da doença cárie, centrado no paciente, com a aplicação das melhores evidências e práticas atuais. Essa estrutura pode ser viabilizada com o uso de sistemas de classificação clínica e visual do Sistema Internacional de Detecção e Avaliação da Cárie (ICDAS), para detectar e avaliar a atividade da cárie, mas também necessita de informações adicionais sobre as lesões e sobre o paciente para realizar o planejamento e, então, monitorar a eficácia do cuidado personalizado da cárie. O processo de desenvolvimento do plano de tratamento evoluiu a partir de decisões sobre tratamento restaurador realizadas em larga escala, a partir do exame clínico feito com os dentes molhados, com mapeamento limitado e pouca atenção dispensada aos fatores relativos ao paciente. Atualmente, a melhor prática envolve o exame completo, sendo realizado sistematicamente com os dentes secos, olhar atento e sondas de ponta romba. A estrutura possibilitada pelo ICDAS indica as informações que devem ser coletadas em *nível dentário/superficial* (detecção clínica visual da lesão, auxiliares para detecção da lesão e avaliação de sua atividade) e em *nível de paciente* (avaliação do risco de cárie do paciente, histórico da dentição e das lesões e avaliação comportamental do paciente). Essas informações são, então, sintetizadas para informar o *plano de tratamento integrado e personalizado*, que envolve optar pela melhor *opção de tratamento* (cuidado básico, tratamento preventivo, tratamento operatório) e, a seguir, os *retornos, as reavaliações e o monitoramento*. São apresentados exemplos de movimentos internacionais, no sentido de empregar planos de tratamento personalizados e integrados para o controle da cárie, particularmente experiências no Reino Unido, nos Estados Unidos e as do Comitê do ICDAS.

Copyright © 2009 S. Karger AG, Basel

O objetivo deste capítulo é delinear uma estrutura flexível que a equipe odontológica possa utilizar para reunir elementos chave sobre seus pacientes e o estado de seus dentes, a fim de planejar o tratamento apropriado da cárie dentária, sempre centrado no paciente, com a aplicação das melhores evidências e práticas atuais. Este é um desafio, já que, em algumas áreas, as evidências são fortes e conclusivas – mas, em outras, ainda precisam ser realizadas e publicadas pesquisas de boa qualidade que abordem questões de interesse clínico. Como grande parte da prática tradicional nessa área também é deficiente em argumentos, a profissão precisa ser guiada pelo consenso internacional e pela opinião dos especialistas, enquanto as pesquisas são realizadas e sintetizadas a longo prazo.

Essa estrutura pode ser viabilizada com o uso de sistemas de classificação clínica visual do ICDAS, para detectar e avaliar a atividade da cárie, desenvolvido pelo Comitê do ICDAS como sistema aberto, construído a partir do consenso sobre as melhores evidências disponíveis em um período de alguns anos.[1]

A visão compartilhada pelo Comitê do ICDAS é:

- O ICDAS é desenvolvido e mantido como sistema clínico visual de classificação para uso na prática clínica e na educação, na pesquisa e epidemiologia odontológica;
- O ICDAS indica o que se deve fazer, isto é, abrange informações suficientes para que as decisões sobre o diagnóstico sejam acertadas, assim como sobre o prognóstico e o tratamento clínico, nos níveis individual e de saúde pública;
- O ICDAS indica uma estrutura que sustenta e possibilita o tratamento abrangente e personalizado da cárie para um resultado de mais saúde a longo prazo.

Este capítulo concentra-se no segundo e no terceiro objetivo, possibilitando o planejamento do tratamento do paciente. Isso é viabilizado com o uso de sistemas de classificação clínica visual para detecção e avaliação, mas também necessita de informações adicionais sobre as lesões e sobre o paciente para realizar o planejamento e, então, monitorar a eficácia do cuidado personalizado da cárie.

Evolução dos processos de plano de tratamento para a cárie dentária

A Figura 8.1 mostra uma representação esquemática da abordagem "tradicional" para o tratamento da cárie a partir da prática típica observada em alguns países algumas décadas atrás. Os dentes e as superfícies dentárias são examinados; com frequência, isso era feito (e em alguns casos ainda é) com limpeza limitada, controle de saliva precário e com o uso de sonda exploradora de extremidade afilada. As decisões do tratamento são realizadas, em grande parte, com base nessa avaliação clínica, à medida que o exame prossegue. Frequentemente, o máximo registrado no mapa do paciente é o número de superfícies a serem envolvidas no tratamento operatório julgado necessário. Os fatores do paciente desempenham um papel muito pequeno no processo de tomada de decisão clínica. A ênfase era restaurar (e não extrair) os dentes de maneira eficiente. Conforme esses exames e planos de tratamento são realizados ao longo dos anos, esse processo vai ficando fortemente arraigado na mente do cirurgião-dentista, tornando-se quase "automático".[2] Alguns dos passos originalmente presentes na tomada de decisão clínica podem ser perdidos nesse processo automático. Em alguns países, esse modelo tradicional já foi considerado ultrapassado há muito tempo, em outros ainda está em uso até a atualidade, apesar das limitações bem conhecidas do tratamento apenas restaurador.[3]

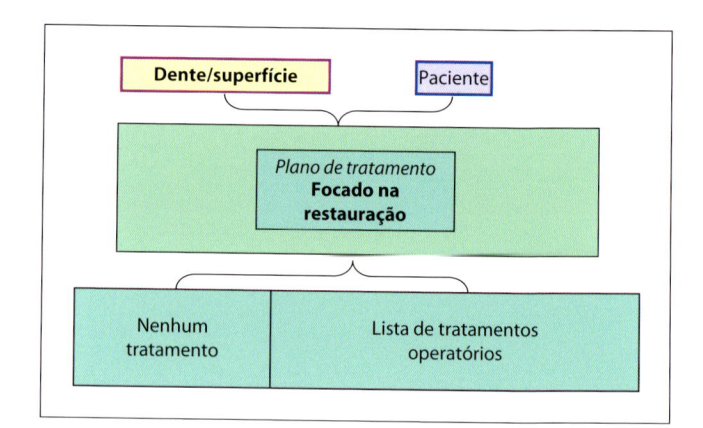

Figura 8.1 Fluxograma do tratamento tradicional da cárie.

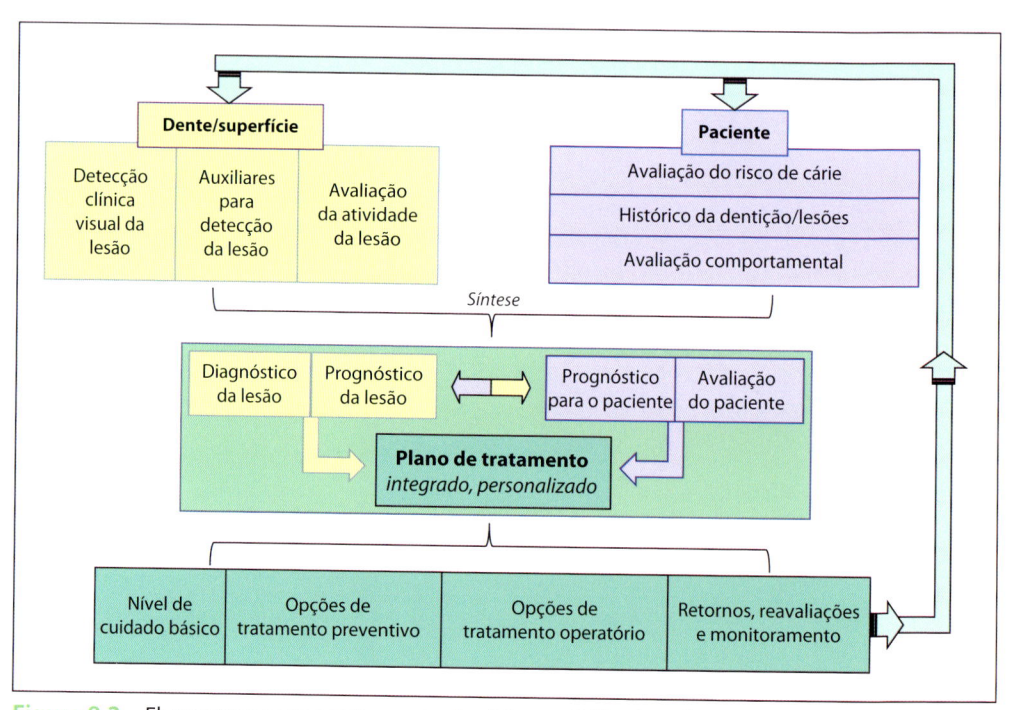

Figura 8.2 Fluxograma para o tratamento da cárie possibilitado pelo ICDAS, centrado no paciente.

A Figura 8.2 apresenta o esboço da estrutura de tratamento contemporâneo da cárie, centrado no paciente e possibilitado pelo ICDAS. Ele se baseia no modelo anterior, mas agora incorpora mais áreas específicas a serem consideradas, e o exame é realizado sistematicamente, com os dentes secos e limpos, olhar atento e sondas de ponta romba (geralmente), aplicando pouca força. Os outros capítulos deste livro fornecem os detalhes de cada elemento da estrutura e apresentam o entendimento, as evidências e posições atuais para cada um dos respectivos campos.

Entretanto, é importante não se perder na potencial complexidade desses elementos e de suas interações. A intenção é meramente fornecer uma estrutura que torne possível ao clínico considerar todas as informações necessárias para desenvolver um plano de tratamento apropriado às necessidades e aos desejos do paciente. Os cirurgiões-dentistas, individualmente e em grupos, podem encontrar formas eficientes para operacionalizar essa estrutura. O uso de tecnologia de informação, registros eletrônicos do paciente baseados na prática e ferramentas de suporte para a tomada de decisão clínica pode tornar mais fácil o emprego dessa estrutura na clínica odontológica de forma eficiente. Muitas equipes odontológicas e instituições de ensino da odontologia, particularmente na Escandinávia e, mais recentemente, na Austrália,[4] defendem e usam muitas dessas informações à medida que implementam o modelo de *odontologia minimamente invasiva* defendido pela Fédération Dentaire Internationale em 2005.[5] Por toda a Europa, esse tipo de informação sobre a cárie também foi reconhecido como prioridade nos indicadores de saúde bucal, a ser coletado no ambiente clínico generalista.[6,7]

O foco do cuidado com a saúde está mudando e evoluindo no sentido de um modelo baseado em evidências e informado por elas, no qual uma postura mais proativa e preventiva seja adotada para controlar as doenças e promover saúde de forma holística, utilizando a detecção da doença, o plano de tratamento e o cuidado a longo prazo, por todo o curso da vida. O tratamento da cárie deve englobar e ser melhorado por esses novos avanços. A extensão da mudança adotada por grupos de cirurgiões-dentistas e países de um tratamento operatório para um tratamento preventivo/não operatório da cárie dentária na prática clínica é muito variável, mas tem sido uma tendência globalmente crescente.[8]

A Figura 8.2 mostra que a estrutura fornece informações a serem coletadas com relação ao *dente/à superfície*, por meio de:

- Detecção clínica visual da lesão (pp. 23-49)
- Auxiliares para detecção da lesão, convencionais (pp. 50-59) e novos (pp. 60-70)
- Avaliação da atividade da lesão (pp. 71-98)
- Com relação ao *paciente,* quanto a:
    - Avaliação do risco de cárie do paciente (pp. 99-109)
    - Histórico da dentição e das lesões (pp. 110-120)
    - Avaliação do comportamento de saúde do paciente (pp. 121-135)

Essas informações são, então, sintetizadas para informar o plano de tratamento personalizado (este capítulo).

O plano de tratamento integrado e personalizado envolve a seleção das opções de tratamento apropriadas para diversos locais e a determinação de intervalos de retorno/monitoramento individualizados. Isso envolve o planejamento de:

- Cuidado básico (pp. 152-156)
- Opções de tratamento preventivo, tradicionais (pp. 157-163) e novas (pp. 164-171)
- Opções de tratamento operatório, tradicionais (pp. 172-181) e novas (pp. 182-195)
- Retorno, reavaliação e monitoramento (pp. 196-206)

São muitos os desafios e as oportunidades associados à implementação dessa abordagem e a estrutura para melhorar a detecção, a avaliação, o diagnóstico e o monitoramento das lesões cariosas assegurando o tratamento personalizado e ideal (pp. 207-217). Também é importante assegurar a consistência e a clareza sobre o uso da terminologia nessa área; do contrário, a comunicação entre as diferentes áreas e especialistas fica seriamente comprometida. As definições do consenso internacional organizadas num glossário de termos no Capítulo 16, pp. 218-225, pode ajudar a evitar dificuldades nessa área.

Importância do processo de planejamento do tratamento da cárie e tendências

Tipicamente, o processo de planejamento do tratamento da cárie recebe, comparativamente, pouca atenção na odontologia; ele é quase "considerado como certo" à medida que os profissionais e organizações se preocupam com intervenções odontológicas mais complexas e "high-tech". No entanto, conforme o peso vitalício da cárie continua sendo significativo em termos pessoais, sociais e econômicos, as informações clínicas e do paciente nas quais deve se basear o planejamento do cuidado eficaz devem se basear em registros atualizados, completos e relevantes sobre a doença e sua condição em cada paciente, individualmente.

O movimento internacional na direção do tratamento centrado no paciente, que apresenta benefícios importantes para atrair e manter pacientes na clínica, exige que as informações coletadas a partir dessa estrutura sejam sintetizadas, e as opções de tratamento planejadas sejam adaptadas para cada paciente. São consideradas circunstâncias e preferências do paciente, bem como da equipe odontológica, o contexto do sistema de saúde e do país. São estimulados planos de tratamento holísticos, a longo prazo e flexíveis, com as opções de tratamento sendo feitas com base nas melhores evidências e nos melhores consensos profissionais. Esses planos são, então, implementados como cuidado compartilhado entre o profissional de saúde e o paciente, apropriados ao contexto local. A equipe odontológica deve tomar nota e utilizar as diretrizes e orientações a fim de se manter atualizada à medida que novas evidências vão surgindo. A mudança das responsabilidades profissionais dentro da equipe odontológica e a alteração das responsabilidades legais também devem ser consideradas, já que estas estão em evolução em muitas partes do mundo.

Exemplos da busca pelo plano de tratamento integrado e personalizado para a cárie dentária

Avanços no Reino Unido

Ao longo da última década houve uma série de avanços paralelos no Reino Unido, no National Health Service (NHS) e na profissão, que gradualmente estão avançando no sentido de manter registros, adotar uma filosofia preventiva no tratamento da cárie e intervalos individualizados para retornos, baseados no risco, para pacientes que consultam o clínico geral.

Em 2001, a Faculty of General Dental Practice publicou diretrizes para o exame clínico e para o registro de informações[9] que determinaram a necessidade de obtenção sistemática e abrangente das informações. Na mesma época, aconteceram discussões radicais sobre a melhor maneira de fornecer um cuidado moderno, focado na prevenção e eficaz na prática generalista do NHS, dentro de uma iniciativa denominada "opções para mudança".[10] Embora a implementação subsequente de novas formas de remuneração na Inglaterra e no País de Gales para sustentar essa abordagem tenha provado ser problemática, agora o foco está, claramente, em fornecer a prevenção de ocorrência de lesões cariosas na prática odontológica.[11] Na Escócia a concentração na prevenção da cárie vem sendo empregada há algum tempo, com orientação nacional baseada em evidências.[11,12]

Em 2004, o National Institute for Clinical Excellence publicou as diretrizes formais em "Retornos odontológicos – intervalo de retornos entre os exame odontológicos de rotina",[14] que revisou as evidências de todas as áreas da odontologia e recomendou intervalos individualizados para retorno, com base no julgamento do cirurgião-dentista, julgamento esse informado por vários fatores de risco combinados. Outros trabalhos sobre avaliação da saúde bucal na prática clínica realizados pelo NHS na Inglaterra destacaram a necessidade de uma abordagem abrangente e baseada em evidências[15] e levaram ao desenvolvimento do esboço de uma via de cuidado odontológico.[16]

O desenvolvimento desse trabalho alcançado pelo NHS na Escócia demonstrou que a necessidade de tratamento da cárie apresentada pelo paciente deve ser cuidadosamente integrada com as demais necessidades de tratamento odontológico desse paciente. O Guideline Development Group do Scottish Dental Clinical Effectiveness Programme (SDCEP) tem examinado essa questão já há algum tempo, e atualmente está desenvolvendo um projeto de orientação.[17] Os elementos chave desse projeto de recomendações determinam que os cirurgiões-dentistas devem:

(1) Conduzir uma avaliação completa e individual para cada paciente, incluindo (a) históricos social, histórico odontológico e médico, mantendo atualizados esses registros; (b) avaliação da experiência de cada paciente com a cárie e sua atitude em relação a ela; (c) avaliação da capacidade de cada paciente compreender o cuidado que está sendo fornecido.

(2) Conduzir uma avaliação clínica completa do estado de saúde bucal de cada paciente, incluindo a avaliação apropriada de (a) cáries e restaurações utilizando os códigos do ICDAS e (b) exames radiográficos com o tipo de tomada baseado nos achados clínicos iniciais.

(3) Atribuir um nível de risco geral para cada paciente com base na avaliação da presença de cárie, da mucosa bucal e dos tecidos periodontais.

(4) Atribuir um intervalo de retornos para cada paciente com base no perfil individual de risco.

(5) Desenvolver um plano de tratamento pessoal a longo prazo, específico para cada paciente, contendo instruções para o mesmo e, se necessário, um resumo dos procedimentos preventivos, operatórios e de manutenção planejados.

O grupo e a equipe do SDCEP também produziram a visão geral sobre o processo de avaliação do risco (Fig. 8.3), que demonstra a forma como a informação de cárie relacionada ao dente deve ser combinada com uma visão mais ampla do paciente para decidir o intervalo de retornos.

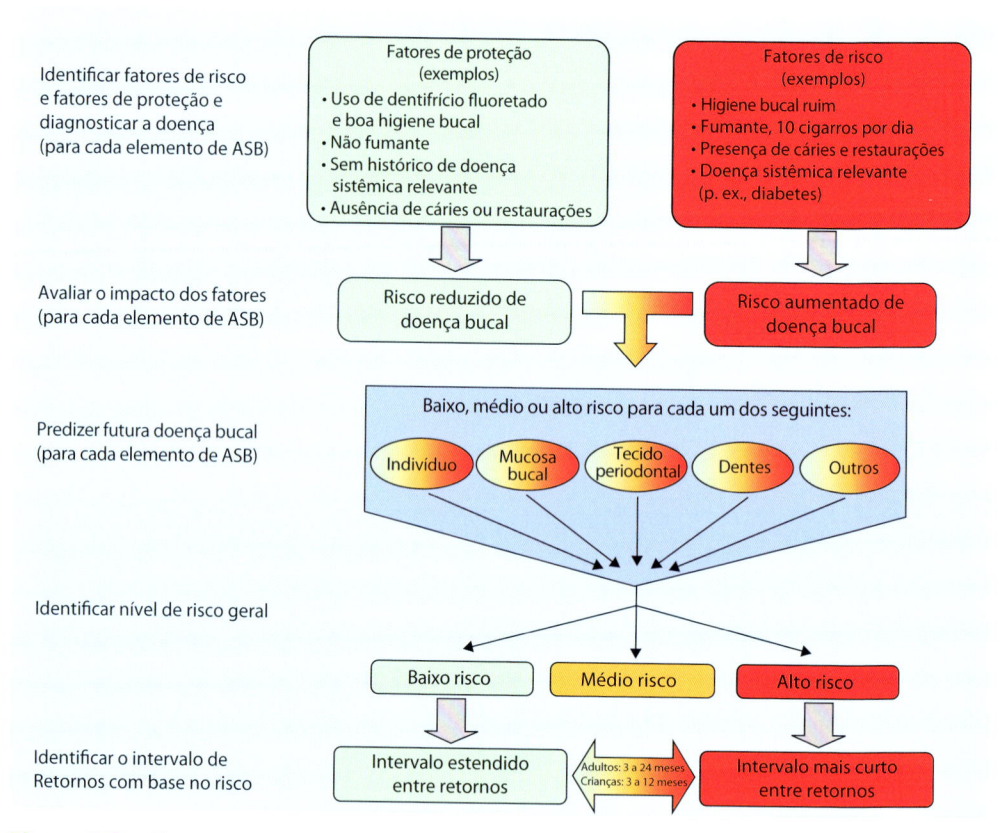

Figura 8.3 Fluxograma para o processo de avaliação do risco, considerando-se informações sobre saúde bucal selecionar o intervalo entre retornos. ASB = avaliação da saúde bucal.

Avanços nos EUA

Nos EUA, o "Tratamento da cárie por meio da avaliação do risco (CAMBRA)" representou uma mudança de paradigma no tratamento da cárie dentária[18] e, agora, representa uma abordagem personalizada. Ele trata a cárie dentária como uma doença infecciosa que é curável e passível de prevenção. A ciência que sustenta o CAMBRA estava presente já há bastante tempo;[19] no entanto, até pouco tempo atrás, sua adoção clínica permanecia lenta. Esse grupo, particularmente a coalizão ocidental do CAMBRA, construiu, nos estágios iniciais, uma colaboração de diversos grupos de organizações independentes baseadas em suas regiões dos EUA. Essa coalizão, que formou uma colaboração interorganizacional, evoluiu ao longo dos anos e levou a progressos significativos na adoção clínica do CAMBRA. Essa colaboração se espalhou pelos EUA para incluir, agora, os grupos do CAMBRA do centro e do oeste. O foco preventivo defendido pelo grupo é profissional, intenso e centrado no paciente. Entretanto, ainda é necessária alguma clareza sobre a consistência dos argumentos que apoiam procedimentos atualmente utilizados, já que alguns deles têm nível mais baixo do que o reconhecido pelo sistema de graduação do SDCEP.

Ao mesmo tempo, várias faculdades de odontologia dos EUA introduziram uma ênfase no tratamento preventivo de lesões cariosas em seus cursos de graduação e desenvolveram fichas para avaliação do risco de cárie e tratamento preventivo para as clínicas de estudantes. A velocidade de adoção tem sido limitada em muitas faculdades, mas a formação de um grupo de interesse especial na área da cariologia na American Association for Dental Education estimulou sua aceleração.

Visão geral do Comitê do ICDAS na sustentação da prática clínica

A estrutura do ICDAS para o tratamento da cárie centrado no paciente (ver Fig. 8.2) é elaborada para permitir que o profissional e a equipe odontológica integrem conhecimentos sobre todos os elementos, para que sejam sintetizadas no nível da lesão e do paciente e utilizadas no planejamento do cuidado.

Os detalhes sobre os quais informações coletar para cada elemento da estrutura são explicados nos capítulos correspondentes deste livro. Entretanto, é útil delinear alguns detalhes sobre a forma como a terminologia dessa área está sendo utilizada e demonstrar a forma como as informações coletadas a partir das avaliações clínicas visuais podem ser combinadas com informações de auxiliares para detecção da lesão e para o planejamento do tratamento. Essa confrontação foi desenvolvida pelo Comitê do ICDAS ao longo de muitos anos, chegando-se a um consenso no encontro realizado em Bogotá, na Colômbia, em 2008.

Informações relacionadas à lesão na superfície dentária

Para realizar o planejamento do tratamento, o clínico precisa ser capaz de fazer o diagnóstico em nível de lesão. O Capítulo 16, escrito por Longbottom e colaboradores (pp. 218-225) apresenta as definições consensuais para muitos dos termos, mas os mais importantes são colocados aqui, já que é fundamental entender as diferenças entre *detecção, avaliação e diagnóstico da lesão*.

- *Lesão de cárie/lesão cariosa:* uma lesão de cárie consiste na alteração detectável na estrutura do dente, resultante de interações entre o biofilme e o dente, ocorrendo devido à doença cárie;
- *Detecção da lesão:* processo que envolve o reconhecimento (e/ou o registro), tradicionalmente por meio de meios ópticos ou físicos, de alterações no esmalte e/ou dentina e/ou cemento, causadas pelo processo carioso;
- *Avaliação da lesão:* a avaliação das características de uma lesão de cárie, uma vez detectada; essas características podem incluir parâmetros ópticos, físicos, químicos ou bioquímicos como cor, tamanho ou integridade superficial;
- *Diagnóstico de cárie:* a soma, realizada pelo profissional de saúde, de todos os sinais e sintomas da doença para chegar a uma identificação da ocorrência passada ou presente da doença cárie.

Assim, *o diagnóstico da lesão* é o processo pelo qual o clínico, agindo com julgamento de profissional humano, soma todos os sinais e sintomas da cárie relacionados a uma superfície em particular – independentemente de serem derivados de detec-

Tabela 8.1 Formato simplificado dos códigos do ICDAS como parte do sistema de classificação da cárie a prática clínica e sistemas de registro baseados em TI (após *workshop* da American Dental Association em 2008)

Sítios de cárie (1 – 4)	Estágios da cárie (0 – 3)			
	0 Ausência de doença Definição ICDAS 0	**1** Lesão **inicial** Definições ICDAS 1 + 2	**2** Lesão **moderada** Definições ICDAS 3 + 4	**3** Lesão **extensa** Definições ICDAS 5 +6
1 Sulcos e Fissuras	1,0	1,1	1,2	1,3
2 Faces proximais	2,0	2,1	2,2	2,3
3 Superfícies cervicais + lisas	3,0	3,1	3,2	3,3
4 Superfícies radiculares	4,0	4,1	4,2	4,3

ção visual da lesão, de informações obtidas com radiografias (ou outro auxiliar de diagnóstico), ou de uma única avaliação da atividade, para chegar a um quadro claro sobre a extensão e a natureza da cárie em uma parte de um dente.

A informação que sustenta o diagnóstico é registrada utilizando códigos de classificação adequados (como os códigos do ICDAS). O formato não precisa ser muito complicado e, para o uso na clínica geral, foi desenvolvida uma simples tabela agrupando os códigos do ICDAS em três estágios da cárie codificados por cores (Tabela 8.1). Esse sistema contribui para trabalho de desenvolvimento do consenso intermediado pela American Dental Association. A adição da codificação por cores é encarada como auxiliar para a comunicação entre os pacientes e a equipe odontológica.

O prognóstico das lesões é outra informação importante a ser considerada no planejamento do tratamento. Novamente, o correto entendimento da terminologia é muito útil, particularmente dos termos *atividade da lesão* e *prognóstico da lesão*.

- *Atividade da lesão (progressão líquida):* a soma da dinâmica do processo de cárie resultando na perda líquida de conteúdo mineral, ao longo do tempo, em uma lesão de cárie – isto é, existe progressão ativa da lesão (a realidade clínica aqui é de uma lesão em estado de progressão da doença, em oposição à regressão da doença).
- *Lesão ativa:* uma lesão de cárie a partir da qual, durante um período de tempo específico, há perda mineral, isto é, a lesão está progredindo (nesse caso, lesão ativa se refere a uma caracterização da lesão em um ponto no tempo, utilizando parâmetros particulares da lesão como indicadores de progressão da mesma).
- *Prognóstico da lesão:* o provável comportamento futuro de (ou o resultado clínico de) uma lesão de cárie específica, ao longo de um período de tempo especificado, de acordo com o que avalia o profissional – levando em consideração

Tabela 8.2 ICDAS confrontando termos leigos e códigos do ICDAS para avaliação clínica visual

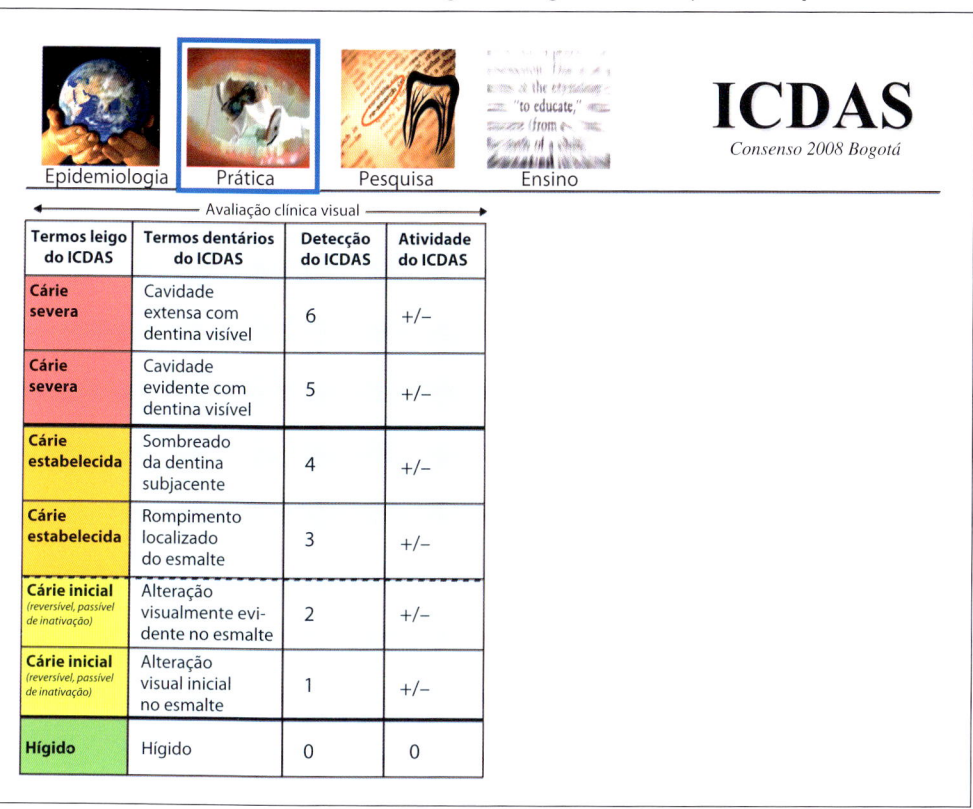

Termos leigo do ICDAS	Termos dentários do ICDAS	Detecção do ICDAS	Atividade do ICDAS
Cárie severa	Cavidade extensa com dentina visível	6	+/−
Cárie severa	Cavidade evidente com dentina visível	5	+/−
Cárie estabelecida	Sombreado da dentina subjacente	4	+/−
Cárie estabelecida	Rompimento localizado do esmalte	3	+/−
Cárie inicial (reversível, passível de inativação)	Alteração visualmente evidente no esmalte	2	+/−
Cárie inicial (reversível, passível de inativação)	Alteração visual inicial no esmalte	1	+/−
Hígido	Hígido	0	0

a soma dos múltiplos fatores que exercem influência sobre a possível (futura) progressão, inativação ou regressão da lesão (algumas das informações necessárias para fazer essa avaliação estão apresentadas nos Capítulos 5 e 6 sobre avaliação do risco do paciente, histórico da dentição e das lesões) e a avaliação comportamental do paciente, já que nesse caso é necessário sintetizar uma parte do material coletado juntamente com os fatores identificados na conversa com o paciente; a flecha de duas direções na parte central da Figura 8.2, entre prognóstico da lesão e prognóstico do paciente, indica a necessidade de relacionar as informações referentes à lesão e as referentes ao paciente.

A tabela inicial do ICDAS apresentada na Tabela 8.2 confronta termos leigos padronizados utilizados para cárie dentária com os códigos de avaliação clínica visual – códigos do ICDAS de detecção e de atividade da lesão (a tabela é idealizada para uso do ICDAS na prática clínica, por isso a ênfase dada a esse "quadro" na parte superior da Tabela 8.2).

Como já foi dito anteriormente e explicado nos Capítulos 2 e 3 sobre auxiliares para detecção de lesões, algumas lesões não podem ser detectadas exclusivamente no exame clínico, mesmo quando um examinador experiente e com tempo livre observa

Tabela 8.3 ICDAS intermediário: avaliação clínica visual da lesão e auxiliares para detecção da lesão. Clin = clínico; BW = radiografia interproximal; FOTI = transluminação por fibra óptica; MEC = monitor eletrônico da cárie; Tecnol. = tecnologias

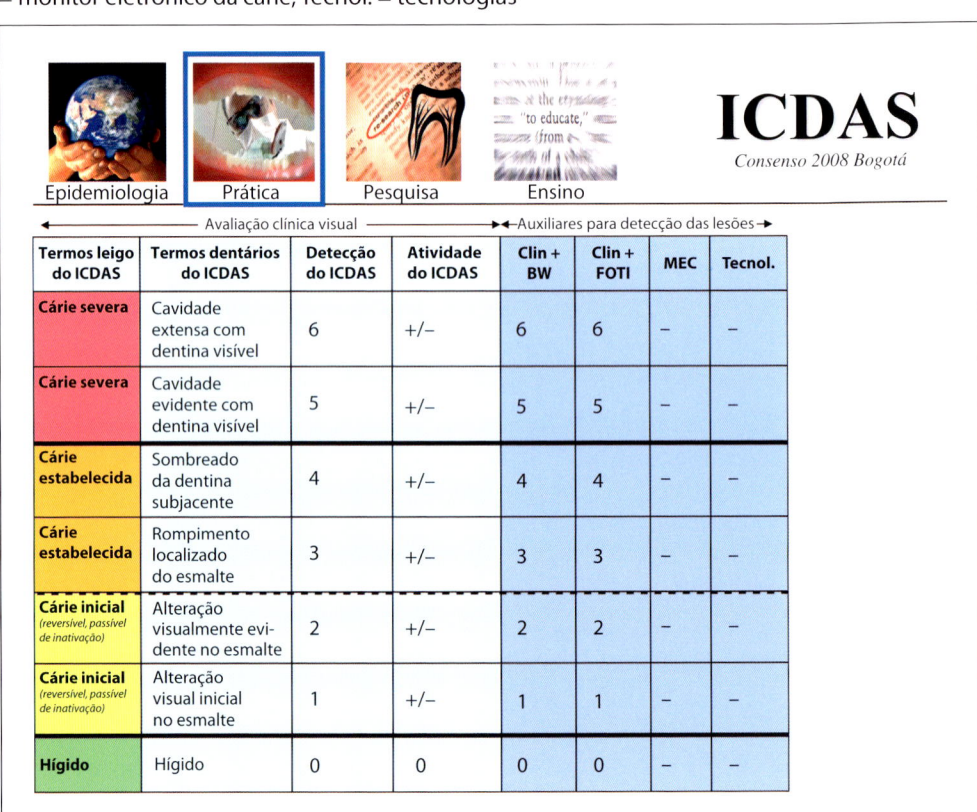

Termos leigo do ICDAS	Termos dentários do ICDAS	Detecção do ICDAS	Atividade do ICDAS	Clin + BW	Clin + FOTI	MEC	Tecnol.
Cárie severa	Cavidade extensa com dentina visível	6	+/–	6	6	–	–
Cárie severa	Cavidade evidente com dentina visível	5	+/–	5	5	–	–
Cárie estabelecida	Sombreado da dentina subjacente	4	+/–	4	4	–	–
Cárie estabelecida	Rompimento localizado do esmalte	3	+/–	3	3	–	–
Cárie inicial (reversível, passível de inativação)	Alteração visualmente evidente no esmalte	2	+/–	2	2	–	–
Cárie inicial (reversível, passível de inativação)	Alteração visual inicial no esmalte	1	+/–	1	1	–	–
Hígido	Hígido	0	0	0	0	–	–

um campo limpo e seco. Por essa razão, no planejamento do tratamento existe a necessidade de cuidadosamente dar mais corpo às informações derivadas do exame clínico visual, adicionando informações complementares derivadas dos cada vez mais numerosos auxiliares para detecção das lesões.

A tabela intermediária do ICDAS apresentada na Tabela 8.3 adiciona informações a partir de auxiliares para detecção das lesões aos dados existentes do exame clínico visual. Observe que existem quadros reservados para dados radiográficos, de transluminação por fibra óptica, bem como de monitores eletrônicos da cárie, além de qualquer outra tecnologia que venha a surgir futuramente.

Informações relacionadas ao paciente

Afastando-se dos detalhes necessários sobre lesões individuais ou superfícies específicas de determinados dentes, também é importante considerar uma perspectiva mais ampla do paciente. Os detalhes sobre qual tipo de informação sobre o paciente é necessário para informar o planejamento personalizado do tratamento estão explicados nos Capítulos 4 a 7 sobre avaliação do risco de cárie, histórico da dentição e lesões e avaliação comportamental do paciente. Essas informações devem ser registradas de forma apropriada na ficha do paciente, devendo ser sintetizadas primeiramente para construir uma avaliação e um prognóstico gerais do mesmo, e em segundo lugar para serem relacionadas à avaliação em nível de lesões de forma a construir um plano de tratamento item a item que seja mais apropriado para esse paciente nesse momento. Os fatores comportamentais frequentemente são ignorados, mas são eles que determinam qual o papel a ser desempenhado pelo paciente na mudança e manutenção do comportamento de saúde que será crítico para o controle da cárie a longo prazo.

O *prognóstico para o paciente* é derivado de todas as informações básicas coletadas a partir de históricos médico, odontológico e social, constituindo uma *predição do provável curso e desfecho da doença*.

Plano de tratamento integral personalizado

O plano de tratamento é construído em forma de uma lista de prioridades personalizada dos tipos de cuidado e procedimentos individuais. Embora muitos tenham indicado quão atrativas as ferramentas automatizadas para tomada de decisões podem ser nessa área, com um *software* que segue regras automáticas para tratamento preventivo e restaurador e intervalos para retornos, as evidências atuais demonstram que ele ainda não é suficientemente preciso a ponto de permitir esses cálculos automatizados. A orientação sobre intervalos de retornos do National Institute for Clinical Excellence[14] adverte especificamente que para sintetizar as informações sobre a cárie dentária e sobre os riscos periodontais e de medicina bucal, ainda é necessário empregar o julgamento clínico de um cirurgião-dentista.

A tabela completa do ICDAS, apresentada na Tabela 8.4, adiciona informações derivadas de auxiliares para planejamento do cuidado às informações previamente registradas obtidas com o exame clínico visual e com o uso de auxiliares para detecção de lesões.

A Tabela 8.4 possibilita o registro de informações sobre o risco de cárie do paciente (avaliado como alto, médio e baixo), de resultados de quaisquer métodos de avaliação da atividade de cárie, bem como informações sobre opções de tratamento, se envolverá tratamentos preventivo, operatório, ou ambos. Os quadros finais permitem o registro do monitoramento das lesões ao longo do tempo (monitor ICDAS – as lesões podem estar p = progredindo, i = inativas ou r = regredindo). Isso não determina um formato específico para o registro da informação para todas as superfícies, mas sim apresenta as informações mais importantes que devem ser registradas e confrontadas para o planejamento de um tratamento personalizado.

Mais uma vez, é importante que se tenha completo entendimento das definições dos termos chave nessa área.

- *Comportamento da lesão:* definido em termos das mudanças, se ocorrer alguma, no comportamento da lesão ao longo do tempo em resposta ao equilíbrio entre desmineralização e remineralização [uma lesão pode, entre 2 pontos no tempo: (a) progredir (apresentar perda mineral líquida), (b) inativar, isto é, permanecer inalterada (estática/estável) ou (c) regredir (apresentar ganho

Tabela 8.4 ICDAS completo: avaliação clínica visual, auxiliares para detecção das lesões e auxiliares para planejamento do cuidado: a = alto, m = médio, b = baixo; OTP = opção de tratamento preventivo; OTO = opção de tratamento operatório; p = progredindo; i = inativa; r = regredindo; para explicações sobre as demais abreviaturas, consultar legenda da Tabela 8.3

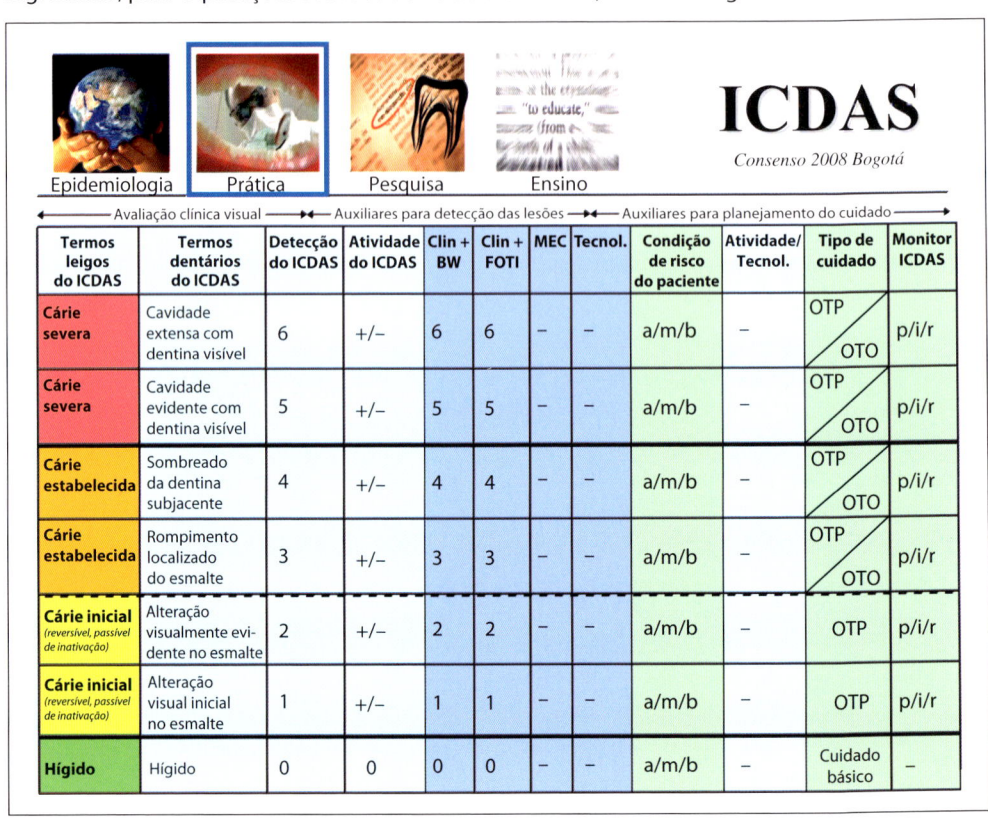

Termos leigos do ICDAS	Termos dentários do ICDAS	Detecção do ICDAS	Atividade do ICDAS	Clin + BW	Clin + FOTI	MEC	Tecnol.	Condição de risco do paciente	Atividade/ Tecnol.	Tipo de cuidado	Monitor ICDAS
Cárie severa	Cavidade extensa com dentina visível	6	+/−	6	6	−	−	a/m/b	−	OTP / OTO	p/i/r
Cárie severa	Cavidade evidente com dentina visível	5	+/−	5	5	−	−	a/m/b	−	OTP / OTO	p/i/r
Cárie estabelecida	Sombreado da dentina subjacente	4	+/−	4	4	−	−	a/m/b	−	OTP / OTO	p/i/r
Cárie estabelecida	Rompimento localizado do esmalte	3	+/−	3	3	−	−	a/m/b	−	OTP / OTO	p/i/r
Cárie inicial (reversível, passível de inativação)	Alteração visualmente evidente no esmalte	2	+/−	2	2	−	−	a/m/b	−	OTP	p/i/r
Cárie inicial (reversível, passível de inativação)	Alteração visual inicial no esmalte	1	+/−	1	1	−	−	a/m/b	−	OTP	p/i/r
Hígido	Hígido	0	0	0	0	−	−	a/m/b	−	Cuidado básico	−

mineral líquido); em um momento mais adiantado no tempo (terceiro e/ou subsequente), a lesão pode apresentar qualquer um dos comportamentos anteriores e, assim, (d) passar por oscilações em seu estado].

- *Monitoramento da lesão de cárie/cariosa:* a avaliação, ao longo do tempo, de uma ou mais características de uma lesão de cárie, para identificar as mudanças que ocorreram naquela lesão.
- *Lesão ativa:* lesão de cárie na qual ocorre perda líquida de conteúdo mineral, ao longo de um período de tempo, isto é, a lesão está progredindo (esse uso do termo em tal situação relaciona-se à avaliação em dois ou mais pontos no tempo de parâmetros/características específicos ao monitorar uma lesão).
- *Lesão inativa ou estacionada:* lesão que não está sofrendo perda líquida de conteúdo mineral – isto é, o processo de cárie nessa lesão específica não está mais progredindo (isso pode ser avaliado por meio de comparação/monitoramento das características da lesão ao longo de um período de tempo específico, observando-se características consistentes com a inativação da lesão).

- *Regressão da lesão:* ganho líquido de material calcificado na estrutura de uma lesão de cárie, substituindo o que havia sido previamente perdido através da desmineralização cariosa.
- *Lesão de cárie remineralizada:* lesão de cárie que apresenta evidências de haver passado por ganho mineral – isto é, houve substituição do mineral previamente perdido devido ao processo de cárie.

As opções de plano de tratamento podem ser, agora, selecionadas com base nas informações abrangentes sobre o paciente e seu momento específico, levando em consideração seu histórico de cárie e o provável prognóstico. As opções são distribuídas no Capítulo 9 (abordando opções específicas), "Cuidado em nível básico", Capítulo 10, "Opções tradicionais de tratamento preventivo", Capítulo 11, "Novas opções de tratamento preventivo", Capítulo 12, "Opções tradicionais de tratamento operatório" e Capítulo 13, "Novas opções de tratamento operatório". Por fim, também há um capítulo que aborda o retorno, a reavaliação e o monitoramento.

A filosofia empregada na seleção das opções deve fornecer a odontologia minimamente invasiva a longo prazo. A odontologia minimamente invasiva é apoiada em evidências que surgem a cada dia e pelo consenso internacional; ela é objeto de foco internacional, por exemplo, da Fédération Dentaire Internationale e de outras, e se encontra em aprimoramento contínuo. Este é um termo de importância vital, mas pode ter diferentes significados para diferentes profissionais de odontologia. Sua definição deve, portanto, ser bem esclarecida.

A abordagem da odontologia minimamente invasiva enfatiza uma filosofia preventiva, com avaliações de risco individualizadas, detecção precoce e precisa de lesões e esforços para remineralizar lesões não cavitadas por meio de cuidado preventivo imediato, a fim de minimizar a intervenção operatória. Quando esta última for inevitável, o que ocorre tipicamente em lesões cavitadas, o procedimento utilizado deve ser o menos invasivo possível.

O que não é sustentado por evidências ou consenso internacional, mas algumas vezes recebe a *denominação errônea* de *minimamente invasiva* é a atividade clínica na qual se buscam lesões pequenas e iniciais e lesões inativas, submetendo-as prematuramente a intervenção operatória.

Questões para pesquisa no plano de tratamento personalizado

Estas incluem:

- Integrar a detecção de lesões e informações sobre atividade com estimativas de risco do paciente;
- Mais estudos abordando a confiabilidade da avaliação dos fatores de risco da doença cárie no cuidado primário em todos os grupos etários;
- O nível de colaboração do paciente com os procedimentos e comportamentos preventivos recomendados, bem como com os intervalos de retornos;
- Avaliação comparativa a longo prazo de todas as opções de tratamento em termos econômicos e de saúde.

Questões sobre a implementação

A implementação dos achados das pesquisas na prática clínica geral constitui um quebra-cabeças que sempre apresenta desafios e oportunidades.[20] Questões sobre a implementação da grande gama de assuntos discutidos neste livro estão apresentadas no Capítulo 15, escrito por Pitts (pp. 207-217). As questões específicas sobre o planejamento do tratamento personalizado incluem:

- Habilidades para integrar e sintetizar informações em equipe;
- Registros em maiores detalhes utilizando sistema consistente (para cirurgiões-dentistas e auxiliares);
- Desenvolvimento de sistemas de TI e *softwares* para a prática odontológica;
- Em muitos lugares, a cultura odontológica restauradora dominante;
- O declínio da cariologia como especialidade disponível no ensino da odontologia em muitos países;
- Sistemas de pagamento/remuneração/compensação que não incentivam a prática preventiva.[21]

Referências

1. Pitts NB: 'ICDAS' – an international system for caries detection and assessment being developed to facilitate caries epidemiology, research and appropriate clinical management (editorial). Community Dental Health 2004;21:193–198.
2. Bader J, Shugars D: Understanding dentists' restorative treatment decisions. J Publ Health Dent 1992; 52:102–110.
3. Elderton RJ: Clinical studies concerning re-restoration of teeth. Adv Dent Res 1990;4:4–9.
4. Evans RW, Pakdaman A, Dennison PJ, Howe ELC: The Caries Management System: an evidence-based preventive strategy for dental practitioners – application for adults. Aust Dent J 2008;53:83–92.
5. Tyas MJ, Anusavice KJ, Frencken JE, Mount GJ: Minimal intervention dentistry – a review. FDI commission project 1-97. Int Dent J 2000;50:1–12.
6. Bourgeois DM, Llodra JC, Nordblad A, Pitts NB: Report of the EGOHID I Project – selecting a coherent set of indicators for monitoring and evaluating oral health in Europe: criteria, methods and results from the EGOHID I Project. Community Dent Health 2008;25:4–11.
7. Bourgeois DM, Christensen LB, Ottolenghi L, Llodra JC, Pitts NB, Senakola E (eds): Health Surveillance in Europe – European Global Oral Health Indicators Development Project Oral Health Interviews and Clinical Surveys: Guidelines. Lyon, Lyon I University Press, 2008.
8. Pitts NB: Are we ready to move from operative to non-operative/preventive treatment of dental caries in clinical practice? Caries Res 2004;38:294–304.
9. Pendlebury M, Pitts NB, Clarkson JEC (eds): Clinical Examination and Record Keeping. London, Faculty of General Dental Practitioners, 2001.
10. Pitts NB: NHS dentistry: options for change in context: a personal overview of landmark document and what it could mean for the future of dental services. Br Dent J 2003;195:631–635.
11. Department of Health: Delivering better oral health: an evidence-based toolkit for prevention. London, Department of Health and British Association for the Study of Community Dentistry, 2007.
12. SIGN guideline No 47: Scottish Intercollegiate Guideline Network – preventing dental caries in children at high caries risk: targeted prevention of dental caries in the permanent teeth of 6–16 year olds presenting for dental care. December 2000. www.sign.ac.uk.
13. SIGN guideline No 83: Scottish Intercollegiate Guideline Network – prevention and management of dental decay in the preschool child: a national clinical guideline. November 2005. www.sign.ac.uk.
14. National Collaborating Centre for Acute Care, National Institute for Clinical Excellence: Den-

15 Pitts NB: Oral health assessment in clinical practice: new perspectives on the need for a comprehensive and evidence based approach. Br Dent J 2005;198: 317.
16 Hally JD, Pitts NB: Developing the first dental care pathway: the oral health assessment. Primary Dent Care 2006;12:117–121.
17 Scottish Dental Clinical Effectiveness Programme (SDCEP) draft guidance on comprehensive oral health assessment. 2009. http://www.sdcep.org.uk/ index.aspx?o = 2336/.

tal recall – recall interval between routine dental examinations: methods, evidence and guidance. London, Royal College of Surgeons of England, October 2004. www.nice.org.uk/CG019fullguideline.

18 Young DA, Buchanan PM, Lubman RG, Badway NN: New directions in interorganizational collaboration in dentistry: the CAMBRA coalition model. J Dent Educ 2007;71:595–600.
19 Young DA, Featherstone JB, Roth JR: Caries Management by Risk Assessment – a practitioner's guide. CDA J 2007;35:679–680.
20 Pitts NB: Understanding the jigsaw of evidence based dentistry. 3. Implementation of research findings. Evidence Based Dentistry 2004;5:60–64.
21 Diagnosis and management of dental caries throughout life. National Institutes of Health consensus development conference statement, March 26–28, 2001. J Dent Educ 2001;65:935–1184.

N.B. Pitts
Dental Health Services and Research Unit, Univesity of Dundee
Mackenzie Building, Kirsty Semple Way
Dundee DD2 4BF (UK)
Tel. +44 1382 420067, Fax +44 1382 420051, E-mail n.b.pitts@cpse.dundee.ac.uk

9 Cuidado em nível básico

N.B. Pitts

Dental Health Services and Research Unit, University of Dundee, Dundee, UK

Resumo

A estrutura definida pelo Sistema Internacional de Detecção e Avaliação da Cárie (ICDAS) para a opção pelo tratamento apropriado e centrado no paciente inclui um cenário encontrado com frequência, no qual a avaliação completa dos dentes e do paciente não revela lesões com necessidade de cuidado ativo preventivo ou operatório. A questão abordada aqui é a seguinte: qual cuidado em nível básico é apropriado para os pacientes que comparecem na clínica odontológica para o cuidado de rotina e que, no momento, não parecem apresentar lesões de cárie ativas ou em progressão? Propõe-se que, além do uso dos critérios para extensão das lesões, os sistemas para planejamento do tratamento devem expressar os resultados da avaliação das lesões em termos de cuidado em nível básico (CNB), de opções de tratamento preventivo e operatório. As opções de tratamento especificamente recomendadas para lesões e pacientes específicos dependerão de uma variedade de outros fatores, incluindo a atividade da lesão e o monitoramento do comportamento das lesões ao longo do tempo, entre vários outros. Ao longo das últimas décadas, tem-se observado uma menor preocupação com CNB apropriado no ambiente clínico. Existem diversas questões envolvendo a necessidade de sustentar a prevenção da cárie e a manutenção da saúde a partir de uma perspectiva comportamental e focada no paciente. Mesmo quando o paciente é considerado de baixo risco para desenvolvimento de futuras lesões cariosas em um determinado exame, não deixa de haver a necessidade de cuidado. Questões intrínsecas que precisam ser resolvidas para os pacientes e suas lesões de cárie nesse grupo de pacientes de baixo risco são: (1) a possibilidade de alteração na condição de risco de ocorrência de lesões cariosas e (2) o impacto de avaliações/diagnóstico incorretos das lesões.

Copyright © 2009 S. Karger AG, Basel

A estrutura possibilitada pelo ICDAS para o tratamento apropriado da cárie e centrado no paciente – baseado na aplicação das melhores evidências e prática disponíveis – que é apresentada no Capítulo 8, escrito por Pitts e Richards (pp. 136-151), inclui um cenário encontrado com frequência, no qual a avaliação completa dos dentes e do paciente não revela lesões com necessidade de cuidado ativo preventivo ou operatório. A questão abordada neste capítulo é a seguinte: qual cuidado em nível básico é apropriado para os pacientes que comparecem à clínica odontológica para o cuidado de rotina e que, no momento, não parecem apresentar lesões de cárie ativas ou em progressão?

Uma revisão sobre a categorização das cáries a partir da opção de tratamento realizada 14 anos atrás[1] identificou uma variedade de sistemas e classificações utilizadas pelos clínicos (bem como epidemiologistas e pesquisadores clínicos) para subdividir as lesões e diferentes categorias. Esses sistemas foram baseados na profundidade da lesão e/ou na presença/ausência de cavidade macroscópica. Para melhorar o significado e a comparabilidade de tais sistemas (sob a luz do crescente conhecimento sobre o processo de doença, o comportamento das lesões e as opções de tratamento), os autores propuseram a metáfora do *iceberg* para detecção da cárie e um novo sistema de classificação que diferenciava lesões que em geral requeriam tratamento operatório das que não requeriam. Eles propuseram que, *além* do uso de qualquer critério convencional para determinar a extensão da lesão, os sistemas diagnósticos e de planejamento do tratamento também deveriam permitir que o resultado da avaliação das lesões fosse expresso em termos de (1) lesões para as quais o *cuidado preventivo apropriado é recomendado* e (2) lesões para as quais é *recomendado o tratamento operatório*.

Ao longo dos anos que se seguiram, essa nomenclatura tem sido utilizada em vários países, enquanto na Escandinávia uma dicotomia semelhante de "cuidado não operatório/cuidado operatório" também era adotada de forma extensiva. Com a maior harmonização internacional conseguida por meio do trabalho do Comitê do ICDAS,[2] no contexto do plano de tratamento, esses dois tipos de opções de tratamento clínico estão cada vez mais sendo chamados de *opções de tratamento preventivo* e *opções de tratamento operatório* – para maiores detalhes, consultar o Capítulo 10 escrito por Longbottom e colaboradores (pp. 157-163 e 164-171) e Capítulo 12, escrito por Ricketts e Pitts (pp. 172-181 e 182-195).

Uma revisão mais aprofundada do impacto das "ferramentas e medidas de diagnóstico" sobre o planejamento do tratamento apropriado realizada 12 anos atrás[3] representou a metáfora do *iceberg* para a compreensão da cárie detectada em diferentes limiares diagnósticos e também determinando as diferentes opções de tratamento apropriadas para o cuidado dos diferentes tipos de lesões ativas e inativas. Nesse sistema, para pacientes que não apresentavam cáries evidentes ou lesões ativas, não se recomendou nenhum *cuidado ativo*. Como este termo tem levantado debates, em alguns meios, sobre dar a impressão de que a prática odontológica está falhando em cuidar dos pacientes que consultam regularmente, sem fornecer a eles o cuidado preventivo de manutenção, ele foi substituído pelo termo "cuidado em nível básico" (CNB).

Classificação atual da cárie pela opção de tratamento

A Figura 9.1 mostra a forma pela qual a metáfora do *iceberg* é apresentada agora, com os códigos para detecção do ICDAS na face frontal do "cubo" representativo da doença cárie como mensuração moderna da mesma[4] fornecendo os estágios de extensão da lesão que podem ser subdivididos em CNB, opções de tratamento preventivo e opções de tratamento operatório. As opções específicas de tratamento recomendadas para lesões e pacientes específicos dependem de uma variedade de outros fatores incluindo a atividade da lesão, o monitoramento do comportamento das lesões ao longo do tempo

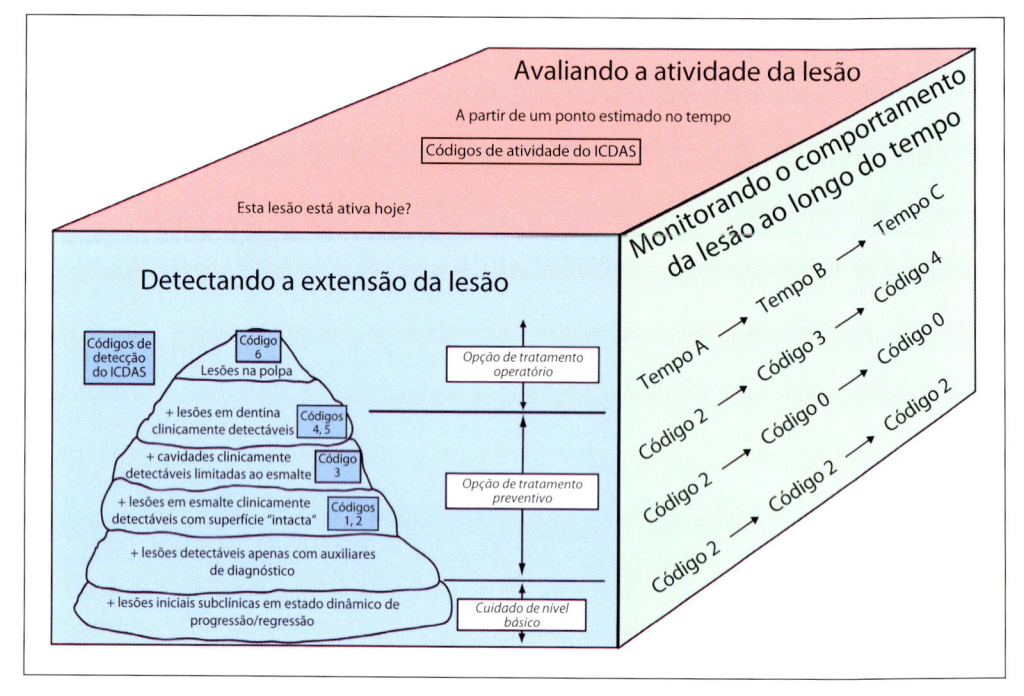

Figura 9.1 O cubo da cárie: relacionando a detecção da extensão da lesão, a avaliação da atividade da lesão e o monitoramento do comportamento da lesão ao longo do tempo.

(Fig. 9.1) e vários outros fatores relacionados ao prognóstico e ao paciente (para mais detalhes, consultar o Capítulo 8 escrito por Pitts e Richards, pp.136-151).

Cuidado em nível básico

Nas últimas décadas, tem-se observado uma menor preocupação com CNB apropriado no ambiente clínico. Enquanto há, em curto prazo, uma tentação econômica para simplesmente dizer que "não há necessidade de tratamento" e, assim, os pacientes não precisam comparecer à consulta, também há uma gama de questões sobre a necessidade de dar suporte à prevenção da ocorrência de quaisquer lesões cariadas e à manutenção da saúde por uma perspectiva comportamental e focada no paciente. Mesmo quando o paciente é considerado de baixo risco para desenvolvimento de futuras cáries em um determinado exame, mantém-se a necessidade de manutenção. Isso está bem documentado no tratamento da doença periodontal com as suas fases específicas de higiene e manutenção. Entretanto, no cuidado clínico da doença cárie essa abordagem é muito menos descrita e avaliada. A prevenção e o tratamento secundários da cárie dentária devem se concentrar no processo de tratamento de cada paciente, durante um período de tempo estendido e com uma abordagem minimamente invasiva e preservadora de tecido.[5]

A ocorrência de doença cárie de cada paciente deve ser avaliada de maneira holística, paralelamente com a condição atual de risco de doença periodontal e lesões na mucosa bucal, particularmente no caso de exames em consultas de retornos.[6] As outras questões intrínsecas que devem ser manejadas para o paciente e suas lesões de cárie nesse grupo são (1) a possibilidade de mudança na condição de risco de cárie e (2) o impacto de diagnósticos/avaliações incorretas das lesões. Essas questões devem ser encaradas no contexto de um ciclo contínuo de avaliações de saúde abrangentes, para novos pacientes, e seguido de *revisões seriadas de saúde bucal* no cuidado continuado.[6,7]

Possibilidade de mudança na condição de risco de cárie

Uma minoria dos pacientes, mas ainda assim alguns, classificada com risco baixo de cárie irá, inevitavelmente, desenvolver novas lesões ao longo do tempo. Isso pode ser devido a um erro de classificação do risco (ver Capítulo 5, escrito por Twetman e Fontana, pp. 99-109) ou ao fato da categoria de risco do paciente ter realmente mudado com o passar do tempo. A alteração do fluxo salivar como consequência do uso de novas medicações é um exemplo clássico dessa mudança na condição de risco, muitas vezes silenciosa.

Impacto de diagnóstico/avaliação incorretos das lesões

Alguns pacientes são muito bem controlados, em termos de não desenvolver lesões ativas ou novas lesões de cáries. Nesses casos, o cirurgião-dentista não precisa fazer nada além de reforçar os conselhos preventivos gerais de maneira personalizada, ao mesmo tempo em que mantém a vigilância em busca de qualquer alteração na condição de risco. No entanto, o diagnóstico clínico da cárie dentária é um processo complexo, envolvendo os passos de detecção, avaliação e, muitas vezes, monitoramento, não sendo uma ciência exata, mesmo para o profissional mais zeloso. Deficiências inerentes aos métodos atuais de detecção de lesões (ver Capítulo 1, de Topping e Pitts, pp. 23-49 e Capítulo 2, de Neuhaus e colaboradores, pp. 50-59 e 60-70) podem ter impacto sobre o planejamento do cuidado para o paciente permitindo, por um lado, diagnósticos falso-negativos de lesões oclusais e proximais dentinárias ocultas, e por outro gerando alguns diagnósticos falso-positivos em superfícies hígidas e levando a decisões restauradoras inapropriadas.[3]

O CNB deve ser adequado ao paciente, ao tipo de clínica dentária, ao sistema de saúde sob o qual a clínica opera, bem como ao cenário e país no qual o cuidado é realizado. Essencialmente, o CNB deve fornecer a manutenção e o monitoramento do controle preventivo da cárie entre as consultas de rotina (ver pp. 196-206). Esse cuidado deve ser realizado com a consciência de que existe a possibilidade da condição de risco do paciente mudar e de que alguns diagnósticos e avaliações de lesões podem estar incorretos.

Considerações sobre pesquisa e implementação

A adoção da nomenclatura *adicional* do CNB (bem como das opções de tratamento preventivo e operatório) sobre os códigos de detecção e atividade de lesões, juntamente com uma abordagem de planejamento personalizado do cuidado com a cárie, deve auxiliar a comunicação entre os diferentes grupos de pessoas envolvidos na detecção, na avaliação, no diagnóstico e no monitoramento da cárie no domínio da prática clínica. O sistema também irá ajudar a comunicação entre o paciente e a equipe odontológica e a estabelecer uma ligação entre a prática, a pesquisa, o ensino e a saúde pública.

O CNB dá suporte à prevenção da cárie e à manutenção da saúde a longo prazo, a partir de uma perspectiva comportamental, de manejo do risco e focada no paciente.

Referências

1 Pitts NB, Longbottom C: Preventive care advised (PCA)/operative care advised (OCA) – categorising caries by the management option. Community Dent Oral Epidemiol 1995;23:55–59.
2 ICDAS – International Caries Detection and Assessment System. www.icdas.org.
3 Pitts NB: Diagnostic tools and measurements – impact on appropriate care. Community Dent Oral Epidemiol 1997;25:24–35.
4 Pitts NB: Modern concepts of caries measurement. J Dent Res 2004;83(spec iss C):43–47.
5 Selwitz RH, Ismail AI, Pitts NB: Dental caries. Lancet 2007;369:51–59.
6 National Collaborating Centre for Acute Care, National Institute for Clinical Excellence (NICE): Dental recall – recall interval between routine dental examinations: methods, evidence and guidance. Royal College of Surgeons of England, London, October 2004. www.nice.org.uk/CG019fullguideline.
7 Hally JD, Pitts NB: Developing the first dental care pathway: the oral health assessment. Primary Dent Care 2006;12:117–121.

N.B. Pitts
Dental Health Services and Research Unit, Univesity of Dundee
Mackenzie Building, Kirsty Semple Way
Dundee DD2 4BF (UK)
Tel. +44 1382 420067, Fax +44 1382 420051, E-mail n.b.pitts@cpse.dundee.ac.uk

10 Opções tradicionais de tratamento preventivo

C. Longbottom[a] – K. Ekstrand[b] – D. Zero[c]

[a]Dental Health Services and Research Unit, University of Dundee, UK; [b]University of Copenhagen, Copenhagen, Denmark; [c]Indiana University School of Dentistry, Indianapolis, Ind., USA

Resumo

As opções de tratamento preventivo podem ser divididas em técnicas de prevenção primárias, secundárias e terciárias, que podem envolver métodos aplicados pelo paciente ou pelo profissional. Entre essas técnicas, encontram-se: higiene bucal (instruções), selantes de sulcos e fissuras (temporários ou permanentes), aplicação de flúor (aplicado pelo paciente ou pelo profissional), avaliação e orientação (modificação) da dieta, outras medidas para auxiliar na remineralização do tecido e, ainda, outras medidas para auxiliar na modificação do biofilme, a fim de reduzir o risco cariogênico. Há muitas evidências que atestam a validade do uso de técnicas específicas para a prevenção primária da cárie dentária em crianças, como, por exemplo, a aplicação se selantes de sulcos e fissuras e a aplicação tópica de flúor (incluindo a aplicação pelo paciente de dentifrícios fluoretados e verniz de flúor aplicado pelo profissional), mas poucas evidências consistentes para essas técnicas na prevenção secundária – isto é, referente a lesões iniciais ou estabelecidas que recebam os códigos 1 a 4 do Sistema Internacional de Detecção e Avaliação da Cárie (ICDAS) (e também lesões mais severas, classificadas como 5 ou 6) – e no caso de adultos. Essa falta de comprovação é devida à falta de estudos de boa qualidade nessa área, em contraste com a grande quantidade de bons estudos que demonstram a ausência de efeito. Como também há evidências longitudinais limitadas que sustentem o cuidado operatório convencional, e como o controle do processo de cárie *antes* da primeira restauração é a chave para romper o ciclo restaurador e melhorar o cuidado fornecido ao paciente, as futuras pesquisas devem abordar essas deficiências no nível atual de evidências de sustentação para as várias opções tradicionais de tratamento preventivo.

Copyright © 2009 S. Karger AG, Basel

Este capítulo traz uma visão geral das várias opções de tratamento preventivo disponíveis para o clínico e auxilia em sua escolha para os diferentes grupos etários com base na força das evidências publicadas até o momento que apontam para a eficácia dessas intervenções. É empregada a classificação recomendada pelo Scottish Clinical Effectiveness Programme (para maiores detalhes, consultar a Introdução, pp. 9-22).

Os "tratamentos preventivos" podem ser divididos em três categorias clássicas e que, às vezes, se sobrepõem: prevenção primária, secundária e terciária. A preven-

Tabela 10.1 Códigos de detecção do ICDAS: 0-6 anos de idade (dentição decídua)

Prevenção	0 (hígido) com risco de cárie: baixo/moderado/alto	1 + 2 (lesão inicial)	3 + 4 (lesão moderada)	5 + 6 (lesão extensa)
Primária (grau 1)	Nível básico/ Nível básico +/ Nível básico ++	Nível básico	Nível básico	Nível básico
Secundária (grau 2)	–	Aplicação profissional de F (R_w); selante de sulcos e fissuras (R_w); IHB intensificada (R_e)	Para regiões acessíveis à limpeza da superfície da lesão: aplicação prof. de F (R_e); IHB intensificada (R_e)	Para regiões acessíveis à limpeza da superfície da lesão: aplicação prof. de F (R_e); IHB intensificada (R_e)
Híbrida (graus 2 + 3)	–	–	–	TRA (R_w)

A opção para um determinado tratamento preventivo varia de acordo com o estágio da cárie em avaliação. IHB = instruções de higiene bucal; o tratamento restaurador atraumático (TRA) é encarado como tradicional em alguns países e como novo em outros. F = fluoreto.

ção primária inclui aquelas medidas que previnem o desenvolvimento dos sinais clínicos da cárie na ausência de doença, isto é, previnem a iniciação da doença. A prevenção secundária se concentra no pronto e eficaz tratamento da doença em seus estágios iniciais, incluindo medidas que inativam ou revertem o processo de cárie após o início dos sinais clínicos. Já a prevenção terciária envolve medidas que removem irreversivelmente o tecido dentário danificado e o substituem de forma a prevenir maior avanço do processo de cárie. Algumas opções preventivas secundárias e terciárias envolvem uma interação "híbrida" de procedimentos não operatórios e operatórios.

Existem várias categorias de opções de tratamento preventivo, que são vistas como tradicionais por muitos profissionais. Elas podem ser aplicadas pelo paciente ou pelo profissional:

1 Higiene bucal (instruções);
2 Selantes de sulcos e fissuras (considerados como "temporários" ou "permanentes");
3 Aplicação de fluoretos (aplicado pelo paciente e pelo profissional);
4 Avaliação e orientação da dieta (modificação);
5 Outras medidas para ajudar na remineralização do tecido;
6 Outras medidas para ajudar a modificar o biofilme, a fim de reduzir o desafio cariogênico.

As Tabelas 10.1 a 10.4 e o apêndice resumem (orientações) as opções de tratamento preventivo disponíveis para os diferentes estágios das lesões de cárie – conforme designado pelos critérios do ICDAS – e a síntese do nível de evidência para

Tabela 10.2 Códigos de detecção do ICDAS: 6-12 anos de idade (dentição permanente)

Prevenção	0 (hígido) com risco de cárie: baixo/moderado/alto	1 + 2 (lesão inicial)	3 + 4 (lesão moderada)	5 + 6 (lesão extensa)
Primária (grau 1)	Nível básico/nível básico +/ nível básico ++; "nível básico" inclui a escovação "lateral" do primeiro e segundo molares em erupção	Nível básico	Nível básico	Nível básico
Secundária (grau 2)	–	Aplicação prof. de F (R_w); selantes de sulcos e fissuras (R_w); IHB intensificada (R_w), especialmente nos molares em erupção	Selantes de sulcos e fissuras (R_w)	–
Híbrida (graus 2 + 3)	–	–	Restauração como selante (R_e)	Restauração como selante (R_e)

Para a dentição decídua daqueles nas idades de seis a 12 anos, ver Tabela 10.1. IHB = instruções de higiene bucal. Além das opções de tratamento preventivo em nível básico, nível básico + e nível básico ++ (acima), as seguintes opções podem ser utilizadas/recomendadas para todos os pacientes acima de seis anos, quando o clínico julgar apropriado para o risco de cárie do paciente: xilitol como substituto do açúcar na dieta (R_w); goma de mascar sem açúcar e com poliol (R_w); medicamentos sem açúcar (R_w); verniz de clorexidina (R_w); consumo de pastilhas de flúor (R_e).

cada uma das três categorias de tratamentos preventivos da cárie, de acordo com uma revisão dos principais estudos sistemáticos e de orientações que constam na literatura especializada.[1-17]

As Tabelas 10.1 a 10.4 abordam quatro grupos de faixas etárias, que refletem a dentição infantil em desenvolvimento (decídua e mista), bem como a dentição adulta madura ou em maturação. Os limites desses grupos etários não são bem definidos, mas sim aproximados e podem variar em cada paciente, já que as idades cronológica e biológica podem não coincidir exatamente.

Às Tabelas 10.1 a 10.4, as seguintes considerações se aplicam no que tange às opções de tratamento preventivo:

- Nível básico = educação em saúde bucal para pais e paciente (R_s), mais instruções para higiene bucal (R_s; quando incluir o uso de dentifrício fluoretado com concentração adequada ao local), mais avaliação da dieta e motivação (R_e; compatível com a prevenção, utilizando uma abordagem de fator de risco comum);
- Nível básico + = nível básico (ver anteriormente) mais aplicação profissional de flúor (R_s), mais intensificação das instruções de higiene bucal (incluindo fio

Tabela 10.3 Códigos de detecção do ICDAS: 12-20 anos de idade

Prevenção	0 (hígido) com risco de cárie: baixo/moderado/alto	1 + 2 (lesão inicial)	3 + 4 (lesão moderada)	5 + 6 (lesão extensa)
Primária (grau 1)	Nível básico/nível básico +/ nível básico + + ; "nível básico" inclui a escovação "lateral" do segundo molar em erupção	Nível básico	Nível básico	Nível básico
Secundária (grau 2)	–	Aplicação prof. de F (R_w); selantes de sulcos e fissuras (R_w); IHB intensificada (R_w), especialmente para os segundos molares em erupção	Selantes de sulcos e fissuras (R_w)	–
Híbrida (graus 2 + 3)	–	–	Restauração como selante (R_e)	Restauração como selante (R_e)

IHB = instruções de higiene bucal.

dental quando apropriado; R_s), mais avaliação da dieta e motivação específica para o paciente (R_w);
- Nível básico ++ = nível básico + (ver anteriormente) mais selantes de sulcos e fissuras (R_s).

Nas tabelas, as recomendações são baseadas em revisões das evidências de acordo com a classificação do Scottish Clinical Effectiveness Programme, com:

R_s = recomendação sustentada por fortes evidências com vieses limitados;
R_w = recomendação sustentada por evidências fracas com algum potencial para vieses;
R_e = recomendação baseada em consenso e opinião de especialistas.

Deve-se ter em mente, para propósitos comparativos, que, se for utilizada uma metodologia de revisão rigorosa e qualificação de vulto, as evidências que sustentam o tratamento operatório convencional da cárie são limitadas, e existe uma imensidão de provas a respeito da durabilidade limitada do cuidado restaurador convencional.[18] O controle do processo de cárie antes da primeira restauração dos dentes é a chave para romper o ciclo restaurador e melhorar o cuidado para o paciente (Fig. 10.1).

Conclusão

As Tabelas 10.1 a 10.4 fornecem as opções de tratamento preventivo apropriadas para cada códigos de severidade da lesão do ICDAS (e dentes em erupção) para cada uma

Tabela 10.4 Códigos de detecção do ICDAS: ≥ 20 anos de idade

Prevenção	0 (hígido) com risco de cárie: baixo/moderado/alto	1 + 2 (lesão inicial)	3 + 4 (lesão moderada)	5 + 6 (lesão extensa)
Primária (grau 1)	Nível básico/nível básico +/ nível básico ++; "nível básico" inclui a escovação "lateral" terceiro molar em erupção	Nível básico	Nível básico	Nível básico
Secundária (grau 2)	–	Aplicação prof. de F (R_e); selantes de sulcos e fissuras (R_e); IHB intensificada (R_e)	Selantes de sulcos e fissuras (R_e); IHB intensificada (R_e)	Para cáries radiculares: aplicação prof. de F (R_e); IHB intensificada (R_e)
Híbrida (graus 2 + 3)	–	–	Restauração como selante (R_e)	Para cáries de coroa: restauração como selante (R_e)

IHB = instruções de higiene bucal.

das 3 categorias preventivas. O apêndice fornece uma lista de opções tradicionais de tratamento preventivo. O clínico deve decidir, utilizando todas as outras informações sobre o risco de cárie do paciente e outras informações importantes, qual opção particular é mais apropriada para uma dada lesão em um determinado paciente.

Pesquisa continuada

As seguintes áreas dentro das opções tradicionais de tratamento preventivo são sugeridas como objeto de futuras pesquisas, que utilizem desenho metodológico de vulto:

1 Uso de limpeza interdental profissional e não profissional para prevenção primária e secundária da cárie nas dentições decídua e permanente;
2 Uso de selantes de sulcos e fissuras nos dentes decíduos, incluído lesões de códigos ICDAS 3, 4 e 5;
3 Uso de todas as opções tradicionais de tratamento preventivo, individualmente, em adultos (idade ≥20 anos);
4 Uso de combinação de opções de tratamento preventivo em crianças e adultos.

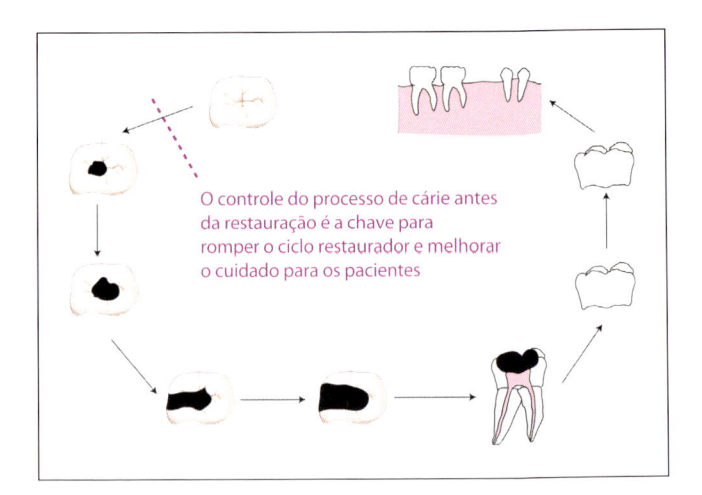

Figura 10.1 Espiral/ciclo restaurador.

O controle do processo de cárie antes da restauração é a chave para romper o ciclo restaurador e melhorar o cuidado para os pacientes

Prioridades de implementação

Entre as barreiras à implementação das opções de tratamento preventivo estão:

1 A cultura tradicional de apenas restaurar arraigada em muitas partes da odontologia;
2 Falta de incentivo em muitos sistemas de remuneração odontológicos.

Essas barreiras podem ser superadas pela atividade profissional consciente, pelo desenvolvimento continuado de orientações consensuais informadas por evidências em evolução e pelo uso por maior quantidade de profissionais de saúde dentro e fora da odontologia para que sejam realizadas intervenções eficazes.

Apêndice

Os procedimentos específicos a seguir constituem as categorias de opções tradicionais de tratamento preventivo:

Instruções de higiene bucal: escovação dos dentes; escovação "lateral" específica para os molares em erupção; uso do fio dental; outros auxiliares para higiene interdental;

Selantes de sulcos e fissuras: sistemas resinosos; selantes à base de cimento (temporários);

Aplicação de fluoretos: aplicado pelo paciente: dentifrício (variados tipos e PPM de flúor); enxaguatórios bucais;

Aplicação de fluoretos: aplicado pelo profissional: vernizes; géis; soluções;

Avaliação da dieta e do aconselhamento: avaliação e aconselhamento verbal; coleta de dados escritos (diário da dieta); aconselhamento escrito;

Outros agentes para remineralização: goma de mascar sem açúcar; gomas de mascar com poliol;

Outro agente antimicrobiano: clorexidina;

Opções "híbridas" preventivas/operatórias: restaurações como selantes (restaurações preventivas de resina).

Referências

1. Ahovuo-Saloranta A, Hiiri A, Nordblad A, Mäkelä M, Worthington HV: Pit and fissure sealants for preventing dental decay in the permanent teeth of children and adolescents. Cochrane Database Syst Rev 2008;4: CD001830. DOI: 10.1002/14651858.CD001830.pub3.
2. American Dental Association Council on Scientific Affairs: Professionally applied topical fluoride: evidence-based clinical recommendations. J Am Dent Assoc 2006;137:1151–1159.
3. American Dental Association Council on Scientific Affairs: Evidence-based clinical recommendations for the use of pit-and-fissure sealants. J Am Dent Assoc 2008;139:257–268.
4. Bader J, Shugars DA: The evidence supporting alternative management strategies for early occlusal caries and suspected dentinal caries. J Evid Based Dent Pract 2006;6:91–100.
5. Benson PE, Parkin N, Millett DT, Dyer F, Vine S, Shah A: Fluorides for the prevention of white spots on teeth during fixed brace treatment. Cochrane Database Syst Rev 2004;3:CD003809. DOI: 10.1002/ 14651858.CD003809.pub2.
6. Deshpande A, Jadad AR: The impact of polyol-containing chewing gums on dental caries: a systematic review of original randomized controlled trials and observational studies. J Am Dent Assoc 2008;139: 1602–1614.
7. Hiiri A, Ahovuo-Saloranta A, Nordblad A, Mäkelä M: Pit and fissure sealants versus fluoride varnishes for preventing dental decay in children and adolescents.Cochrane DatabaseSystRev2006;4:CD003067. DOI: 10.1002/14651858.CD003067.pub2.
8. Marinho VCC, Higgins JPT, Sheiham A, Logan S: Combinations of topical fluoride (toothpastes, mouth-rinses, gels, varnishes) versus single topical fluoride for preventing dental caries in children and adolescents. Cochrane Database Syst Rev 2004;1: CD002781. DOI: 10.1002/14651858.CD002781.pub2.
9. Marinho VCC, Higgins JPT, Logan S, Sheiham A: Fluoride gels for preventing dental caries in children and adolescents. Cochrane Database Syst Rev 2002;1: CD002280. DOI: 10.1002/14651858.CD002280.
10. Marinho VCC, Higgins JPT, Logan S, Sheiham A: Fluoride mouthrinses for preventing dental caries in children and adolescents. Cochrane Database Syst Rev 2003;3:CD002284. DOI: 10.1002/14651858. CD002284.
11. Marinho VCC, Higgins JPT, Logan S, Sheiham A: Fluoride toothpastes for preventing dental caries in children and adolescents. Cochrane Database Syst Rev 2003; 1:CD002278. DOI: 10.1002/14651858. CD002278.
12. Marinho VCC, Higgins JPT, Logan S, Sheiham A: Fluoride varnishes for preventing dental caries in children and adolescents. Cochrane Database Syst Rev 2002;1:CD002279. DOI: 10.1002/14651858. CD002279.
13. Marinho VCC, Higgins JPT, Sheiham A, Logan S: One topical fluoride (toothpastes, or mouthrinses, or gels, or varnishes) versus another for preventing dental caries in children and adolescents. Cochrane Database Syst Rev 2004;1:CD002780. DOI: 10.1002/ 14651858. CD002780.pub2.
14. Marinho VCC, Higgins JPT, Logan S, Sheiham A: Topical fluoride (toothpastes, mouth-rinses, gels or varnishes) for preventing dental caries in children and adolescents. Cochrane Database Syst Rev 2003; 4:CD002782. DOI: 10.1002/14651858.CD002782.
15. National Institutes of Health Consensus Development Conference Panel: National Institutes of Health consensus development conference statement: diagnosis and management of dental caries throughout life. J Dent Educ 2001;65:944–1179.
16. Scottish Intercollegiate Guideline Network: Preventing dental caries in children at high caries risk: targeted prevention of dental caries in the permanent teeth of 6–16 year olds presenting for dental care. SIGN guideline No 47. December 2000. www.sign. ac.uk.
17. Scottish Intercollegiate Guideline Network: Prevention and management of dental decay in the pre-school child: a national clinical guideline. SIGN guideline No 83. November 2005. www.sign.ac.uk.
18. Elderton RJ: Clinical studies concerning rerestoration of teeth. Adv Dent Res 1990;4:4–9.

C. Longbottom
Dental Health Services and Research Unit, Univesity of Dundee
Mackenzie Building, Kirsty Semple Way
Dundee DD2 4BF (UK)
Tel. +44 1382 420064, Fax +44 1382 420051, E-mail c.longbottom@cpse.dundee.ac.uk

11 Novas opções de tratamento preventivo

C. Longbottom[a] – K. Ekstrand[b] – D. Zero[c] – M. Kambara[d]

[a]Dental Health Services and Research Unit, University of Dundee, Dundee, UK; [b]University of Copenhagen, Copenhagen, Denmark; [c]Indiana University School of Dentistry, Indianapolis, Ind., USA; [d]Department of Preventive and Community Dentistry, Osaka Dental University, Osaka, Japan

Resumo

Várias novas opções de tratamento preventivo podem, como as tradicionais, ser divididas em três categorias de prevenção (primária, secundária e terciária) e não só estiveram como também estão atualmente sendo pesquisadas. As aqui revisadas estão disponíveis comercialmente ou logo estarão. São elas: selantes proximais; aplicações de flúor, incluindo dispositivos de liberação lenta; medidas para auxiliar a remineralização do tecido, inclusive três métodos diferentes de administrar fosfato de cálcio amorfo; medidas para auxiliar na modificação do biofilme, reduzindo o desafio cariogênico, incluindo terapia com ozônio e probióticos; medidas para aumentar a resistência do esmalte à desmineralização, o que abrange tratamento com *laser* e uma nova técnica híbrida para o tratamento das cavidades cariosas em molares decíduos, com o uso de "sobreposição" das prevenções secundária e terciária – a técnica de Hall. Embora muitas das técnicas citadas sejam consideravelmente promissoras e os cirurgiões-dentistas devam estar cientes de seus avanços e acompanhar o progresso na área, as evidências que comprovam a eficiência dessas novas opções de tratamento preventivo ainda são insuficientes para que se façam recomendações em larga escala. As mudanças na prática clínica devem ser avaliadas para que se observe de que forma a saúde bucal pode ser mais bem preservada com a adoção dos novos sistemas preventivos. Ainda são necessárias mais pesquisas, envolvendo ensaios randomizados controlados duplo-cegos para trazer aos pacientes mais benefícios do controle eficiente da doença cárie. A implementação da prática deve acontecer logo que as novas técnicas provem seu valor clínico para os pacientes.

Copiright © 2009 S. Karger AG, Basel

Este capítulo traz uma visão geral de várias novas opções de tratamento preventivo que estão sendo desenvolvidas para, no futuro, auxiliarem o clínico no melhor controle do processo de cárie. São identificados estudos importantes já publicados e é apresentada uma nova abordagem à prática preventiva realizada no Japão. Como ocorre com os métodos preventivos tradicionais, as novas opções que já foram ou estão sendo pesquisadas atualmente podem ser divididas em três categorias preventivas fundamentais (primária, secundária e terciária). A prevenção primária abrange medidas que previnem o desenvolvimento dos sinais clínicos da cárie na ausência de doença, isto é, previnem justamente o início da doença. A prevenção secundária concentra-se no pronto e eficaz tratamento da doença em seus estágios iniciais, incluindo medidas que inativam ou revertem o processo de cárie após o início dos sinais clínicos. Já a prevenção terciária envolve medidas que removem irreversivelmente o tecido dentário danificado e o substituem de forma a prevenir um maior avanço do processo de cárie. Algumas opções preventivas secundárias e terciárias envolvem uma interação "híbrida" de procedimentos não operatórios e operatórios. A lista de novas opções que vem a seguir não é muito extensa, mas compreende as técnicas que já estão comercialmente disponíveis ou que estão próximas de ficar.

Essas técnicas se enquadram na maioria das categorias gerais de opções de tratamento preventivo listadas no Capítulo 10, de Longbottom e colaboradores (pp. 157-163), com algumas pequenas modificações, e podem ser aplicadas pelo paciente ou pelo profissional. São elas:

1 selantes proximais;
2 aplicações de flúor;
3 medidas para auxiliar a remineralização de tecido desmineralizado;
4 medidas para ajudar a modificar o biofilme e reduzir o desafio cariogênico;
5 medidas para aumentar a resistência do esmalte à desmineralização;
6 nova técnica "híbrida" para o tratamento de cáries em molares decíduos que envolve a "sobreposição" da prevenção secundária e terciária.

Selantes proximais

Esta técnica envolve o uso de separação temporária eletiva dos dentes para ter acesso à superfície proximal[1] antes da aplicação de um selante adesivo (utilizando ataque ácido) para selar lesões não cavitadas, utilizando técnica cuidadosa para evitar saliências nas margens do selante.

Vários estudos *in vitro* apresentaram resultados promissores, mas, até o momento, os únicos estudos clínicos realizados envolveram um número muito pequeno de pacientes, havendo dados insuficientes para que se faça uma recomendação específica[2-4].

Aplicações de flúor

Dispositivos de liberação lenta de flúor

O uso de dispositivos de liberação lenta de flúor para a prevenção da ocorrência de lesões cariosas tem sido sugerido já há algum tempo. A técnica envolve a colagem (com o auxílio de um compósito adesivo) de um pequeno dispositivo contendo flúor (p. ex., uma pérola de vidro) à coroa de um dente, geralmente na face vestibular de um molar superior. Após sua fixação, o dispositivo libera lentamente o flúor no ambiente bucal pelo período de um ano, aproximadamente, mantendo assim uma concentração elevada de flúor na saliva.

Considera-se que esse nível elevado de flúor salivar ajuda a aumentar a concentração de flúor na placa e, desse modo, auxilia na remineralização durante os ataques ácidos mediados pelo açúcar à superfície do esmalte.

Dois estudos recentes concluíram que, apesar dos resultados iniciais promissores, ainda são necessários mais ensaios randomizados controlados antes que se possa fazer a recomendação da técnica.[5,6]

Medidas para auxiliar na remineralização do tecido desmineralizado

Fosfato de cálcio amorfo

Até pouco tempo atrás, o uso clínico dos íons cálcio e fosfato para ajudar na remineralização não havia apresentado sucesso, principalmente devido à solubilidade dos fosfatos de cálcio, sobretudo na presença de íons fluoreto. Entretanto, três sistemas de remineralização baseados em cálcio-fosfato já estão disponíveis comercialmente, tendo sido objetos de um estudo realizado recentemente.[7]

O fosfato de cálcio amorfo instável (Enamelon™) é utilizado na forma de íons cálcio e fosfato (algumas vezes na presença de íons fluoreto) aplicados separadamente, de maneira a se formarem fosfato de cálcio amorfo e fosfato de cálcio e flúor no ambiente intrabucal. Vários estudos produziram resultados conflitantes *in vitro* quanto à capacidade desse sistema de inibir a desmineralização do esmalte ou remineralizar lesões subsuperficiais. Entretanto, um estudo *in vivo* demonstrou a inibição de lesões de cárie radicular em uma população submetida à radioterapia, embora não tenha havido redução na superfície coronária em relação ao grupo controle.[8] Um estudo recente com uma população semelhante concluiu que o sistema produziu benefício significativo na prevenção e na remineralização de cáries radiculares.[9]

O fosfossilicato de sódio e cálcio bioativo – Novamin™ – tem sido conclamado como agente capaz de liberar íons cálcio e fosfato no ambiente intrabucal. No entanto, Reynolds[7] não encontrou estudos publicados que demonstrassem a atividade anticariogênica do material, e não parece ter havido nenhum outro estudo desde então.

O terceiro material revisado por Reynolds foi o fosfato de cálcio amorfo estabilizado por caseína-fosfopeptídeo – Recaldent™. Embora íons cálcio, fosfato e fluoreto sejam reestabilizados pela caseína-fosfopeptídeo, evitando assim a formação de cálculo, eles se difundem na direção do gradiente de concentração para dentro das lesões subsuperficiais em esmalte, promovendo, dessa forma, a remineralização. Uma linha considerável da literatura especializada indica que os agentes contendo fosfato de cálcio amorfo estabilizado por caseína-fosfopeptídeo podem ajudar na remineralização de lesões *in vitro*, *in situ* e *in vivo*.[7] Um ensaio clínico randomizado controlado demonstrou a inibição da progressão das lesões cariosas e a promoção da regressão de lesões proximais em dentes permanentes.[10]

Assim, Reynolds[7] concluiu que "as tecnologias de remineralização com fosfato de cálcio são promissoras como métodos coadjuvantes à fluorterapia no tratamento não invasivo das lesões de cárie iniciais". No entanto, uma revisão sistemática contemporânea da eficácia clínica dos derivados da caseína concluiu que as evidências dos ensaios clínicos ainda não eram suficientes para tirar conclusões com relação à efetividade desses derivados em longo prazo.[11]

Medidas para ajudar a modificar o biofilme e reduzir o desafio cariogênico

Terapia com ozônio

As propriedades bactericidas do ozônio são bem conhecidas. Existe hoje no mercado um dispositivo para aplicação de ozônio nas lesões de cárie coronária e radicular (em estágios de 1 a 6 do Sistema Internacional de Detecção e Avaliação da Cárie).

No entanto, dois recentes estudos sistemáticos concluíram que, embora os testes laboratoriais tenham demonstrado os efeitos antimicrobianos da aplicação do ozônio, os testes *in vivo* não alcançaram um nível de eficácia significativo, e, além disso, ainda são necessários outros ensaios clínicos duplo-cegos bem planejados e conduzidos antes que se possa fazer uma avaliação final sobre o uso do ozônio na prevenção e no tratamento da cárie[12,13] e recomendá-lo como técnica eficiente.

Probióticos

Bactérias probióticas são utilizadas para tratar ou prevenir uma grande variedade de doenças.[14] Seu uso na cárie está relacionado à tentativa de substituir ou deslocar as bactérias cariogênicas na cavidade bucal.[15]

Uma recente revisão dos probióticos utilizados na saúde bucal em crianças concluiu que vários estudos indicaram um efeito de "impedimento" sobre os estreptococos do grupo *mutans* e/ou as leveduras.[16] Além disso, o único estudo realizado com pacientes na primeira infância relatou uma redução significativa nas lesões cariosas em crianças de três a quatro anos de idade após sete meses de consumo diário de leite probiótico.

Entretanto, os autores concluíram que são necessários mais ensaios controlados por placebo que avaliem cuidadosamente cepas probióticas selecionadas e definidas utilizando resultados padronizados antes que qualquer recomendação clínica possa ser feita. Da mesma forma, um estudo realizado por Meurman e Stamatova[17] concluiu que quase nenhum ensaio randomizado controlado foi realizado nessa área, e que é necessária uma investigação maior antes de se chegar a qualquer conclusão baseada em evidências sobre recomendação ou não do tratamento com probióticos para a manutenção da saúde bucal.

Medidas para aumentar a resistência do esmalte à desmineralização

Tratamento com laser

Estudos laboratoriais demonstraram que os *lasers* podem ser usados para modificar a composição química do esmalte dentário, tornando-o menos solúvel e mais resistente à desmineralização.[18-20]

No entanto, até o momento não há relatos de estudos *in vivo* testando a eficácia desses *lasers* na prevenção da cárie ou na redução de sua progressão.

Nova técnica "híbrida" para o tratamento de lesões em molares decíduos envolvendo a "sobreposição" das prevenções secundária e terciária

A técnica de Hall

Um cirurgião-dentista clínico que trabalhava na Escócia desenvolveu um novo método para colocação de coroas metálicas pré-formadas (CMPs) em molares decíduos sem utilizar anestesia local, sem remover a cárie e sem o preparo do dente: a técnica de Hall. Ao cobrir completamente a lesão de cárie e com a margem da CMP localizada abaixo do sulco gengival, a coroa priva o biofilme dos nutrientes e o processo de cárie é suspenso (no caso de não ter havido ainda a infecção da polpa e nem da mesma ser iminente a ponto de tornar-se irreversível). A análise retrospectiva dos registros realizados pelo profissional indicou que a taxa de sobrevivência dessas CMPs era comparável aos valores encontrados na literatura para a técnica convencional reconhecida de colocação de CMP utilizada por especialistas em odontopediatria.[21]

Um ensaio clínico randomizado controlado foi realizado posteriormente, comparando a técnica de Hall com as restaurações convencionais.[22] Os resultados após dois anos demonstraram que as CMPs de Hall apresentaram resultados estatisticamente mais significativos do que as restaurações convencionais em relação à saúde pulpar e a longevidade.

Outros ensaios randomizados controlados bem planejados possibilitarão a recomendação, com base em evidências, dessa nova abordagem à prevenção secundária e terciária das lesões de código 5 e 6 do Sistema Internacional de Detecção e Avaliação da Cárie em molares decíduos.

Novas abordagens à prática preventiva

Embora muitas das técnicas descritas anteriormente sejam promissoras, e os profissionais devam acompanhar seu desenvolvimento, ainda não há comprovação da eficiência das novas opções de tratamento preventivo para que se possa fazer uma recomendação em larga escala. Outros trabalhos de boa qualidade continuarão a ser realizados a fim de desenvolver opções de tratamento preventivo ainda melhores. Nesse ínterim, as mudanças na prática odontológica devem ser avaliadas para que se descubram novas opções de manutenção da saúde bucal. Idealmente, os novos métodos devem ser avaliados em pesquisas baseadas no ambiente da prática, além de passar por testes de eficiência mais convencionais. A dinâmica da prática e da comunicação com o paciente deve ser administrada de forma a facilitar um estilo de atuação mais preventivo na clínica odontológica diária de modo a explorar as opções de tratamento preventivo atuais e preparar o terreno para a adoção dessas novas técnicas, desde que demonstrem, cientificamente, proporcionar benefícios terapêuticos e clínicos.

No Japão, a prevalência da cárie dentária diminuiu nos últimos anos,[23] pois foi notada a necessidade de desenvolver e avaliar novos sistemas nas clínicas odontológicas que estivessem ligados a evidências de estudos epidemiológicos e da ciência odontológica. Em um país que costumava apresentar altos níveis de cárie, agora existe a necessidade de estabelecer modelos de prática que façam o tratamento da cárie dentária em pessoas, não apenas para reduzir o número de lesões cariosas, mas também reduzir o tamanho das lesões, além de manter saudáveis as pessoas que não apresentam cárie dentária estabelecida. Se as crianças deixarem de frequentar a clínica odontológica tradicional por falta de necessidades restauradoras, no futuro haverá uma queda na conscientização quanto à saúde bucal. Conclui-se que a odontologia deve mudar seu foco.[24,25] No século XX, a odontologia estava preocupada principalmente com o tratamento operatório da cárie dentária; no entanto, no século XXI ela deve se concentrar em manter os dentes hígidos e/ou não restaurados com lesões cariosas controladas em nível incipiente de doença.

A filosofia da promoção de saúde bucal é diferente da teoria tradicional de prevenção das doenças bucais. Isso quer dizer que o estilo de vida é importante para a saúde bucal (p. ex., hábitos alimentares de escovação), e os pacientes devem ser estimulados a nutrir pensamentos positivos em relação à saúde. A saúde bucal também tem relação com a saúde social, que, no contexto de nossa cultura, significa número suficiente de cirurgiões-dentistas, de técnicos em higiene bucal e de consultórios dentários, sistemas de seguro social e pessoas motivadas a manter a saúde.

Detecção, avaliação e controle das lesões cariosas incipientes

É preciso conhecer a condição das alterações das lesões cariosas iniciais antes que a doença se torne clinicamente óbvia. Quando se pode detectar mudanças sutis de uma lesão incipiente em progressão no esmalte dentário, não será necessário usar a broca, e a remineralização poderá ser empregada – esta é, potencialmente, uma das descobertas mais úteis na ciência odontológica, constituindo a opção de tratamento preventivo de escolha. Utilizando novas tecnologias e a estimativa da atividade de cárie, os cirurgiões-dentistas devem ser capazes de selecionar o método ideal de remineralização para seus pacientes, como, por exemplo, alterar a concentração e a frequência do flúor e de outros materiais preventivos. Utilizando esse tipo de tecnologia atualizada, o tratamento odontológico deve se tornar mais baseado em evidências, mais preventivo e orientado em relação ao paciente.

Um exemplo do tipo de informação que pode auxiliar na escolha pela opção de tratamento preventivo é apresentado na Figura 11.1. Crianças (de seis anos de idade) matriculadas em um jardim da infância de uma escola primária em Osaka, no Japão, receberam cuidado preventivo e tiveram a atividade de lesões incipientes monitorada utilizando-se de fluorescência quantitativa induzida por luz durante um período de 1,5 ano. A atividade das lesões cariosas incipientes (porcentagem de lesões avaliadas como ativas, inativas, em regressão/recuperação), dividida em três subgrupos classificados de acordo com os escores iniciais de cárie, mostrou-se diferente. As lesões cariosas em recuperação/regressão apresentaram o maior valor (60%) no grupo de melhor saúde, seguido pelo grupo de saúde mediana (35%) e, finalmente, pelo grupo de baixo nível de saúde (27,3%). Por outro lado, a porcentagem de lesões em progressão foi maior no grupo de baixa qualidade de saúde (54,5%).

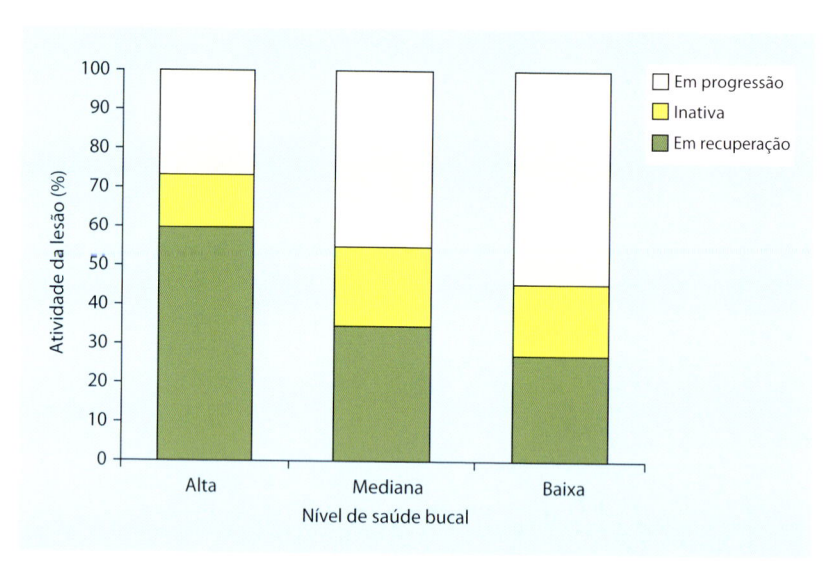

Figura 11.1 Diferenças na atividade das lesões (comportamento) para três grupos de crianças de seis anos de idade monitoradas ao longo de 1,5 ano com fluorescência quantitativa induzida por luz (Kambara e colaboradores, Osaka Dental University, dados não publicados).

Pesquisas futuras

Todas as técnicas novas e promissoras para tratamento preventivo listadas anteriormente requerem a realização de mais estudos, de pesquisas randomizadas controladas e bem elaboradas antes que se possa fazer a recomendação de seu uso com base em evidências científicas estabelecidas.

Prioridades de implementação

Sua aplicação prática deve ocorrer logo após as novas técnicas provarem ser clinicamente válidas para os pacientes. As barreiras para a utilização das novas abordagens preventivas devem ser superadas sistematicamente, tanto na prática clínica quanto no sistema de saúde.

Referências

1. Pitts NB, Longbottom C: Temporary elective tooth separation with special reference to the diagnosis and preventive management of equivocal approximal lesions. Quintessence Int 1987;18:563–573.
2. Gomez SS, Basili CP, Emilson CG: A 2-year clinical evaluation of sealed non-cavitated approximal posterior carious lesions in adolescents. Clin Oral Invest 2005;9:239–243.
3. Martignon S, Ekstrand KR, Ellwood R: Efficacy of sealing proximal early active lesions: an 18-month clinical study evaluated by conventional and subtraction radiography. Caries Res 2006;40:382–388.
4. Alkilzy M, Berndt C, Spleith CH: Therapeutic sealing of proximal tooth surfaces: three-year clinical and radiographic follow-up. Caries Res 2008;42: 196.

5 Bonner BC, Clarkson JE, Dobbyn L, Khanna S: Slow-release fluoride devices for the control of dental decay. Cochrane Database Syst Rev 2006;18: CD005101.
6 Pessan JP, Al-Ibrahim NS, Buzalaf MA, Toumba KJ: Slow-release fluoride devices. J Appl Oral Sci 2008; 16:238–246.
7 Reynolds EC: Calcium phosphate-based remineralisation systems: scientific evidence? Aust Dent J 2008;53:268–273.
8 Papas A, Russell D, Singh M, Stack K, Kent R, Triol C, Winston A: Double blind clinical trial of remineralising dentifrice in the prevention of caries in radiation therapy patients. Gerodontology 1999;16: 2–10.
9 Papas A, Russell D, Singh M, Kent R, Triol C, Winston A: Caries clinical trial of a remineralising toothpaste in radiation patients. Gerodontolgy 2008;25:76–88.
10 Morgan MV, Adams GG, Bailey DL, Tsao CE, Fischman SL, Reynolds EC: The anticariogenic effect of sugar-free gum containing CPP-ACP nanocomplexes on approximal caries determined using digital bitewing radiographs. Caries Res 2008;42: 171–184.
11 Azarpazhooh A, Limeback H: Clinical efficacy of casein derivatives: a systematic review of the literature. J Am Dent Assoc 2008;139:915–924.
12 Azarpazhooh A, Limeback H: The application of ozone in dentistry: a systematic review of literature. J Dent 2008;36:104–116.
13 Brazelli M, McKenzie L, Fielding S, Fraser C, Clarkson J, Kilonzo M, Waugh N: Systematic review of the effectiveness and cost-effectiveness of Healozone for the treatment of occlusal pit/fissure caries and root caries. Health Technol Assess 2006;10:iii– iv, ix–80.
14 Goldin BR, Gorbach SL: Clinical indications for probiotics: an overview. Clin Infect Dis 2008;46 (suppl 2):S96–S100.
15 Garcia-Godoy F, Hicks MJ: Maintaining the integrity of the enamel surface: the role of the biofilm, saliva and preventive agents in enamel demineralisation and remineralisation. J Am Dent Assoc 2008; 139(suppl):25S–34S.
16 Twetman S, Steckson-Blicks C: Probiotics and oral health in children. Int J Paediatr Dent 2008;18:3–10.
17 Meurman JH, Stamatova I: Probiotics: contributions to oral health. Oral Dis 2007;13:443–451.
18 Hsu DJ, Darling CL, Lachica MM, Fried D: Non-destructive assessment of the inhibition of enamel demineralisation by CO_2 laser treatment using polarisation sensitive optical coherence tomography. J Biomed Opt 2008;13:054027.
19 Vlacic J, Meyers IA, Kim J, Walsh LJ: Laser-activated fluoride treatment of enamel against an artificial caries challenge: comparison of five wavelengths. Aust Dent J 2007;52:101–105.
20 Walsh LJ: The current status of laser applications in dentistry. Aust Dent J 2003;48:146–155.
21 Innes NP, Stirrups DR, Evans DJ, Hall N, Leggate M: A novel technique using preformed metal crowns for managing carious primary molars in general practice: a retrospective analysis. Br Dent J 2006; 200:451–454.
22 Innes NP, Evans DJ, Stirrups DR: The Hall technique: a randomised controlled clinical trial of a novel method of managing carious primary molars in general dental practice: acceptability of the technique and outcomes at 23 months. BMC Oral Health 2007;20:18.
23 The Japanese Ministry of Health and Labor: Report of National Survey of Oral Health in 2005. Tokyo, Association of Oral Health, 2007.
24 Pitts N: 'ICDAS': an international system for caries detection and assessment being developed to facilitate caries epidemiology, research and appropriate clinical management. Community Dent Health 2004;21:193–198.
25 Ismail AI, Sohn W, Tellez M, et al: Risk indicators for dental caries using the International Caries Detection and Assessment System. Community Dent Oral Epidemiol 2008;36:55–68.

C. Longbottom
Dental Health Services and Research Unit, Univesity of Dundee
Mackenzie Building, Kirsty Semple Way
Dundee DD2 4BF (UK)
Tel. +44 1382 420064, Fax +44 1382 420051, E-mail c.longbottom@cpse.dundee.ac.uk

12 Opções tradicionais de tratamento operatório

D. N. J. Ricketts[a] – N.B. Pitts[b]

[a]Dundee Dental Hospital and School and [b]Dental Health Services and Research Unit, University of Dundee, Dundee, UK

Resumo

A intervenção operatória deve ser evitada, sempre que possível, adotando-se uma abordagem preventiva. O tratamento da lesão cariosa inicial em tempo hábil pode levar à sua inativação e, possivelmente, à remineralização da lesão, fazendo com que a intervenção operatória seja desnecessária. O cirurgião-dentista deve julgar quando o tecido dentário tornou-se suficientemente desmineralizado a ponto de permitir o ingresso de bactérias, levando a alterações irreversíveis no tecido. Uma vez tomada a decisão de restaurar um dente, o cirurgião-dentista deve optar, a partir de uma série de *opções tradicionais de tratamento operatório*, quais materiais devem ser utilizados na restauração e qual preparo dentário alcançará boa retenção e melhor preservação da estrutura do dente. Com o desenvolvimento de novos materiais adesivos e de abordagens mais conservadoras, iniciou-se uma nova era da odontologia minimamente invasiva. Melhorias nas propriedades dos compósitos os tornaram o material ideal para restaurações estéticas coronárias: para restaurações posteriores, envolvendo superfícies de grande carga mastigatória, o amálgama ainda permanece como o material mais utilizado no Reino Unido; o ionômero de vidro também tem seu lugar na odontologia minimamente invasiva – com padrões de uso diversos em diferentes países. O número de estudos que investigam a mínima remoção do tecido cariado é relativamente limitado; ainda há campo e necessidade de mais pesquisas nessa área.

Copyright © 2009 S. Karger AG, Basel

Quando realizar o tratamento operatório

O grande objetivo do cirurgião-dentista deve ser evitar a intervenção operatória sempre que possível e tratar os pacientes que apresentam risco de desenvolvimento de cáries, ou aqueles com lesões iniciais, a partir de uma abordagem preventiva. Entretanto, caso essa abordagem preventiva falhe e a lesão progrida, deve-se tomar a decisão, em algum ponto do curso natural da doença cárie, de optar pela cirurgia. Ao mesmo tempo em que essa decisão é tomada pelos profissionais em regime diário, existem poucas evidências relevantes que afirmem precisamente quando essa decisão deve ser tomada. Sendo esse o problema, uma vez tomada a decisão, o paciente entrará, irreversivelmente, no ciclo restaurador.[1]

O primeiro sinal clinicamente visível da cárie dentária é a lesão de mancha branca. Esta se desenvolve em decorrência da formação do biofilme sobre a superfície do dente. Os organismos cariogênicos dentro desse biofilme são capazes de fermentar os carboidratos na cavidade bucal, produzindo ácidos que podem se difundir para o interior do tecido dentário, resultando na desmineralização. O tratamento nesse estágio envolve, simplesmente, a desorganização regular do biofilme, preferencialmente na presença de flúor. Tal tratamento pode levar à inativação da lesão e à possível remineralização da mesma, sendo a intervenção operatória nesse estágio completamente contraindicada. Embora alguns pesquisadores tenham detectado bactérias no interior de lesões iniciais não cavitadas em esmalte,[2] seu número é insuficiente para, isoladamente, sustentar a progressão da lesão.

Alguns podem utilizar a junção amelodentinária como limiar operatório; entretanto, a maior parte dessas lesões não apresenta cavidade quando nas superfícies oclusal[3] e proximal;[4,5] elas permanecem sob influência apenas do biofilme bacteriano localizado na superfície dentária. Assim, em qual estágio o dente se torna tão desmineralizado a ponto de permitir o ingresso de uma quantidade suficiente de bactérias para que a lesão não mais seja reversível pela remoção da placa superficial?

Na superfície oclusal, dois estudos clínicos que utilizaram a microbiologia para validar a detecção clínica e radiográfica das cáries demonstraram que somente quando as lesões estão extensas o suficiente para tornarem-se radiograficamente visíveis é que ocorre a infecção bacteriana significativa da dentina.[3,6] Lesões oclusais rasas em dentina raramente são observadas em radiografias interproximais, e somente quando a lesão está no terço médio da dentina ou mais profunda que isso é que pode ser detectada de maneira confiável.[7] Utilizando exame visual minucioso e um sistema de classificação semelhante ao Sistema Internacional de Detecção e Avaliação da Cárie (ICDAS) II, somente as lesões dentinárias classificadas como código 3 ou mais estavam significativamente infectadas.[6] Curiosamente, em aproximadamente 40% dessas lesões classificadas como códigos 3 e 4 do ICDAS II, não se identificou cultura bacteriana a partir da dentina cariada, e somente aquelas lesões que eram radiograficamente visíveis estavam infectadas. Em um estudo semelhante realizado com lesões proximais, foi demonstrado que, embora as lesões dentinárias não cavitadas estivessem infectadas, essa infecção era significativamente menor do que nas lesões cavitadas. No mesmo estudo, foi demonstrado que uma lesão proximal apresentava maior probabilidade de cavitação quando a radiolucidez se estendia mais de 0,5 mm de profundidade na dentina.[8] A maioria das lesões, que radiograficamente estão apenas chegando à dentina, não apresentava cavidade.[4]

Onde essas evidências se encaixam nos sistemas antigos de classificação das lesões ou cáries?

Próximo do final do século XIX, G. V. Black desenvolveu um sistema de classificação para registro das lesões/cavidades cariosas baseado em suas observações detalhadas das lesões cariosas e preparos cavitários (Tabela 12.1). Surpreendentemente, esse sistema ainda é utilizado por muitas instituições de ensino em todo o mundo. Ele se baseia em quais superfícies do dente estão envolvidas na lesão; entretanto, não leva

Tabela 12.1 Classificação de Black

Classificação de Black	Superfícies envolvidas	Código de localização de Mount e Hume	Definição de Mount e Hume
Classe I	Cavidade envolvendo sulcos e fissuras da face oclusal dos dentes posteriores	Local 1	Sulcos, fissuras e defeitos do esmalte em faces oclusais de dentes posteriores ou outras superfícies lisas (esse código também inclui lesões em sulcos e fissuras vestibulares)
Classe II	Cavidade oclusoproximal em dentes posteriores	Local 2	Esmalte proximal em relação de contato com dentes adjacentes
Classe III	Cavidade proximal em dentes anteriores		
Classe IV	Cavidade proximal em dentes anteriores também envolvendo a borda incisal		
Classe V	Cavidade cervical vestibular ou lingual	Local 3	Terço cervical da coroa ou, após a recessão gengival, na raiz exposta

em consideração ou apresenta detalhes das características da lesão que resultam em cavidade, tais como a extensão ou a severidade da lesão, e também não informa o cirurgião-dentista sobre "quando restaurar". Também pode levar ao que na odontologia moderna considera-se remoção excessiva de tecido dentário hígido.

Mais recentemente, Mount e sua equipe de pesquisadores[9] desenvolveram um novo sistema de classificação abordando essas questões. O sistema se baseia em dois parâmetros, na localização da lesão e em seu tamanho. O parâmetro localização é uma versão simplificada da classificação de Black (Tabela 12.1). O parâmetro tamanho está intimamente ligado à extensão da lesão, às necessidades de tratamento e ao tamanho da cavidade resultante quando o tratamento operatório é necessário (Tabela 12.2). A classificação II[10] pode ser aplicada a superfícies dentárias individuais e se adapta bem ao código de Mount e Hume. Os códigos do ICDAS II complementam o sistema Mount e Hume, caracterizando as lesões de maneira relacionada à profundidade histológica. A realização de mais pesquisas em relação ao ICDAS II no tocante à atividade de cárie (ver Capítulo 4, escrito por Ekstrand e colaboradores, pp. 71-98) e informações obtidas a partir de instrumentos de detecção (ver Capítulos 2 e 3, escritos por Neuhaus e colaboradores, pp. 50-59 e 60-70) contribuirão para as evidências já existentes e levarão a uma base forte para decidir sobre o tratamento operatório mais apropriado no momento certo. Uma proposta recente realizada pelo Comitê do ICDAS (Tabela 12.3) e bem recebida pela American Dental Association, que tem realizado consultas sobre novas classificações da cárie, conecta os códigos de detecção do ICDAS agrupados em

Tabela 12.2 Concordância inicial entre as classificações de Mount-Hume e ICDAS (para lesões oclusais)

Classificação de Mount e Hume			ICDAS II
Código de tamanho	Definição do código de tamanho	Tratamento proposto para o código de tamanho	Códigos correspondentes
Tamanho 0	A lesão inicial que pode ser identificada pelos primeiros sinais de desmineralização	Precisa ser registrada, mas será tratada com a eliminação da causa e, assim, não deve necessitar de tratamento posterior	Todos os códigos 1 e 2; primeira alteração visível e alteração visível evidente
Tamanho 1	Cavitação mínima da superfície com envolvimento da dentina no limite do tratamento utilizando apenas remineralização	É necessária alguma forma de restauração da superfície lisa e prevenir o futuro acúmulo de placa	Código 3; microcavitação na superfície oclusal não visível radiograficamente – sugestão de tratamento: selante de fissuras
Tamanho 2	Envolvimento moderado da dentina. Após o preparo cavitário, o esmalte remanescente é saudável, com boa sustentação de dentina e provavelmente não fracassará sob carga oclusal normal	Restauração convencional com o dente permanecendo suficientemente resistente para sustentar uma restauração	Código 4; sombreamento do esmalte pela dentina subjacente na face oclusal, não visível radiograficamente – sugestão de tratamento: selante de fissura
Tamanho 3	A lesão se estende além do ponto de moderado remanescente dentário, com estrutura enfraquecida de forma que as cúspides ou bordas incisais provavelmente sofrerão colapso se expostas a cargas oclusais normais	A cavidade precisa ser aumentada ainda mais de modo que a restauração possa ser desenhada para dar suporte à estrutura dentária remanescente	Códigos 5 e 6; cavidades extensas com dentina exposta

pares em três "estágios" da cárie com um formato simplificado do tipo Mount-Hume codificado por meio de cores. Esse sistema apresenta a vantagem de manter a relação definida pelo ICDAS com a extensão histológica da cárie no interior do dente.

Desenho da cavidade

A restauração de um dente não livra o paciente da doença, e a continuidade da prevenção é necessária para reduzir o risco de desenvolvimento de novas cáries primá-

Tabela 12.3 Formato simplificado dos códigos do ICDAS como parte do sistema de classificação da cárie, da prática clínica e de sistemas de registro baseados em TI (após *workshop* da American Dental Association em 2008)

Sítios de cárie (1 – 4)	Estágios da cárie (0 – 3)			
	0 Ausência de doença Definição ICDAS 0	1 Lesão **inicial** Definições ICDAS 1 + 2	2 Lesão **moderada** Definições ICDAS 3 + 4	3 Lesão **extensa** Definições ICDAS 5 + 6
1 Sulcos e fissuras	1,0	1,1	1,2	1,3
2 Faces proximais	2,0	2,1	2,2	2,3
3 Superfícies cervicais + lisas	3,0	3,1	3,2	3,3
4 Superfícies radiculares	4,0	4,1	4,2	4,3

rias ou de cáries adjacentes à restauração. O estágio inicial do preparo cavitário envolve a obtenção de acesso à a área danificada. Para cáries de coroa, normalmente isso envolve a remoção do esmalte ou da restauração que cobre a extensão da lesão cariosa para ganhar acesso à dentina cariada. Na superfície oclusal e nas superfícies lisas livres, vestibulares e linguais, isso é bastante facilitado; entretanto, a obtenção de acesso a cáries proximais em dentes posteriores pode ser feita a partir das faces vestibular ou lingual, da região de fossa (preparo tipo túnel) ou por meio da crista marginal. Onde há pouca recessão gengival, a última abordagem permanece a mais comum. Uma vez removido o tecido cariado, o profissional deve tomar várias decisões e modificar a cavidade de acordo com elas. As principais decisões são sobre qual material será utilizado e qual preparo cavitário adicional o dente deve sofrer para promover retenção (se necessária) e proteger a estrutura dentária remanescente.

Parte do trabalho de Black envolveu a observação da localização das lesões cariosas iniciais e sua progressão natural. Assim, ele foi capaz de "mapear com bastante exatidão a extensão e os limites das áreas suscetíveis e imunes na superfície dos dentes". Esse mapeamento deu a ele, naquele tempo, uma base de evidências para o "adequado preparo cavitário e a restauração precisa da estrutura perdida, com base em observações clínicas", que "em geral, preveniam o crescimento dessas lesões cariosas no dente tratado". Assim, nascia o princípio de Black da "extensão para prevenção", estendendo as margens do preparo cavitário para as denominadas áreas imunes. Nas superfícies oclusais dos dentes posteriores, isso significava destruir com a broca fissuras suscetíveis além da área na qual o tecido dentário havia sido danificado pela doença cárie, deixando toda margem do preparo nas áreas "imunes" nas vertentes das cúspides. Para as lesões cariosas proximais, a caixa proximal se estendia em direção vestibular e lingual até o espaço da ameia possível de ser limpo, e a chave oclusal era restabelecida, não apenas para obter resistência e retenção, mas também para finalizar as margens do preparo em locais menos suscetíveis à cárie. Tal preparo cavitário originava cavidades com recortes angulares e envolvia a remoção de uma grande quantidade de tecido dentário saudável. Cavidades com retenção mecânica eram necessárias, pois os materiais restauradores utilizados na época, como o ouro e o amálgama, não apresentavam adesão ao tecido dentário.

Os princípios do preparo cavitário de Black permaneceram inquestionáveis durante muitos anos; no entanto, com o desenvolvimento de novos materiais odontológicos adesivos e de uma abordagem mais conservadora e biológica à remoção do tecido cariado e ao preparo cavitário, iniciou-se uma nova era de uma odontologia minimamente invasiva, sendo liderada por R. J. Elderton. Em meados dos anos 1980, Elderton[11] lançou um novo olhar para o preparo dentário e sugeriu que apenas o tecido dentário danificado exigia remoção e que a extensão para prevenção não era necessária. Para restaurações oclusoproximais em amálgama em dentes posteriores, a retenção da caixa proximal poderia ser obtida confeccionando-se sulcos vestibulares, linguais e cervicais na dentina. A extensão para a superfície oclusal somente era necessária quando houvesse cárie oclusal. Essa visão permitiu uma abordagem muito mais conservadora quanto ao desenho da cavidade, com uma ênfase moderna na preservação do tecido dentário.

Materiais restauradores utilizados

As propriedades dos compósitos resinosos e a melhora da adesão ao esmalte e à dentina ao longo das últimas duas décadas tornaram a resina composta o material de escolha para restaurações estéticas coronárias em dentes anteriores ou dentes da linha do sorriso. Historicamente, as restaurações à base de ionômero de vidro produziam força de adesão à dentina comparável aos primeiros agentes adesivos dentinários utilizados com a resina composta, e muito comumente esse material era especialmente utilizado para a restauração de cavidades preparadas como resultado de cáries radiculares. Os ionômeros de vidro liberam e absorvem flúor, e essas propriedades são comumente citadas como benéficas na literatura, especialmente em relação à inibição de cáries secundárias. No entanto, uma revisão sistemática da literatura realizada por Randal e Wilson[12] não encontrou provas que sustentem ou refutem essa hipótese. Isso, juntamente com o fato de esses materiais serem solúveis em ácido e encarados como impróprios para uso em superfícies oclusais devido à sua baixa resistência ao desgaste, restringe seu uso como material restaurador definitivo no Reino Unido. Existe uma variação na opinião clínica entre os diversos países, e esses materiais são amplamente utilizados.

Para uma restauração posterior envolvendo a superfície oclusal que suporta toda a carga mastigatória, o amálgama ainda é o material mais comumente utilizado na prática odontológica no Reino Unido.[13] Embora seja possível gerar adesão do amálgama no interior das cavidades, isso não é realizado como rotina, e os princípios do preparo cavitário para gerar retenção ainda são necessários. Preocupações infundadas com a saúde por causa do amálgama contendo mercúrio e a exigência dos pacientes em relação a materiais com a cor do dente são fatores que aumentaram o uso da resina composta em dentes posteriores. Isto, juntamente com as preocupações ambientais em relação ao descarte do mercúrio, levou algumas faculdades de odontologia a descontinuarem o ensino da técnica do amálgama, e as instituições de ensino do Reino Unido observaram uma redução no número de restaurações de amálgama realizadas em favor da resina composta.[14] Países como a Noruega e a Suécia também suspenderam o uso do amálgama odontológico na prática clínica. Essa tendência provavelmente continuará, à medida que a durabilidade das restaurações de resina composta, demonstrada pelos índices anuais de fracasso, tornar-se, como acontece agora, comparável à das restaurações de amálgama.[15]

Impacto da resina composta sobre o desenho da cavidade

Na prática, o uso da resina composta significa que, após a remoção do tecido cariado, não é necessária nenhuma preparação adicional da cavidade para obter retenção, já que o material apresenta adesão ao tecido dentário. Essa propriedade também possibilita a um dente muito destruído alguma forma de reforço das cúspides. Para cavidades menos extensas nas superfícies proximais ou oclusais, o sistema de fissuras remanescente não mais precisa ser destruído com uma broca para prevenir a ocorrência de lesão cariosa; em vez disso, a parte não restaurada das fissuras pode receber um selante. Foi sugerido que, na superfície oclusal qualquer fissura suspeita fosse investigada com uma broca bem pequena; caso seja encontrada uma lesão cariosa extensa, será necessária uma restauração convencional; caso seja encontrada uma lesão cariosa pequena, a cavidade pode ser restaurada com resina composta e o selante de fissura pode ser aplicado sobre ela e sobre o sistema de fissuras remanescente. Alguns autores sugeriram o uso de ionômero de vidro nesse tipo de cavidade, seguido da aplicação de selante; entretanto, a retenção do selante de fissura é inferior quando utilizado com esse material. Algumas vezes essa técnica foi chamada de "técnica da biópsia" e a restauração de "restauração preventiva em resina". Considerando a importância da radiografia interproximal e dos critérios do ICDAS II para a determinação da probabilidade de infecção bacteriana no interior da dentina, como foi detalhado na primeira parte desse capítulo, essa abordagem de biópsia não é considerada necessária atualmente. Se a lesão não á cavitada e não é observada no exame radiográfico, ela pode ser tratada com a melhora na higiene bucal e monitorada ou submetida a selamento. O receio de selar uma lesão cariosa juntamente com uma fissura pigmentada pode ser reduzido, e essa questão será discutida mais adiante, no Capítulo 13, de Ricketts e Pitts (pp. 182-195).

Odontologia minimamente invasiva – preparo tipo túnel

O conceito de odontologia minimamente invasiva não é novo. Simonsen[16] o utilizou em 1987 quando tratou da restauração preventiva em resina. Ele se resume na máxima preservação de tecido dentário sadio; no entanto, é comum interpretá-lo erroneamente como intervenção precoce e "micro-odontologia", sinônimo de sobretratamento. Alguns podem argumentar que na superfície oclusal não é necessário realizar restauração preventiva em resina, pois essas lesões poderiam ser tratadas de forma preventiva já que não eram visíveis na radiografia interproximal.

Com vistas na odontologia minimamente invasiva, o preparo em túnel foi descrito pela primeira vez em meados dos anos 1980. É um fato reconhecido que a crista marginal de um dente posterior fornece resistência para esse dente, e sua remoção para acessar uma cárie na superfície proximal o enfraquece significativamente. O preparo em túnel tinha como objetivo preservar a crista marginal acessando a cárie a partir da região de sulcos, criando um túnel por baixo da crista marginal. A técnica é clinicamente exigente e sofreu uma grande quantidade de empecilhos, tais como: o acesso à lesão cariosa é limitado e, assim, a remoção da cárie é difícil, sendo incompleta em muitos casos; normalmente, a dentina é removida por inteiro de sob o esmalte da crista marginal, e esta pode fraturar-se; é difícil de inserir o material restaurador em tal cavidade sem deixar espaços vazios; no preparo da cavidade é removido tecido dentário próximo da polpa, havendo risco de exposição do corno pulpar em pacientes jovens. Dessa forma, o preparo em túnel é muito pouco realizado na atualidade.

Qual a quantidade de tecido cariado ou subsequente à lesão cariosa devemos remover?

Black escreveu que "em geral, quando a cavidade estiver preparada corretamente, não haverá dentina cariada remanescente". Esse julgamento era feito com base na avaliação visual e tátil, com a remoção de toda a dentina escurecida até que se chegasse à dentina endurecida (resistente à sondagem com sonda exploradora).[17] Atualmente, sabe-se que a desmineralização da dentina precede o escurecimento que, por sua vez, precede a invasão bacteriana.[18] O preparo cavitário convencional é, assim, realizado para se ter acesso à dentina cariada e tornar a periferia da cavidade na junção amelodentinária livre de tecido cariado e de manchas. Do ponto de vista pulpar, a cavidade cariosa deve ser escavada utilizando-se uma cureta manual até que se chegue à dentina endurecida, mas escurecida. A explicação para isso é dada por Fusayama e Terashima[18] que, com a ajuda de um corante básico de fucsina, descreveram duas camadas de dentina cariada. Na zona mais externa, a dentina é desmineralizada, o colágeno desnaturado e há invasão bacteriana, por isso ela também é chamada de zona infectada. Na zona mais interna, a dentina é desmineralizada, mas o colágeno permanece intacto e há mínima invasão bacteriana. Essa camada mais interna é chamada de zona afetada pela cárie, frequentemente é escurecida e não precisa ser removida durante o preparo cavitário, sendo passível de remineralização; somente a zona mais externa infectada precisa ser removida, já que não mais é capaz de sofrer remineralização.

Fusayama e Terashima[18] defendem o uso do corante detector de cáries para diferenciar essas duas camadas e auxiliar na remoção do tecido cariado, já que o corante deveria corar apenas a camada externa infectada. Como o corante básico de fucsina que eles empregaram não é mais utilizado devido ao seu potencial carcinogênico, outros corantes à base de proteína como o vermelho ácido, têm sido utilizados como detectores de cárie, e seu uso ainda é defendido por alguns.[19]

Em dois estudos realizados em faculdades de odontologia, o corante vermelho ácido foi aplicado em cavidades julgadas livres de cárie e prontas, preparadas pelo estudante operador e pelo membro supervisor da equipe.[20,21] Em ambos os estudos, quase 60% das cavidades foram coradas na junção amelodentinária, indicando que dentina cariada havia sido, inadvertidamente, deixada para trás. Em um estudo clínico semelhante com 210 cavidades nas quais a remoção da cárie foi julgada completa, foi aplicado o corante detector de cáries e foram obtidas amostras de dentina corada e não corada da junção amelodentinária, sendo elas enviadas para análise microbiológica.[22] Houve baixo número de bactérias cultivadas a partir das amostras de ambos os sítios (corados e não corados), não havendo diferença estatisticamente significativa entre os dois.

Qual seria o destino de tais cavidades se fossem preenchidas com amálgama? A resposta pode estar em um estudo laboratorial no qual os dentes foram restaurados com amálgama e submetidos a ciclos térmicos em chá e clorexidina.[23] Em algumas áreas da junção amelodentinária, a dentina sofreu pigmentação, e a avaliação histológica revelou que elas correspondiam às áreas de desmineralização ou de cárie residual. Estudos clínicos irão sustentar o fato de que a dentina escurecida e endurecida pode ser deixada na junção amelodentinária, já que essas áreas são minimamente infectadas, e essa forma de pensar é ensinada em um grande número de faculdades de odontologia. Entretanto, o manchamento periférico pode necessitar ser removido de sob as restaurações estéticas por razões puramente cosméticas.

Força das evidências para o tratamento operatório tradicional

A intervenção operatória tradicional mudou muito pouco desde o tempo de Black e ainda é realizada como se a lesão de cárie fosse gangrena dentária. A lesão é excisada, embora de forma mais conservadora, e uma restauração protética é colocada. O tratamento se baseia no que a profissão considera a melhor prática clínica e a melhor experiência clínica. Dados sobre o tempo de sobrevida das restaurações permitem que a taxa anual de falha seja calculada; entretanto, atualmente são realizadas cada vez menos restaurações de amálgama, e a ciência dos materiais odontológicos e a indústria introduzem novos materiais a uma velocidade que torna muito difícil manter atualizada uma base de comprovação por evidências; até a realização e publicação de ensaios randomizados controlados, com bom planejamento e boa duração, o material já se tornou ultrapassado.

Referências

1 Elderton RJ: Clinical studies concerning re-restoration of teeth. Adv Dent Res 1990;4:4–9.
2 Parolo CC, Maltz M: Microbial contamination of noncavitated caries lesions: a scanning electron microscopic study. Caries Res 2006;40:536–541.
3 Ricketts DN, Kidd EA, Beighton D: Operative and microbiological validation of visual, radiographic and electronic diagnosis of occlusal car-

ies in noncavitated teeth judged to be in need of operative care. Br Dent J 1995;179:214–220.
4 Hintze H, Wenzel A, Danielsen B: Behaviour of approximal carious lesions assessed by clinical examination after tooth separation and radiography: a 2.5-year longitudinal study in young adults. Caries Res 1999;33:415–422.
5 Lunder N, von der Fehr FR: Approximal cavitation related to bitewing image and caries activity in adolescents. Caries Res 1996;30:143–147.
6 Ricketts DN, Ekstrand KR, Kidd EA, Larsen T: Relating visual and radiographic ranked scoring systems for occlusal caries detection to histological and microbiological evidence. Oper Dent 2002;27: 231–237.
7 Ricketts DN, Kidd EA, Smith BG, Wilson RF: Clinical and radiographic diagnosis of occlusal caries: a study in vitro. J Oral Rehabil 1995;22:15–20.
8 Ratledge DK, Kidd EA, Beighton D: A clinical and microbiological study of approximal carious lesions. 1. The relationship between cavitation, radiographic lesion depth, the site-specific gingival index and the level of infection of the dentine. Caries Res 2001;35: 3–7.
9 Mount GJ, Tyas JM, Duke ES, Hume WR, Lasfargues JJ, Kaleka R: A proposal for a new classification of lesions of exposed tooth surfaces. Int Dent J 2006; 56:82–91.
10 ICDAS – International Caries Detection and Assessment System. www.icdas.org.
11 Elderton RJ: New approaches to cavity design with special reference to the class II lesion. Br Dent J 1984;157:421–427.
12 Randal RC, Wilson NH: Glassionomer restoratives: a systematic review of a secondary caries treatment effect. J Dent Res 1999;78:628–637.
13 Burke FJ, McHugh S, Hall AC, Randall RC, Widstrom E, Forss H: Amalgam and composite use in UK general dental practice in 2001. Br Dent J 2003;194:613–618.
14 Lynch CD, Shortall AC, Stewardson D, Tomson PL, Burke FJ: Teaching posterior composite resin restorations in the United Kingdom and Ireland: consensus views of teachers. Br Dent J 2007;203:183–187.
15 Hickel R, Manhart J: Longevity of restorations in posterior teeth and reasons for failure. J Adhes Dent 2001;3:45–64.
16 Simonsen RJ: The preventive resin restoration: a minimally invasive, non-metallic restoration. Compendium 1987;8:428–430.
17 Black GV: Operative Dentistry. II. Technical Procedures, ed 7. London, Kimpton, 1936, pp 140–141.
18 Fusayama T, Terashima S: Differentiation of two layers of carious dentin by staining. J Dent Res 1972; 51:866.
19 Goracci G, Ferrari M: Direct posterior restorations – techniques for effective placement; in Roulet J-F, Wilson NHF, Fuzzi M (eds): Advances in Operative Dentistry. London, Quintessence Publishing, 2001, vol 1: Contemporary clinical practice.
20 Kidd EA, Joyston-Bechal S, Smith MM, Allan R, Howe L, Smith SR: The use of a caries detector dye in cavity preparation. Br Dent J 1989;167:132–134.
21 Anderson MH, Charbeneau GT: A comparison of digital and optical criteria for detecting carious dentin. J Prosthet Dent 1985;53:643–646.
22 Kidd EA, Joyston-Bechal S, Beighton D: The use of a caries detector dye during cavity preparation: a microbiological assessment. Br Dent J 1993;175:312–313.
23 Kidd EA, Joyston-Bechal S, Smith MM: Staining of residual caries under freshly-packed amalgam restorations exposed to tea/chlorhexidine in vitro. Int Dent J 1990;40:219–224

David Ricketts
Dundee Dental Hospital and School
Park Place
Dundee DD1 4HR (UK)
Tel./Fax +44 1382 635984, E-mail d.n.j.ricketts@dundee.ac.uk

13   Novas opções de tratamento operatório

D.N.J. Ricketts[a] – N.B. Pitts[b]

[a]Dundee Dental Hospital and School and [b]Dental Health Services and Research Unit, University of Dundee, Dundee, UK

Resumo

Existe um número crescente de novas opções para a intervenção operatória. Este capítulo apresenta uma série de *opções de tratamento operatório* que estão disponíveis ao clínico na atualidade, dentre as quais ele poderá escolher, uma vez que tenha decidido pelo tratamento operatório da lesão cariosa. *Novos métodos para remoção do tecido cariado* foram descritos; incluindo a remoção químico-mecânica, abrasão a ar, sonoabrasão, brocas rotatórias poliméricas e *laser*. Também são apresentadas *novas abordagens para assegurar a remoção completa da cárie* e *novas abordagens para o tratamento da cárie profunda*. Um novo questionamento, cada vez mais recorrente entre os clínicos, é: preciso remover todo o tecido cariado? As opções operatórias aqui apresentadas incluem selantes de fissuras terapêuticos, remoção ultraconservadora da cárie, escavação em passos e a técnica de Hall. Concluindo, atualmente multiplicam-se os questionamentos a respeito de métodos tradicionais de remoção da cárie e de restauração dos dentes. Paralelamente, ocorre também um movimento crescente no sentido de tratar a cárie de forma terapêutica. Porém, essa filosofia é estranha para muitos cirurgiões-dentistas e, até que mais ensaios randomizados controlados sejam realizados em nível de cuidado primário, deve-se ter cautela com essa abordagem, mesmo que pareça promissora. São necessárias mais pesquisas para que se estabeleçam técnicas que permitam o monitoramento da cárie selada e a detecção rara, mas insidiosa, de qualquer fracasso. Essas novas técnicas constituem uma forma alternativa de tratar os estágios mais avançados do processo carioso e a partir de uma base biológica mais sólida e apresentam notáveis benefícios potenciais para os pacientes sob a perspectiva do tratamento, da dor e dos resultados.

Copyright©2009. S. Karger AG, Basel

Uma vez que era tomada a decisão de tratar operatoriamente a lesão cariosa, os ensinamentos tradicionais do preparo cavitário consistiam em acessar a área cariosa com uma broca de alta rotação, mudar para uma peça de mão em baixa rotação com broca esférica para remover a cárie da periferia e, a seguir, para uma colher de dentina, removendo assim a cárie dentinária da parede pulpar. Em um dente vital, a polpa e a dentina estão intimamente ligados por meio dos processos odontoblásticos; por isso, a dentina é um tecido vital e, para preparar uma cavidade excisando o tecido afetado pela cárie, é necessária a anestesia local. O calor gerado pela falta de refrigeração na broca de alta rotação, a vibração da baixa rotação e a remoção displicente da cárie pode danificar irreversivelmente a polpa dentária. Os ensinamentos tradicionais orientavam a remoção seletiva somente da camada externa e infectada da dentina cariada (ver Capítulo 12, escrito por Ricketts e Pitts, pp. 172-181), deixando a camada interna afetada pela cárie. Entretanto, o uso de brocas tem provado ser o método menos seletivo para diferenciar as duas camadas e pode levar a um preparo errôneo da cavidade ou sobrepreparo. Apenas a colher de dentina (cureta) deve ser utilizada para remover o tecido cariado da parede pulpar.[1] Uma série de métodos alternativos para remoção do tecido cariado e que podem resolver algumas dessas questões será descrita a seguir.

Novos métodos para remoção do tecido cariado

Remoção químico-mecânica da cárie – Carisolv

A ideia do uso de produtos químicos para auxiliar na remoção mecânica da cárie dentária foi sugerida pela primeira vez em meados dos anos 1970 e levou à produção do sistema Caridex nos anos 1980. O sistema exigia o uso de um reservatório para os produtos químicos utilizados no método, um aquecedor e uma bomba para que a solução chegasse ao aplicador manual por meio de um tubo. A solução ajudava a soltar a dentina cariada com o uso da clorinação do colágeno, facilitando sua remoção com aplicadores especialmente projetados para isso, que eram utilizados para a raspagem. Uma série de fatores, incluindo o equipamento complexo exigido, o grande volume de líquido utilizado para cada preparo cavitário (100-500 ml) e o maior tempo necessário em comparação com a técnica convencional de preparo cavitário, levou ao seu desuso na prática clínica de rotina.

Vários problemas associados ao sistema Caridex foram superados com o sistema Carisolv, mais recentemente introduzido. Para a aplicação do Carisolv são necessárias apenas duas seringas, e o conteúdo é misturado quando preciso. A primeira seringa contém hipoclorito de sódio (0,5%) e a segunda, uma combinação de ácido glutâmico, lisina, leucina, carboximetilcelulose, cloreto de sódio, hidróxido de sódio e corante vermelho. O gel isotônico produzido é aplicado na cavidade, causando a degradação proteolítica do colágeno já parcialmente destruído da camada mais externa da dentina cariada. Instrumentos manuais especialmente elaborados para isso são, então, utilizados para realizar a raspagem da dentina alterada. É necessário lavar o gel de forma intermitente com a seringa tríplice e reaplicá-lo para que as partículas de dentina sejam removidas da cavidade. Uma vez misturado, o gel do Carisolv permanece ativo por até 20 minutos e, como é alcalino, não provoca a desmineralização da dentina saudável. Como resultado, previne-se o sobrepreparo da cavidade e o uso de anestésico local também pode ser evitado. Devido à forma como a dentina cariada é removida, a cavidade fica livre de *smear layer*, provendo uma superfície ótima para o uso dos agentes adesivos dentinários modernos utilizados com as resinas compostas.

Abrasão a ar

A abrasão a ar foi descrita como método pseudomecânico para o corte de tecido dentário utilizando partículas finas de alúmina, de 27,5 μm de diâmetro, ejetadas da ponta de um bocal pela pressão do ar. A dureza e a energia cinética das partículas provocam a eficiente abrasão do tecido dentário cariado, removendo-o. Algumas das variáveis que influenciam a capacidade de corte do jato de abrasão a ar são a pressão na extremidade do bocal, o diâmetro do mesmo e a distância dele até o tecido dentário a ser cortado. Diferentemente da broca odontológica que tem extremidade e laterais cortantes, a abrasão a ar possui apenas extremidade cortante e não há um *feedback* tátil sobre a dureza do tecido cortado como há na peça de mão quando se utiliza a broca. Como resultado, não é possível discriminar o tecido cariado do saudável, havendo risco significativo de sobrepreparo da cavidade; de fato, a abrasão a ar com alúmina corta o tecido endurecido mais eficientemente do que o tecido cariado amolecido.[2] Isso, juntamente com o fato de a técnica criar uma nuvem de poeira, com possíveis problemas associados à inalação e ao controle da infecção cruzada, tornou limitada a popularidade dessa técnica de preparo cavitário. Seu uso para o "exame" de fissuras escurecidas pode ser tratado com cautela, já que pode ocorrer o corte excessivo de tecido hígido em fissuras saudáveis ou com lesões iniciais inativas.

Microabrasão

Essa técnica consiste de pontas diamantadas especialmente elaboradas para serem utilizadas em um aparelho de ultrassom, sendo que a alta frequência das oscilações sônicas permite a remoção de tecido dentário duro. Foram publicadas poucas pesquisas sobre essa técnica de remoção de cáries e de preparo cavitário. Entretanto, as que o foram sugerem que seu uso pode levar à remoção inadequada de tecido cariado quando comparado ao sinal de autofluorescência natural da dentina cariada.[1]

Brocas rotatórias poliméricas – Smartprep, SS White

As brocas poliméricas Smartprep são uma introdução relativamente recente e nova para a remoção seletiva da dentina cariada. Essas brocas poliméricas são projetadas para remover apenas a zona externa amolecida da dentina cariada; à medida que se aproximam da dentina endurecida saudável, as canaletas ou lâminas da broca ficam sem corte e incapazes de remover tecido dentário mais profundo. Os dados publicados sobre o uso dessas brocas são muito limitados; três estudos *in vitro* foram encontrados em uma busca no Pubmed em dezembro de 2008. Um estudo demonstrou que ocorre a remoção significativamente menor de tecido dentinário sadio com as brocas Smartprep em comparação com brocas esféricas de aço inoxidável.[3] Quanto ao tempo necessário para a remoção do tecido carioso, não foi encontrada diferença significativa entre as brocas Smartprep e as brocas de tungstênio *carbide* convencionais.[4,5] Entretanto, considerando a presença de tecido carioso residual na cavidade após o preparo, um dos estudos não encontrou diferença entre os dois tipos de brocas,[4] mas outro concluiu que as brocas Smartprep deixaram significativamente mais tecido carioso do que a broca *carbide*;[5] uma pergunta mais importante a ser feita é essa diferença será significativa clinicamente, sendo necessárias mais informações.

Lasers

Os *lasers* são nomeados e caracterizados de acordo com os elementos a partir dos quais são derivados – isso acontece por meio das transições quânticas estimuladas no interior das cápsulas onde orbitam os elétrons. A luz produzida a partir de cada elemento apresenta, essencialmente, o mesmo comprimento de onda (monocromática), e suas propriedades serão dependentes, em grande parte, desse comprimento de onda, da duração de exposição e das propriedades dos tecidos nos quais é utilizada. A luz *laser* é transmitida para o interior dos tecidos-alvo e sua penetração dependerá do comprimento de onda do *laser*. A energia luminosa absorvida pelo tecido é, então, transformada em calor, o que pode ser uma grande desvantagem quando se trata da remoção da cárie com a manutenção da saúde pulpar.

Os *lasers* mais utilizados na remoção de tecido cariado e no preparo cavitário são feitos à base de érbio: *lasers* Er:YAG (érbio: ítrio-alumínio-granada) e Er,Cr:YSGG (érbio-crômio: ítrio-selênio-gálio-granada). Esses *lasers* possuem comprimento de onda de 2,94 e 2,78 μm, respectivamente, e são convertidos em uma forma de onda pulsada que aplica energia de alta intensidade em pulsos pequenos e interrompidos. As principais vantagens citadas para os *lasers* de érbio são: o fato de eles apresentarem penetração de pouca profundidade no tecido dentário e, por isso, dificilmente causarem dano pulpar; o calor gerado por ele causa poucas rachaduras, e a cavidade formada após a ablação a *laser* é deixada sem *smear layer*, o que também é ótimo para a adesão dentinária.[6]

Uma grande desvantagem do preparo cavitário com *laser*, como ocorre com a abrasão a ar, é que não há *feedback* tátil para o clínico saber quando o tecido cariado já foi totalmente removido. Todavia, pesquisas recentes sugerem que essa dificuldade pode ser superada utilizando ablação a *laser* do tecido dentário em conjunto com um sistema de *feedback* de fluorescência a *laser* com comprimento de onda de excitação de 655 nm para controlar o corte realizado.[7,8] Quando os autores utilizaram um limiar de nível 7 para cessar a remoção de tecido cariado, o resultado foi a remoção de toda a dentina cariada infectada.

Uma revisão da literatura que existe sobre *lasers* demonstrou que a expectativa do público quanto ao seu uso pelo cirurgião-dentista é bastante alta; entretanto, existem poucos benefícios em fazer a remoção da cárie e o preparo cavitário com *laser*, se comparado às técnicas convencionais e atualmente aceitas.[6] Embora os pacientes possam preferi-lo, o uso do *laser* pode trazer, junto com o não uso de anestésico local e a ausência da vibração e do som de uma broca odontológica, custo e volume de equipamento maiores.

Novas abordagens utilizadas para assegurar a completa remoção do tecido cariado

As novas técnicas para remoção do tecido cariado descritas neste capítulo e as intervenções operatórias tradicionais do Capítulo 12 têm o objetivo de remover completamente o tecido cariado ou remover por inteiro a zona infectada da dentina cariada mais externa, deixando a zona mais interna afetada pela cárie. Para assegurar que esse objetivo seja alcançado, alguns clínicos ainda utilizam corantes detectores de cárie; no entanto, como ficou claro no capítulo anterior, esses corantes não coram apenas a zona mais externa e infectada da cárie, mas também a zona mais interna e desmineralizada ou a dentina menos mineralizada da parede pulpar e da junção amelodentinária.[9] Assim, a coloração com corante não é um bom indicador da invasão bacteriana da dentina, e seu uso pode levar a um preparo enganoso da cavidade, devendo, portanto, ser evitado.

Para assegurar que toda a dentina cariada infectada tenha sido removida (caso isso seja necessário), foi sugerido o uso de aparelhos de detecção a *laser*.[10,11] Um desses aparelhos, o DIAGNOdent, opera em comprimentos de onda excitatórios de 655 nm, o que leva a um aumento na fluorescência devido aos subprodutos bacterianos, às porfirinas e aos cromóforos.[12,13] A presença apenas de bactérias provou não levar a tal fluorescência.[13] Assim, o princípio se baseia no fato de que as porfirinas bacterianas estão adjacentes às bactérias e não difusas pelos tecidos mais profundos, diferentemente do que ocorre com os ácidos produzidos pelas bactérias. Se esse for o caso, ou se a dentina estiver escurecida, leituras elevadas de fluorescência poderiam levar a um preparo malfeito da cavidade. Além disso, foi sugerido que as leituras não são confiáveis em cavidades mais profundas e próximas da polpa.[14] O uso desse aparelho no preparo cavitário é, assim, questionável, especialmente se considerados os argumentos que serão apresentados mais adiante.

Tratamento das cavidades cariosas profundas

O tratamento operatório tradicional da cárie previamente descrito representa uma grande ameaça para a polpa em cavidades mais profundas nas quais a remoção completa do tecido cariado leva a uma espessura da dentina residual (EDR) muito reduzida. Está claro que quando a EDR é reduzida, o risco de patologia pulpar e de perda da vitalidade pulpar é maior.[15] Em um recente modelo *ex vivo*, a EDR provou ser a variável operatória mais importante, podendo levar à injúria pulpar quando levados em conta a ausência de refrigeração durante o preparo cavitário, a velocidade da broca e o calor gerado e efeitos potencialmente danosos dos condicionadores e dos materiais restauradores utilizados na cavidade.[16] Também ficou demonstrado que, em dentes assintomáticos com lesões profundas, o risco de exposição pulpar é relativamente alto: 40% de risco em dentes permanentes[17] e 53% em dentes decíduos.[18]

A exposição pulpar em dentes que não apresentam sintomas clínicos nem evidência radiográfica de patologia, e que para rapidamente de sangrar, tem sido tradicionalmente tratada com o capeamento pulpar direto utilizando hidróxido de cálcio. A avaliação das taxas de sucesso dessa técnica é difícil devido à falta de padronização da mesma e ao fato de a maioria dos estudos terem sido realizados em exposições traumáticas em dentes antes saudáveis. Em um estudo com 123 dentes que receberam capeamento pulpar direto após uma exposição por cárie, a taxa de sucesso aos cinco anos foi de 37% e, aos 10 anos, de apenas 13%.[19] Assim, a previsibilidade dessa técnica com os materiais tradicionais foi questionada; no entanto, dados mais recentes sobre o uso de agregado trióxido mineral sugeriram um resultado mais confiável.[20]

Mensuração da espessura da dentina residual

Em vista da lesão à polpa e do fato de que a saúde a longo prazo é severamente comprometida quando a EDR é reduzida e quando a polpa é exposta, pesquisadores investigaram métodos para medir a EDR e assegurar que ela não seja comprometida durante o preparo cavitário. Em 1994, um micrômetro ultrassônico foi testado *in vitro* em discos de dentina, em dentes humanos extraídos e *in vivo* em dentes de cães. Em ambos os ambientes de pesquisa, foi encontrada forte relação entre a medida da EDR obtida pelo ultrassom e a medida verdadeira.[21] Apesar deste resultado promissor, foram realizados poucos trabalhos além desse.

Medidas de resistência elétrica também foram utilizadas para indicar a EDR. Essas foram sugeridas pela primeira vez por Yoshida e colaboradores,[22] em 1989, mas concluíram que os erros de medidas tornariam difícil determinar a EDR. Em 2007, esse método foi reavaliado com um aparelho chamado Prepometer (Hager & Werken, Duinsburg, Alemanha).[23] Nesse estudo, as medidas foram realizadas em cavidades preparadas em dentes com extração indicada, permitindo que a EDR real fosse medida. Embora a reprodutibilidade do aparelho tenha sido boa, a relação entre as medidas de resistência e a EDR real foi fraca. Isto é compreensível, já que não apenas a EDR determina a resistência elétrica, mas também o nível de mineralização da dentina e a esclerose tubular que possa ter ocorrido.

Até o momento, os métodos para mensurar EDR não tiveram sucesso e, caso seja adotada uma visão subsequente sobre a preparação conservadora da cavidade e remoção da cárie, mais pesquisas nesta área pode ser supérfluo.

A cárie precisa ser removida?

Os tratamentos descritos até o momento neste capítulo e no precedente se baseiam no que já foi considerado como a melhor prática clínica, mas, apesar da compreensão sobre o processo carioso, de sua etiologia e histopatologia, ele ainda é tratado como um membro gangrenoso: excisão completa e substituição com uma prótese. Apesar de ter uma etiologia completamente diferente da gangrena, o tratamento operatório da cárie dentária na prática clínica permaneceu essencialmente inalterado durante os últimos dois séculos. No entanto, em 1993, Hume[24] questionou a necessidade de uma mudança no tratamento da cárie baseado na "estrutura e no comportamento da lesão cariosa".

Uma vez que uma lesão de cárie tenha cavitado e/ou se estendido para dentro da dentina a ponto de se tornar muito infectada, as bactérias no interior da lesão ainda obtêm muito do seu substrato dos açúcares da dieta no interior da cavidade bucal, embora seja possível que uma pequena parte do substrato seja obtida de fluidos teciduais que se exteriorizam a partir da polpa. Em quatro tipos de estudos foi provado que o fato de impedir as bactérias do interior da lesão de obterem esse substrato provoca efeitos profundos. Estão incluídos estudos sobre selantes de fissuras, sobre remoção ultraconservadora no tratamento da doença cárie, sobre a escavação em passos e sobre a técnica de Hall, nos quais o princípio em comum é o fato de selar a lesão cariosa no interior do dente e isolá-la da cavidade bucal e dos açúcares da dieta.

Estudos com selantes de fissuras

A possibilidade de utilizar selantes de fissuras sobre sulcos cariados como intervenção terapêutica foi sugerida na segunda metade dos anos 1970 por dois grupos de pesquisadores liderados por Handelman e Mertz-Fairhurst.[25-27] Nesses estudos, ambos os grupos demonstraram que selando a cárie dentinária dentro do dente, o número de microrganismos viáveis no seu interior diminuía significativamente. Essa redução foi mais acentuada nas primeiras duas semanas após o selamento, com uma redução gradual continuada após esse período.[25] Apenas o condicionamento ácido, no preparo para a aplicação do selante, reduziu o número de microrganismos em até 75% e, após 12 meses selados, o número de microrganismos no interior da dentina cariada caiu em até 99,9%.[28] A observação clínica e radiográfica das lesões seladas após um ano[27] e dois anos[29] demonstrou não haver evidência de progressão da cárie e, no último estudo, houve até mesmo sugestão de regressão da lesão. Durante os períodos dos estudos, nenhum deles relatou qualquer sinal ou sintoma de patologia pulpar e, nos dentes nos quais o selante foi perdido, foi encontrado pouco efeito sobre a classificação radiográfica de severidade.[28] Isso pode ser devido ao curto período decorrido entre a perda do selante e a reavaliação, não suficiente para a ocorrência de progressão, ou pode ser devido ao fato de que, mesmo com a perda da parte mais volumosa do selante, partes dele ainda permanecerem na base da fissura, assegurando a continuidade do selamento.

Sabe-se que a retenção dos selantes de fissuras à base de resina é superior a outros materiais, e foi relatado que a retenção dos selantes de fissuras aplicados em fissuras cariadas é comparável aos aplicados em fissuras hígidas durante um período de dois anos.[30] Uma revisão sistemática recente por Cochrane demonstrou que a taxa de retenção completa dos selantes de fissuras após um ano é de 79-92%, após dois anos é de 61-85%, após quatro anos é de 52% e, após nove anos, é de 39%.[31] Além da perda completa do selante, ele também sofre perda parcial, além de perda parcial da adesão e desgaste. Caso a cárie seja selada dentro do dente, é necessário que sejam realizados retornos regulares para monitorar a integridade do selante e, quando necessário, substituí-lo ou repará-lo. A não observância desse cuidado pode levar à progressão da lesão.

Remoção ultraconservadora do tecido cariado

Embora o selamento da cárie no interior do dente tenha apresentado potencial para estacionar o processo carioso, a durabilidade do selante de fissuras é um problema possível. A remoção ultraconservadora do tecido cariado e a restauração com um compósito mais durável resolve esse problema. A remoção ultraconservadora da cárie foi descrita por Mertz-Fairhurst e colaboradores[32] e envolve o corte de um bisel em 45 a 60 graus no esmalte da fissura para se conseguir pelo menos uma faixa de 1 mm de largura de esmalte saudável ao redor de toda a periferia da pequena cavidade, removendo qualquer sinal de esmalte esbranquiçado e friável; não foi feita nenhuma tentativa de remover cáries dentinárias. A cavidade foi então condicionada, lavada e seca, e um bom padrão adesivo foi confirmado antes que fosse restaurada com resina composta. A seguir, todas as fissuras não preenchidas receberam aplicação de selante de fissuras, logo após novo procedimento de condicionamento, lavagem e secagem.

No ensaio randomizado controlado, realizado por Mertz-Fairhurst e colaboradores, foram selecionados pacientes que apresentavam lesões oclusais cavitadas evidentes com radiolucidez visível na radiografia interproximal, mas não mais profundas do que a metade da dentina. No total, 123 pacientes com 156 pares de dentes estudados foram recrutados para entrar no estudo. Um de cada par foi incluído ao acaso no grupo teste, no qual foi realizada remoção ultraconservadora da cárie, e no grupo novamente dividido aleatoriamente nos grupos (a) com remoção completa da cárie e restauração da cavidade com amálgama e o remanescente das fissuras recebendo selante e (b) com remoção completa da cárie e extensão do preparo para o restante das fissuras saudáveis (extensão preventiva) e restauração com amálgama. Os resultados desse trabalho foram publicados em tempo decorrido de seis meses até 2, 3, 4, 5, 6, 9 e 10 anos.[32-38]

Comparado ao número de recrutados, a proporção de dentes em cada grupo disponível para análise a cada intervalo de tempo é apresentada na Figura 13.1. A redução geral aos seis anos ou mais deve-se, provavelmente, à ausência dos pacientes nos retornos (sem justificativa) e à pequena diferença entre os grupos teste e controles a cada intervalo de retorno é devido à perda dos dentes estudados devido ao fracasso do tratamento. A Figura 13.2 apresenta a proporção de dentes perdidos devido ao fracasso (relacionado à restauração) após cada intervalo de tempo em comparação ao número inicial; esta representa, então, o fracasso cumulativo. Não foi encontrada diferença estatisticamente significativa aos 10 anos entre as restaurações restantes ultraconservadoras e as restaurações de amálgama com extensão preventiva; entretanto, foi detectada diferença entre as restaurações ultraconservadoras e o amálgama com selante, com o amálgama superando a restauração de resina. As falhas foram devidas à perda da integridade marginal das restaurações, à perda do selante, à perda da restauração e ao desgaste; não foram relatadas falhas devidas a sinais ou sintomas de patologia pulpar, assim, todas as falhas das restaurações foram remediáveis.

Escavação em passos

A técnica de escavação em passos foi descrita com o objetivo principal de reduzir o risco de exposição pulpar durante a remoção da cárie em dentes com lesões cariosas profundas. Nessa técnica, a cárie é removida progressivamente em dois procedimentos separados, com intervalo de quatro a 12 meses entre eles. No primeiro procedimento, obtém-se acesso à cárie dentinária e o tecido cariado periférico é removido por completo na junção amelodentinária ou na parede cervical das lesões proximais.

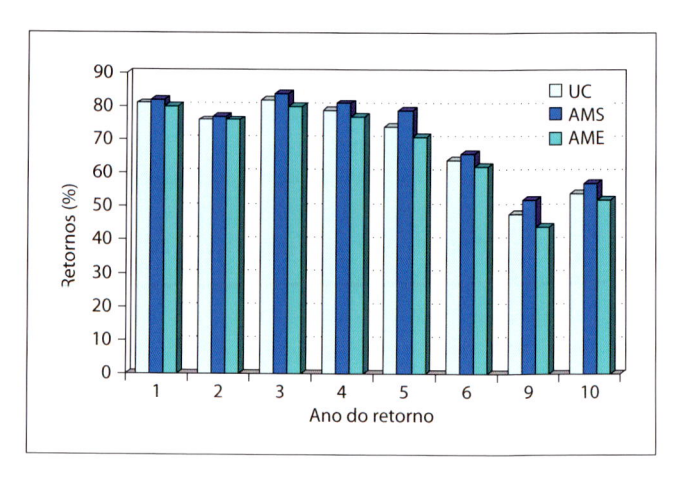

Figura 13.1 Comparados ao número recrutado originalmente, a proporção de dentes em cada grupo disponíveis para análise a cada intervalo de retorno no ensaio randomizado controlado de Mertz-Fairhurst e colaboradores.[32-38] UC = remoção ultraconservadora + resina composta; AMS = amálgama + selante; AME = amálgama + extensão preventiva.

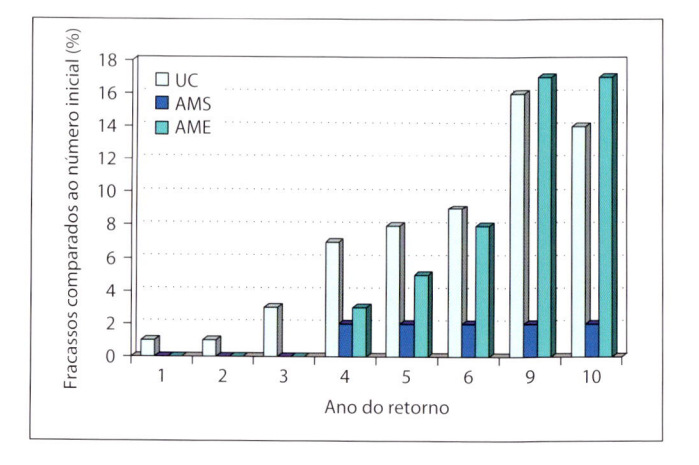

Figura 13.2 Proporção de dentes perdidos devido ao fracasso do tratamento (de restauração) após os intervalos de retorno em comparação ao número inicial (fracasso cumulativo) no ensaio randomizado controlado de Mertz-Fairhurst e colaboradores.[32-38] UC = remoção ultraconservadora + resina composta; AMS = amálgama + selante; AME = amálgama + extensão preventiva.

Na parede pulpar da cavidade, não se remove a dentina amolecida, desde que haja espaço suficiente para a aplicação de um forramento com hidróxido de cálcio e para a própria a restauração. É muito importante a remoção completa da cárie periférica, e que a restauração realizada sele hermeticamente a dentina cariada deixada na cavidade. Quatro a 12 meses depois, a restauração é removida e a cárie remanescente na parede pulpar é retirada cuidadosamente.

Um estudo sobre a escavação em passos e o selamento da cárie demonstrou que quando a cavidade é novamente abordada a cárie residual se torna mais endurecida e ressecada, com uma coloração mais escurecida, características consistentes com a inativação da lesão.[39,40] Em outro trabalho, no qual foi utilizada radiografia de subtração para monitorar as alterações na profundidade da translucidez abaixo das restaurações nas quais foi realizada remoção parcial da cárie, não houve evidências de progressão das lesões; pelo contrário, houve redução na profundidade da radiolucidez em 38% das lesões seladas, consistente com a remineralização das mesmas.[41] Nesse estudo, as lesões foram monitoradas durante 36 a 45 meses, e a redução da profundidade da radiolucidez ocorreu nos primeiros seis meses, sem evidências de ocorrência após esse período.

A análise microbiana da cárie ao final da primeira escavação e no início da segunda mostrou haver redução no número de microrganismos viáveis presentes.[39] Este resultado é consistente com o encontrado por Paddick e colaboradores,[42] que também demonstraram haver redução na diversidade dos microrganismos. Nesse estudo sobre a escavação em passos, a contagem de lactobacilos foi reduzida a zero após o selamento da cárie dentinária e, embora a contribuição proporcional das espécies de estreptococos do grupo *mutans* tenha aumentado, houve redução na quantidade de espécies de oito para três, sendo cultivados apenas *Streptococcus oralis, intermedius* e *mitis* na segunda escavação. Das cepas pleomórficas gram-positivas cuja contribuição proporcional foi reduzida, somente o *Actinomyces naeslundii* sobreviveu. Os organismos que sobreviveram são aqueles capazes de transformar as glicoproteínas pulpares em açúcares para seu metabolismo, e esses não estão particularmente associados a lesões cariosas ativas. Em resposta ao processo de cárie, o complexo dentina-polpa deposita dentina reacional e peritubular, e a última leva à esclerose dos túbulos dentinários. Esses processos reduzem ainda mais o suprimento de nutrientes para os organismos que sobrevivem em um ambiente tão hostil e, por fim, esses também muito provavelmente morrerão.[25]

Revisão sistemática: remoção completa *versus* remoção ultraconservadora de tecido cariado

Embora os estudos clínicos citados sustentem o fato de que a remoção do tecido cariado não é necessária quando é possível colocar uma restauração ou selante que consiga e mantenha um bom selamento entre a cárie residual e a cavidade bucal, o nível mais alto de evidências é fornecido pelos ensaios clínicos randomizados controlados. Uma revisão sistemática Cochrane da literatura foi, então, realizada para buscar tais estudos comparando a remoção ultraconservadora com a remoção completa da cárie.[43] O Cochrane Oral Health Group, o Medline, o Pubmed e o Embase foram os bancos de dados nos quais a busca foi realizada e, inicialmente, 529 títulos e resumos foram lidos, com 49 artigos que potencialmente se enquadravam nos critérios de inclusão. Esses artigos completos foram lidos e, finalmente, somente quatro publicações puderam ser incluídas. Estas consistiam de dois estudos sobre a escavação em passos, um com dentes permanentes[17] e outro com dentes decíduos,[18] e dois estudos sobre o selamento permanente da cárie no interior do dente.[33,34]

A revisão Cochrane possibilitou a coleta de dados de 339 pacientes e 604 dentes (538 disponíveis para análise). Os dados foram obtidos a partir de três estudos após um ano para comparação e, nesse período de tempo, não foi relatado nenhum problema em relação a sinais e sintomas de patologia pulpar ou à taxa de retenção das restaurações. O resultado mais surpreendente foi em relação à exposição pulpar durante a remoção da cárie nos estudos dedicados à técnica de escavação por passos. A remoção completa do tecido cariado em dentes permanentes com lesões profundas resultou na exposição da polpa em 40% dos casos, contra 0% após o primeiro estágio de escavação por passos e 17,5% na segunda intervenção.[17] Da mesma forma, nos dentes decíduos a remoção completa da cárie resultou em exposição pulpar em 53% dos casos, contra 0% após o primeiro estágio da escavação em passos e 15% na segunda intervenção.[18]

Está claro que o selamento da cárie no interior do dente permitiu que as reações do complexo dentina-polpa acontecessem, reduzindo significativamente o risco de exposição pulpar. No estudo de Leksell,[17] as lesões sofreram a segunda intervenção após oito a 24 semanas, um período mais curto do que o recomendado por Bjørndal.[39] Em outro estudo baseado na prática, quando as lesões sofriam a segunda intervenção após nove a 12 meses (em média seis meses), aconteceram menos exposições pulpares (5%, isto é, seis de 94 dentes),[40] e em um estudo semelhante de Maltz,[45] quando a segunda intervenção acontecia após seis a sete meses, somente 6% levou à exposição da polpa ou a patologia pulpar (2 de 32). O selamento por um período ainda mais extenso pode permitir maior remineralização da cárie dentinária, e que as reações do complexo dentina-polpa aconteçam, reduzindo ainda mais o risco de exposição pulpar durante a segunda intervenção. Alguns pesquisadores também questionaram a real necessidade da reintervenção.[43,46] Em um estudo no qual 32 dentes foram submetidos ao primeiro estágio da escavação em passos e que sofreram reintervenção simplesmente para obtenção de uma amostra da dentina para análise microbiológica, sendo imediatamente resselados sem que houvesse maior remoção de tecido cariado e, quando acompanhados por 36 a 45 meses, os fracassos cumulativos chegaram a 16%: um (3%) desenvolveu necrose pulpar, em um (3%) a polpa foi exposta na segunda intervenção, duas restaurações fraturaram e uma restauração foi substituída em outra clínica.[41] Esse estudo pode sustentar o argumento de que a segunda intervenção não é necessária, já que as falhas foram poucas; uma resultou justamente do fato de a cavidade ter sido reaberta.

Técnica de Hall

A última técnica que questiona a necessidade da remoção da cárie é a técnica de Hall, utilizada para tratar dentes decíduos cariados por Innes e seus colaboradores.[47] Nessa técnica, molares decíduos com lesões de cárie afetando duas ou mais superfícies são restaurados com a colocação de uma coroa de aço pré-formada. No entanto, diferentemente da técnica tradicionalmente ensinada, não é realizada nenhuma remoção de tecido cariado e nenhum preparo dentário; a coroa é simplesmente preenchida com cimento de ionômero de vidro e com pressão digital, ou com a força da oclusão do paciente, a coroa é cimentada sobre o dente. Em uma análise retrospectiva de 975 dentes com cáries proximais até a dentina em 259 crianças (média de idade de cinco anos na ocasião da cimentação) tratados com essa técnica demonstrou que a possibilidade de sobrevivência da coroa por três anos era de 73,5% e a probabilidade do dente sobreviver por esse período sem ser extraído era de 86%.[47] Essa taxa de sucesso se compara favoravelmente com as restaurações convencionais, nas quais a taxa de sucesso aos três anos foi estimada em 50 a 93%, dependendo do material restaurador utilizado.[47]

Como esse procedimento foi realizado em uma clínica de cuidado primário por um cirurgião-dentista clínico geral, como parte da rotina de cuidado dos pacientes infantis, não há dados sobre a longevidade das restaurações convencionais do mesmo cirurgião-dentista; além disso, somente um operador foi envolvido, colocando em dúvida a extrapolação do procedimento para outros profissionais e populações. Para solucionar essa questão, Innes e colaboradores[48] realizaram outro estudo, um ensaio clínico randomizado controlado, para comparar a técnica de Hall com as restaurações convencionais que os cirurgiões-dentistas participantes normalmente realizariam. Ao todo, 17 clínicos gerais participaram, recrutando 132 crianças. No total, 128 coroas de Hall e 128 restaurações convencionais foram realizadas com 124 de cada grupo disponíveis para análise após dois anos. Na ocasião da cimentação a criança, o cuidador ou os pais e o cirurgião-dentista receberam questionários para avaliar qualquer desconforto e a aceitabilidade de ambos os procedimentos. A técnica de Hall provocou menos desconforto durante a realização do que as restaurações convencionais, sendo preferida pela maioria das crianças, pelos pais/cuidadores e pelos cirurgiões-dentistas.

Sinais e sintomas de patologia pulpar foram encarados como falhas maiores, e as falhas menores foram à perda da restauração ou a progressão da cárie. Aos dois anos, ocorreram apenas três falhas maiores no grupo da técnica de Hall (2%) e 19 no grupo controle (15%).[48] Falhas menores ocorreram em seis casos do grupo da técnica de Hall (5%) e 57 dos do grupo controle (46%). A técnica de Hall foi, assim, considerada mais aceitável por todos os envolvidos do que a dentística convencional, sendo acompanhada de menos falhas maiores e menores; outro aspecto importante é o relato de menos dor no grupo da técnica de Hall.

Concluindo, existe um número crescente de evidências que questionam os métodos tradicionais de remoção de tecido cariado e de restauração do dente. Ao mesmo tempo, ocorre um movimento crescente para exploração dos méritos de selamento terapêutico da cárie no interior do dente. O ambiente inóspito ao que as bactérias são sujeitadas leva à desaceleração e à inativação da lesão na dentina. Essa filosofia é desconhecida dos cirurgiões-dentistas da atualidade, e até que sejam realizados mais ensaios clínicos randomizados controlados como os da recente revisão Cochrane[43] na clínica primária avaliando o sucesso e a aceitabilidade das técnicas de selamento, ocorrerão poucas mudanças, e muito cuidado deve ser tomado ao empregar essas novas abordagens promissoras. Os profissionais estão preocupados com o fato de, se o selamento for rompido nessas técnicas, as lesões progredirem rapidamente. Como nas restaurações convencionais, a revisão e a avaliação da integridade do selamento das restaurações terão importância vital, assim como a intervenção no tempo certo no caso de detecção de uma falha. O desenvolvimento de selantes proximais é mais uma inovação.[49] As pesquisas também serão necessárias para testar as técnicas que permitirão o monitoramento das cáries seladas a fim de detectar qualquer falha insidiosa, ainda que rara; a radiografia por subtração pode ser uma possibilidade.[50] Essas novas técnicas constituem uma forma alternativa de tratar os estágios mais avançados do processo de cárie a partir de uma base biológica mais sólida e apresentam nítidos benefícios potenciais para os pacientes a partir de uma perspectiva de tratamento, de ocorrência de dor e de resultados.

Referências

1 Banerjee A, Kidd EA, Watson TF: In vitro evaluation of five methods of carious dentine excavation. Caries Res 2000;34:144–150.

2 Paolinelis G, Watson TF, Banerjee A: Microhardness as a predictor of sound and carious dentine removal using alumina air abrasion. Caries Res 2006;40:292–295.

3 Hauman CH, Kuzmanovic DV: An evaluation of polymer rotary instruments' ability to remove healthy, non-carious dentine. Eur J Prosthodont Restor Dent 2007;15:77–80.

4 Meller C, Welk A, Zeligowski T, Splieth C: Comparison of dentin caries excavation with polymer and tungsten carbide burs. Quintessence Int 2007; 38:565–569.

5 Dammaschke T, Rodenberg TN, Schäfer, Ott KH: Efficiency of the polymer bur Smartprep compared with conventional tungsten carbide bud bur in dentin caries excavation. Oper Dent 2006;31:256–260.

6 Dederich DN, Bushick RD, ADA Council on Scientific Affairs and Division of Science: Lasers in dentistry: separating science from hype. J Am Dent Assoc 2004;135:204–212.

7 Eberhard J, Eisenbeiss AK, Braun A, Hedderich J, Jepsen S: An evaluation of selective caries removal by a fluorescence feedback-controlled Er:YAG laser in vitro. Caries Res 2005;39:496–504.

8 Jepsen S, Acil Y, Perschel T, Kargas K, Eberhard J: Biochemical and morphological analysis of dentin following selective caries removal with a fluorescence-controlled Er:YAG laser. Laser Surg Med 2008;40:350–357.

9 McComb D: Caries-detector dyes – how accurate and useful are they? J Can Dent Assoc 2000;66:195–198.

10 Lennon AM: Fluorescence-aided caries excavation (FACE) compared to conventional method. Oper Dent 2003;28:341–345.

11 Lennon AM, Buchalla W, Switsalski L, Stookey GK: Residual caries detection using visible fluorescence. Caries Res 2002;36:315–319.

12 König K, Flemming G, Hibst R: Laser-induced autofluorescence spectroscopy of dental caries. Cell Mol Biol (Noisy-le-Grand) 1998;44:1293–1300.

13 Banerjee A, Gilmour A, Kidd E, Watson T: Relationship between *Streptococcus mutans* and the autofluorescence of carious dentin. Am J Dent 2004; 17:233–236.

14 Krause F, Braun A, Eberhard J, Jepsen S: Laser fluorescence measurements compared to electrical resistance of residual dentine in excavated cavities in vivo. Caries Res 2007;41:135–140.

15 Wisithphrom K, Murray PE, About I, Windsor LJ: Interactions between cavity preparation and restoration events and their effects on pulp vitality. Int J Periodontics Restorative Dent 2006;26:596–605.

16 Murray PE, Smith AJ, Garcia-Godoy F, Lumley PJ. Comparison of operative procedure variables on pulpal viability in an ex vivo model. Int Endod J 2008;41:389–400.

17 Leksell E, Ridell K, Cvek M, Mejàre I: Pulpal exposure after stepwise versus direct complete excavation of deep carious lesions in young posterior permanent teeth. Endod Dent Traumatol 1996;12: 192–196.

18 Magnusson BO, Sundell SO: Stepwise excavation of deep carious lesions in primary molars. J Int Assoc Dent Child 1977;8:36–40.

19 Barthel CR, Rosenkranz B, Leuenberg A, Roulet JF: Pulp capping of carious exposures: treatment outcome after 5 and 10 years: a retrospective study. J Endod 2000;26:525–528.

20 Bogen G, Kim JS, Bakland LK: Direct pulp capping with mineral trioxide aggregate: an observational study. J Am Dent Assoc 2008;139:305–315.

21 Hatton JF, Pashley DH, Shunk J, Stewart GP: In vitro and in vivo measurement of remaining dentin thickness. J Endod 1994;20:580–584.

22 Yoshida H, Tsuji M, Matsumoto H: An electrical method for examining remaining dentine thickness. J Dent 1989;17:284–286.

23 Teilmans S, Bergmans L, Duvck J, Naert I: Evaluation of a preparation depth controlling device: a pilot study. Quintessence Int 2007;38:135–142.

24 Hume WR: Need for change in standards of caries diagnosis – perspective based on the structure and behaviour of the caries lesion. J Dent Educ 1993; 57:439–443.

25 Handelman SL, Washburn F, Wopperer P: Two year report of sealant effect on bacteria in dental caries. J Am Dent Assoc 1976;93:967–970.

26 Mertz-Fairhurst EJ, Schuster GS, Williams JE, Fair-hurst CW: Clinical progress of sealed and unsealed caries. I. Depth changes and bacterial counts. J Prosthet Dent 1979;42:521–526.

27 Mertz-Fairhurst EJ, Schuster GS, Williams JE, Fair-hurst CW: Clinical progress of sealed and unsealed caries. II. Standardized radiographs and clinical observation. J Prosthet Dent 1979;42:633–637.

28 Jensen OE, Handelman SL: Effect of an autopolymerising sealant on viability of microflora in occlusal dental caries. Scand J Dent Res 1980;88:382–388.

29 Handelman SL, Leverett DH, Espeland MA, Curzon JA: Clinical radiographic evaluation of sealed carious and sound tooth surfaces. J Am Dent Assoc 1986;113:751–754.

30 Handelman SL, Leverett DH, Espeland MA, Curzon JA: Retention of sealants over carious and sound surfaces. Community Dent Oral Epidemiol 1987;15: 1–5.

31 Ahovuo-Saloranta A, Hiiri A, Nordblad A, Mäkelä M, Worthington HV: Pit and fissure sealants for preventing dental decay in permanent teeth of children and adolescents. Cochrane Database Syst Rev 2008;8:CD001830.

32 Mertz-Fairhurst EJ, Curtis JW Jr, Ergle JW, Rueggeberg FA, Adair SM: Ultraconservative and cariostatic sealed restorations: results at year 10. J Am Dent Assoc 1998;129:55–66.

33 Mertz-Fairhurst EJ, Call-Smith KM, Shuster GS, Williams JE, Davis QB, Smith CD, Bell RA, Sherrer JD, Myers DR, Morse PK, et al: Clinical performance of sealed composite restorations placed over caries compared with sealed and unsealed amalgam restorations. J Am Dent Assoc 1987;115:689–694.

34 Mertz-Fairhurst EJ, Williams JE, Schuster GS, Smith CD, Pierce KL, Mackert JR Jr, Sherrer JD, Wenner KK, Davis QB, Garman TA, et al: Ultraconservative sealed restorations: three year results. J Public Health Dent 1991;51:239–250.

35 Mertz-Fairhurst EJ, Williams JE, Pierce KL, Smith CD, Schuster GS, Mackert JR Jr, Sherrer JD, Wenner KK, Richards EE, Davis QB, et al: Sealed restorations: 4-year results. Am J Dent 1991;4:43–49.

36 Mertz-Fairhurst EJ, Richards EE, Williams JE, Smith CD, Mackert JR Jr, Schuster GS, Sherrer JD, O'Dell NL, Pierce KL, Wenner KK, et al: Sealed restorations: 5-year results. Am J Dent 1992;5:5–10.

37 Mertz-Fairhurst EJ, Smith CD, Williams JE, Sherrer JD, Mackert JR Jr, Richards EE, Schuster GS, O'Dell NL, Pierce KL, Kovarik RE, et al: Cariostatic and ultraconservative sealed restorations: six-year results. Quintessence Int 1992;23:827–838.

38 Mertz-Fairhurst EJ, Adair SM, Sams DR, Curtis JW Jr, Ergle JW, Hawkins KI, Mackert JR Jr, O'Dell NL, Richards EE, Rueggeberg F, et al: Cariostatic and ultraconservative sealed restorations: nine-year results among children and adults. ASDC J Dent Child 1995;62:97–107.

39 Bjørndal L, Larsen T, Thylstrup A: A clinical and microbiological study of deep carious lesions during stepwise excavation using long treatment intervals. Caries Res 1997;31:411–417.

40 Bjørndal L, Thylstrup A: A practice-based study on stepwise excavation of deep carious lesions in permanent teeth: a 1 year follow-up study. Community Dent Oral Epidemiol 1998;26:122–128.

41 Maltz M, Oliveira EF, Fontanella V, Carminatti G: Deep caries lesions after incomplete dentine caries removal: 40 month follow-up study. Caries Res 2007;41:493–496.

42 Paddick JS, Brailsford SR, Kidd EA, Beighton D: Phenotypic and genotypic selection of microbiota surviving under dental restorations. Appl Environ Microbiol 2005;71:2467–2472.

43 Ricketts DN, Kidd EA, Innes N, Clarkson J: Complete or ultraconservative removal of decayed tissue in unfilled teeth. Cochrane Database Syst Rev 2006; 3:CD003808.

44 Ribeiro CCC, Baratieri LN, Perdigao J, Baratieri NMM, Ritter AV: A clinical, radiographic, and scanning electron microscopic evaluation of adhesive restorations on carious dentin in primary teeth. Quintessence Int 1999;30:591–599.

45 Maltz M, de Oliveira EF, Fontanella V, Bianchi R: A clinical and radiographic study of deep caries lesions after incomplete caries removal. Quintessence Int 2002;33:151–159.

46 Bjørndal L: Indirect pulp therapy and stepwise exca-vation. Pediatr Dent 2008;30:225–229.

47 Innes NP, Stirrups DR, Evans DJ, Hall N, Leggate M: A novel technique using preformed metal crowns for managing carious primary molars in general practice – a retrospective analysis. Br Dent J 2006; 200:451–454.

48 Innes NPT, Evans DJP, Stirrups DR: The Hall technique: a randomized controlled clinical trial of a novel method of managing carious primary molars in general dental practice: acceptability of the technique and outcomes at 23 months. BMC Oral Health 2007;7:18.

49 Martignon S, Ekstrand KR, Ellwood R: Efficacy of sealing proximal early active lesions: an 18-month clinical study evaluated by conventional and subtraction radiography. Caries Res 2006;40:382–388.

50 Ricketts DN, Ekstrand KR, Martignon S, Ellwood R, Alatsaris M, Nugent Z: Accuracy and reproducibility of conventional radiographic assessment and subtraction radiography in detecting demineralization in occlusal surfaces. Caries Res 2007;41:121–128.

David Ricketts
Dundee Dental Hospital and School
Park Place
Dundee DD1 4HR (UK)
Tel./Fax +44 1382 635984, E-mail d.n.j.ricketts@dundee.ac.uk

14 Retorno, reavaliação e monitoramento

J.E. Clarkson[a] – B.T. Amaechi[b] – H. Ngo[c] – D. Bonetti[a]

[a]Dental Health Services and Research Unit, University of Dundee, Dundee, UK; [b]Department of Community Dentistry, UTHSCSA, San Antonio, Tex. USA; [c]Department of Otolaryngology – Head & Neck Surgery, National University Hospital, Singapore

Resumo

O sistema de retorno constitui um regime de cuidado contínuo, dando a oportunidade de reavaliar e monitorar a saúde bucal dos pacientes e informar o futuro plano de tratamento. Existem algumas provas de que as consultas de retorno têm um impacto positivo sobre a dentição natural e funcional. Infelizmente, existe uma relativa escassez de evidências confiáveis sobre o intervalo entre as consultas de retorno, apesar de o intervalo amplamente adotado ser de seis meses. Em resposta à incerteza política, profissional e dos pacientes, o National Institute of Health and Clinical Excelence (NICE) do Reino Unido reuniu um grupo para desenvolver um protocolo levando-se em consideração as melhores evidências disponíveis e a melhor prática nessa área. O NICE publicou um documento de orientação em 2004 recomendando que o risco individual deve determinar o intervalo de retornos de cada paciente. As recomendações englobam alguns fatores de risco, como incidência de cárie e restaurações; saúde periodontal e perdas dentárias, bem-estar do paciente, hábitos de saúde geral e preventivos, dor e ansiedade. Atualmente, estão sendo desenvolvidos métodos e ferramentas para auxiliar e padronizar a coleta das informações sobre risco pelo Scottish Dental Clinical Effectiveness Programme. A seleção do intervalo de retornos constitui uma decisão multifacetada e complexa, que envolve o julgamento do clínico e do paciente. São necessárias mais pesquisas sobre a taxa de progressão das doenças bucais e o impacto da retorno sobre a saúde bucal e a qualidade de vida. Todavia, as orientações do NICE se baseiam nas melhores evidências disponíveis, devendo ser utilizadas para determinar intervalos de tempo variados e personalizados para avaliar, reavaliar e monitorar as condições de saúde bucal e a incidência de cárie dos pacientes.

Copyright © 2009 S.Karger AG, Basel

O sistema de retornos constitui um meio de estabelecer um regime de cuidado contínuo. Ele fornece oportunidades para reavaliar e monitorar a saúde bucal dos pacientes. Esse monitoramento abrange a prevenção das doenças, a detecção precoce de qualquer nova doença em desenvolvimento (a fim de que seja realizado o pronto cuidado preventivo) e a determinação da condição de uma doença previamente diagnosticada e tratada. A reavaliação e o monitoramento durante o período de tratamento também possibilitará que o clínico ou o paciente considerem a alteração do regime de tratamento, a fim de obter um resultado mais favorável. Além disso, a possibilidade de determinar a eficácia do tratamento e das decisões prévias pode fornecer evidências para futura administração clínica e melhora na qualidade dos serviços. Adicionalmente, as consultas de retorno dão a oportunidade de aconselhamento, de reavaliação e reforço de aconselhamentos já realizados, além de monitorar a colaboração do paciente em relação a esses conselhos e ao tratamento prévio, bem como estimular o bom comportamento, que melhore e mantenha a saúde bucal e geral do paciente.

Existem algumas evidências de que as consultas de retorno, independentemente da frequência, exercem impacto positivo em termos de preservação comparativa da dentição natural e funcional. Por exemplo, uma revisão sistemática encontrou 12 trabalhos que relataram um aumento na incidência de cárie com a redução da frequência de reconsultas dentárias (oito dos quais apresentando diferença significativa) e seis trabalhos que relataram uma redução de dentes/superfícies restaurados com a redução da frequência de reconsultas.[1] Boehmer e colaboradores[2] relataram menor número de superfícies coronárias cariadas e número significativamente menor de lesões de cárie radicular não tratadas em pacientes que compareceram a consultas durante os dois anos que antecederam o estudo em comparação com pacientes que consultaram até dois anos ou mais antes do estudo. Thomson[3] relatou que os pacientes que foram a consultas levados por um problema apresentaram aumento significativamente maior nos índices de CPO-D e CPO-S quando comparados com pacientes que consultaram para revisões. Bullock e colaboradores[4] compararam pacientes regulares com pacientes ocasionais e encontraram aumento significativo na proporção de indivíduos com lesões cariosas evidentes entre os que não frequentavam as consultas de revisão. O mesmo estudo relacionou aumento significativo na proporção de indivíduos que apresentavam cáries dentinárias em radiografias interproximais com a redução na frequência das reconsultas. Essas diferenças persistiram após o ajuste de idade, gênero, classe social e fumo. Freire e colaboradores[5] relataram aumento no risco de apresentar lesões de cáries de maior severidade nos pacientes que consultaram principalmente quando havia um problema, em comparação com aqueles pacientes que consultaram principalmente para revisões.

Infelizmente, as revisões sistemáticas também revelaram a relativa escassez de evidências científicas confiáveis em relação a essa área da clínica odontológica.[1,6-9] As comprovações disponíveis em relação a muitos aspectos dos intervalos entre as retornos são fracas e conflitantes, havendo uma falta de pesquisas de boa qualidade que informem apropriadamente sobre os intervalos de retorno na prática clínica. Todavia, o intervalo de 6 meses entre as reconsultas tem sido amplamente adotado como ideal em todo o mundo pelos pacientes e profissionais. De fato, em muitos casos o intervalo entre consultas típicas de revisão pode até exceder em muito esse período. Algumas organizações de saúde, inclusive o National Health Service (NHS) do Reino Unido, simplesmente reconheceram esse intervalo, remunerando os profissionais pelas reconsultas dos 6 meses. Curiosamente, a evolução dessa visão santificada parece ter se popularizado com os comerciais de dentifrícios veiculados no final dos anos de 1940.

A crescente conscientização de que essa pode não ser a melhor base para se determinar o manejo das fontes de saúde bucal gerou um debate internacional significativo sobre o intervalo ideal entre as retornos para revisão odontológica. Várias questões políticas e profissionais alimentaram esse debate. Em primeiro lugar está a escassez de evidências que sustentem o tempo de intervalo entre as reconsultas, particularmente para os 6 meses tão amplamente aceitos.[10] Por exemplo, a revisão sistemática realizada pela Health Technology Assessment sobre as revisões odontológicas de rotina encontrou poucas evidências para sustentar ou refutar a prática de estimular o intervalo de 6 meses entre as revisões para pacientes adultos. Além disso, a revisão Cochrane mais recente também concluiu haver evidências insuficientes para sustentar os efeitos benéficos ou prejudiciais potenciais do intervalo de 6 meses entre as revisões dos pacientes sobre sua evolução, sobre a carga de trabalho do profissional e sobre os custos para o sistema de saúde.[10] Outras questões que geram o debate sobre o intervalo entre as retornos são: a mudança de paradigma internacional dos serviços centrados no tratamento para serviços centrados no paciente; a evolução do tratamento da doença cárie do seu foco inicial em reparo e restauração para o foco na conservação e prevenção; e o recente desenvolvimento e introdução do Sistema Internacional de Detecção e Avaliação da Cárie[11-13] que permite a classificação e o registro dos estágios iniciais da mesma, passíveis de tratamento preventivo.

A experiência do Reino Unido

O sistema de revisões odontológicas a cada seis meses tem sido costumeiro no General Dental Service do Reino Unido desde o princípio do NHS. Para acompanhar o ímpeto internacional no que diz respeito aos serviços centrados no paciente, o Departament of Health publicou um documento de estratégia "Modernizando a Odontologia no NHS – implementação do plano do NHS". O governo manifestou sua intenção de examinar as evidências para alterar as práticas de trabalho "incluindo intervalos mais flexíveis entre as reconsultas para exame de rotina, assegurando o tratamento e o cuidado mais apropriados para cada paciente".[14] Foi defendido que os pacientes deveriam realizar seus retornos em intervalos de tempo condizentes com suas necessidades individuais, e não com a exigência generalizada do serviço.[14] Essa visão foi reiterada na avaliação dos serviços de cuidado básico de saúde odontológica pela comissão de auditoria, que sugeriu a introdução de critérios baseados em evidências para determinar o melhor intervalo entre as consultas para os pacientes.[15]

Além disso, a crescente conscientização do governo do Reino Unido de que a saúde bucal constitui parte importante da saúde geral, combinada com seu desejo de melhorar o bem-estar geral e a segurança dos pacientes, gerou a produção do documento de estratégia do Departament of Health denominado "Odontologia no NHS: opções para mudança em 2002" e a subsequente legislação para alterar a organização dos serviços odontológicos e a forma de avaliação da saúde bucal.[16] Esse documento foi informado pelo corpo de evidências que demonstra que a cárie é a doença infecciosa mais prevalente em crianças e adultos, e que ocorre em escala contínua da lesão inicial subclínica até o dano tecidual, levando à exposição pulpar, e que entre os pacientes há grande variação de suscetibilidade a essa doença, de probabilidade de progressão das lesões iniciais e de velocidade de progressão quando ocorre. Concluiu-se que a política de retornos a cada seis meses é rígida demais para levar em consideração essas diferenças de necessidades individuais. O documento recomenda que a avaliação abrangente e padronizada da saúde bucal deve abranger a obtenção do histórico médico completo, o exame geral dentário, da cabeça e do pescoço, o aconselhamento preventivo e um plano de tratamento personalizado a ser determinado pelo cirurgião-dentista e pelo paciente, incluindo o intervalo ideal para a realização das próximas consultas de revisão.

Em resposta a essa pressão do NHS, bem como à incerteza de profissionais e pacientes, em 2004 o National Institute of Health and Clinical Excellence (NICE) publicou um documento de orientação recomendando que o risco individual de cárie de cada paciente deveria determinar o intervalo entre retornos.[17] As recomendações desse documento foram baseadas nas melhores evidências disponíveis a partir de revisões de outros protocolos publicados por diferentes autoridades de saúde e organizações profissionais, incluindo a Health Technology Assessment,[1] o Departament of Health,[14] a American Academy of Pediatric Dentistry,[18] além de revisões sistemáticas e outras evidências científicas relacionadas aos fatores de risco para doenças bucais e sobre a efetividade da educação para saúde e a promoção de saúde bucal.[17] As orientações concentraram-se no potencial do paciente e da equipe odontológica para melhorar ou manter a qualidade de vida do paciente e reduzir a morbidade associada às doenças bucais e dentárias. Elas indicam que a variação entre os intervalos de retorno deve ficar entre três e 24 meses, de acordo como risco (isso é, de três a 12 meses para crianças e menores de 18 anos e de três a 24 meses para adultos ou maiores de 18 anos). As recomendações incluíram uma ampla gama de possíveis fatores de risco para os quais havia evidências, entre eles a incidência de cáries e restaurações, saúde periodontal e perdas dentárias, e o bem-estar do paciente, sua saúde como um todo e seus hábitos preventivos, além de dor e ansiedade. De acordo com os níveis de evidência utilizados pelo Scottish Dental Clinical Effectiveness Programme (SDCEP), a maioria das recomendações feitas pelo NICE recebeu classificação R_e (recomendação baseada no consenso e na opinião de especialistas) ou R_w (recomendação sustentada por evidências fracas com algum potencial para desdobramentos).

As recomendações principais do protocolo do NICE são:

- *Personalizar* o intervalo de retornos com base na avaliação do nível de doença de cada paciente e do seu risco de doenças dentárias;
- *Integrar* essa avaliação com as evidências do protocolo, o julgamento clínico e a experiência da equipe odontológica, e discussões com o paciente; *assegurar* que sejam obtidos históricos e exames completos, bem como conselhos preventivos iniciais; isso permitirá que a equipe odontológica e o paciente (e/ou seus pais e cuidadores) discutam, quando necessário:
    - Os efeitos da higiene bucal, da dieta, do uso do flúor, do tabaco e do álcool sobre a saúde bucal (R_s, recomendação sustentada por fortes evidências, com vieses limitados);
    - Os fatores de risco que podem influenciar a saúde bucal do paciente e suas implicações para a decisão sobre os intervalos de retorno;
    - Os resultados de episódios prévios de cuidado e a adequação dos intervalos previamente recomendados;

- A possibilidade e o desejo do paciente de visitar o cirurgião-dentista no intervalo recomendado;
- Os custos financeiros para o paciente realizar revisões da saúde bucal e adotar os tratamentos subsequentes.

• *Escolher* o intervalo entre retornos ao final da consulta de retorno caso não seja necessário nenhum tratamento, ou na finalização de um processo específico de tratamento. Os intervalos mais curtos e mais longos recomendados entre as consultas de retorno para revisão são os seguintes:

- O intervalo mais curto entre as consultas de revisão para todos os pacientes deve ser de três meses;
- O intervalo mais longo para pacientes menores de 18 anos deve ser de 12 meses;
- O intervalo mais longo entre as consultas de revisão para pacientes de 18 anos ou mais deve ser de 24 meses:

"Existem evidências de que a taxa de progressão da cárie dentária pode ser mais rápida em crianças e adolescentes do que em pessoas mais velhas, e parece ser mais rápida nos dentes decíduos do que nos dentes permanentes (ver as orientações completas). A avaliação periódica do desenvolvimento da dentição também é necessária em crianças. Os intervalos não maiores de 12 meses entre as consultas dão a oportunidade de fornecer e reforçar conselhos preventivos e aumentar a conscientização da importância da saúde bucal. Isso é particularmente importante em crianças mais jovens, pois assim se cria uma base para uma vida inteira de saúde bucal."

• *Marcar* os retornos em intervalos de 3, 6, 9 ou 12 meses se o paciente for menor de 18 anos, ou de 3, 6, 9, 12, 15, 18, 21 ou 24 meses, caso ele tenha 18 anos ou mais:

"O intervalo pode ser mantido no mesmo nível caso os objetivos estejam sendo alcançados. Para um indivíduo com baixa atividade de doença, pode ser possível estender gradualmente o intervalo até o período máximo de 24 meses – uma vez que o paciente e a equipe odontológica estejam confiantes de que isso é satisfatório. Pacientes cuja atividade de doença continua sem redução podem necessitar de intervalos mais curtos e podem ainda necessitar de cuidado preventivo mais intensivo e supervisão mais próxima. Os pacientes devem ser estimulados a buscar auxílio do cirurgião-dentista antes de sua próxima consulta já marcada caso observem mudanças significativas nos fatores de risco. Eles também precisam compreender (como no caso do regime de revisões a cada seis meses) que não há garantias de que não se desenvolvam novas doenças no intervalo entre as consultas de revisão."

• *Discutir* o intervalo recomendado para as revisões com o paciente e registrar esse intervalo e a sua concordância ou discordância, utilizando o sistema atual de registros;
• *Revisar* o intervalo de retornos na próxima consulta, avaliando informações sobre a resposta do paciente ao cuidado de saúde bucal fornecido e os resultados de saúde alcançados; esse *feedback* e os achados da revisão devem ser utilizados para determinar os próximos intervalos entre os retornos;
• *Informar* os pacientes que o intervalo recomendado para seus retornos pode variar com o tempo; é importante envolver o paciente no tratamento, pois é necessário um alto nível de cooperação para que se tenha sucesso; também é verdade que o monitoramento e a retorno são essenciais para o tratamento da cárie dentária.

A Tabela 14.1 apresenta uma visão geral do procedimento baseado em evidências para determinar o intervalo entre os retornos para exame odontológico de rotina. A Tabela 14.2 apresenta a lista de revisão do NICE dos fatores de risco à ocorrência de lesão cariosa que podem ser modificados, que foi desenvolvida para auxiliar na avaliação e predição do risco. A lista de verificação inclui idade, histórico médico, histórico social, hábitos de dieta, exposição ao flúor, evidências clínicas e histórico odontológico, experiência de cárie recente (cavidade ou lesão estabelecida) e prévia, experiência de doença periodontal recente e prévia, lesões nas mucosas, placa, fluxo salivar, erosão e desgaste da superfície dentária.

Entretanto, a avaliação do risco de desenvolvimento de doenças bucais não é uma ciência perfeita. Métodos e ferramentas para ajudar a padronizar e facilitar a coleta de informações sobre fatores protetores e de risco identificados pelo protocolo NICE estão atualmente em desenvolvimento e verificação pelo SDCEP.[19] Uma vez orientados e finalizados, esses métodos e ferramentas serão apresentados em um documento de orientação suplementar sobre como reunir as informações relevantes para formar os diagnósticos, identificar o nível de risco individual do paciente para o desenvolvimento e/ou progressão de doenças bucais e possibilitar o desenvolvimento de um plano de cuidado, que deve incluir um intervalo personalizado para os retornos que seja apropriado à condição de risco do paciente naquele momento determinado.

Uma dessas ferramentas é o Sistema Internacional de Detecção e Avaliação da Cárie.[11-13] Atualmente, os cirurgiões-dentistas do Reino Unido utilizam uma variedade de sistemas de classificação para destacar a condição de cárie do paciente antes do tratamento, embora seja recomendado o uso inicial padronizado do sistema de classificação da International Dental Federation com a numeração dos dentes. Todavia, a maioria dos sistemas de registro utilizados na atualidade não possibilita o registro preciso dos diversos estágios do processo de cárie (desde a primeira alteração superficial visível no esmalte até a cavidade extensa). Aumentar a precisão da avaliação do risco requer a necessidade de uma abordagem mais detalhada de registro e monitoramento do processo de cárie. O Sistema Internacional de Detecção e Avaliação da Cárie é um sistema de classificação visual baseado nas melhores evidências internacionais e desenvolvido para ser utilizado na prática clínica, bem como no ensino, na pesquisa clínica e na epidemiologia. Essa escala permite a coleta de informações de alta qualidade sobre a condição de cárie a fim de informar decisões sobre o diagnóstico e o prognóstico apropriados em nível individual. A utilização dessa ferramenta em cada consulta de revisão possibilita a reavaliação e o monitoramento essenciais para a identificação das necessidades de cuidado preventivo e operatório personalizado, que devem estar por trás da determinação da próxima consulta de revisão.

Entretanto, mesmo com as recomendações do NICE e o desenvolvimento e a confrontação de ferramentas e métodos padronizados pelo SDCEP para facilitar a implantação dessas recomendações, o processo para determinar o intervalo ideal entre os retornos ainda têm um longo caminho a percorrer. A incerteza quanto a como implementar na prática as orientações permanece entre os cirurgiões-dentistas. A seleção do intervalo apropriado entre os retornos para determinado paciente constitui uma decisão multifacetada, que envolve o julgamento de ambos, clínico e paciente, e não pode ser tomada de forma completamente mecânica, sejam quais forem as ferra-

Tabela 14.1 Uma visão geral do método recomendado para determinar o intervalo personalizado para as reconsultas (orientações do NICE sobre reconsultas[17])

		Crianças e jovens *Paciente menor de 18 anos*	Adultos *Paciente com 18 anos ou mais*
Passo 1	• Considerar a idade do paciente; essa informação determina a variação máxima entre os intervalos de retorno	3 meses ⟷ 12 meses	3 meses ⟷ 24 meses
Passo 2	• Considerar os fatores modificadores com informações sobre os históricos médico, social e odontológico do paciente e os achados do exame clínico	3 meses ⟷ 12 meses	3 meses ⟷ 24 meses
Passo 3	• Integrar todas as informações do diagnóstico e prognóstico, considerando conselhos de outros membros da equipe odontológica quando apropriado • Utilizar o julgamento clínico para recomendar um intervalo de tempo até a próxima consulta de revisão	3 meses ⟷ 12 meses	3 meses ⟷ 24 meses
Passo 4	• Discutir com o paciente o intervalo recomendado • Registrar o intervalo de concordância ou qualquer motivo de discordância	Discussão	Discussão
Passo 5	• Na próxima consulta de revisão, considerar a conveniência do intervalo proposto • Ajustar o intervalo dependendo da capacidade do paciente de manter sua saúde bucal entre as consultas	Reavaliação	Reavaliação

Tabela 14.2 Lista de verificação dos fatores modificadores para avaliação do risco (orientações do NICE sobre reconsultas[17]). *EPB = exame periodontal básico

Lista de verificação dos fatores modificadores			
Nome: Data de nascimento:			
Data da revisão odontológica:			
Histórico médico	Sim Não	Sim Não	Sim Não
Condições nas quais a doença dentária pode colocar em risco a saúde geral do paciente (como doenças cardiovasculares, distúrbios de coagulação, imunossupressão)	☐ ☐	☐ ☐	☐ ☐
Condições que aumentam o risco do paciente desenvolver uma doença dentária (como diabetes ou xerostomia)	☐ ☐	☐ ☐	☐ ☐
Condições que podem complicar o tratamento odontológico ou a capacidade do paciente de manter sua saúde bucal (como necessidades especiais, condições de ansiedade/nervosas/fóbicas)	☐ ☐	☐ ☐	☐ ☐
Histórico social			
Alta incidência de cárie na mãe ou irmãos	☐ ☐	☐ ☐	☐ ☐
Uso de tabaco	☐ ☐	☐ ☐	☐ ☐
Uso excessivo de álcool	☐ ☐	☐ ☐	☐ ☐
Histórico familiar de periodontite crônica ou agressiva (estabelecimento precoce/juvenil)	☐ ☐	☐ ☐	☐ ☐
Hábitos de dieta			
Consumo abundante/frequente de açúcar	☐ ☐	☐ ☐	☐ ☐
Consumo abundante/frequente de dieta ácida	☐ ☐	☐ ☐	☐ ☐
Exposição ao flúor			
Uso de dentifrício fluoretado	☐ ☐	☐ ☐	☐ ☐
Outras fontes de flúor (por exemplo, o paciente reside em uma área com fornecimento de água fluoretada)	☐ ☐	☐ ☐	☐ ☐
Evidências clínicas e histórico odontológico			
Experiência de cárie recente e prévia			
Novas lesões desde a última revisão	☐ ☐	☐ ☐	☐ ☐
Cáries ou restaurações anteriores	☐ ☐	☐ ☐	☐ ☐
Extrações prematuras devido à presença de cavidades cariosas extensas	☐ ☐	☐ ☐	☐ ☐
História de cárie radicular ou muitas superfícies radiculares expostas	☐ ☐	☐ ☐	☐ ☐
Dentição altamente restaurada	☐ ☐	☐ ☐	☐ ☐
Experiência de doença periodontal recente e prévia			
Histórico de doença periodontal prévia	☐ ☐	☐ ☐	☐ ☐
Evidência de gengivite	☐ ☐	☐ ☐	☐ ☐
Presença de bolsas periodontais (código EPB 3 ou 4) e/ou sangramento à sondagem	☐ ☐	☐ ☐	☐ ☐
Presença de lesão de furca ou perda de inserção avançada (código EPB*)	☐ ☐	☐ ☐	☐ ☐
Lesões na mucosa			
Presença de lesão na mucosa	☐ ☐	☐ ☐	☐ ☐
Placa			
Má higiene bucal	☐ ☐	☐ ☐	☐ ☐
Fatores retentivos de placa (como aparelhos ortodônticos)	☐ ☐	☐ ☐	☐ ☐
Saliva			
Baixo fluxo salivar	☐ ☐	☐ ☐	☐ ☐
Erosão e desgaste dentário superficial			
Evidências clínicas e desgaste dentário	☐ ☐	☐ ☐	☐ ☐
Intervalo de tempo recomendado até a próxima revisão odontológica:	Meses	Meses	Meses
O paciente concorda com o intervalo recomendado? Se "não", registrar os motivos da discordância	Sim Não	Sim Não	Sim Não
O código EPB* é utilizado quando há perda de inserção ≥ 7 mm e/ou lesão de furca.			

mentas produzidas – particularmente quando essas ferramentas não são abrangentes. A informação da verificação do NICE não esgota a listagem de fatores que podem influenciar a escolha do intervalo ideal entre as consultas do paciente.[8] Por exemplo, a presença de implantes ou próteses fixas ou removíveis não é mencionada como fator de risco para cárie, doença periodontal ou patologias das mucosas. Da mesma forma, períodos específicos de risco para cárie, como a erupção dos segundos molares, não são discutidos.[8] Além disso, existem evidências insuficientes para atribuir um "peso" para cada fator presente na lista, e os cirurgiões-dentistas devem empregar seu julgamento clínico para pesar os fatores de risco e os fatores protetores para cada paciente.

Além disso, deve-se lembrar que muitas das recomendações do NICE para determinar o intervalo de tempo entre os retornos foram baseadas na experiência clínica do Guideline Development Group e em conselhos recebidos durante o processo de consulta. A falta de evidências científicas apoiando as diferentes estratégias de retorno complica o processo de adoção. Embora se saiba que a obtenção de um histórico completo e de um exame odontológico abrangente forneça informações mais detalhadas sobre as necessidades do paciente, ainda há poucas evidências sobre a maneira como essas informações realmente se relacionam com a saúde bucal, a qualidade de vida e a ansiedade dentária dos pacientes.[17] Assim, pode ser difícil desapegar os clínicos do seu comportamento atual de estabelecer um intervalo de seis meses entre as revisões, já que essa abordagem não exige que eles lidem com o exame clínico e a papelada necessária para determinar um intervalo de tempo personalizado dentro das limitações das consultas de cuidado básico. A comunicação eficaz, o atendimento dentro de coação médico-legal e a manutenção de registros abrangentes e precisos também são variáveis que podem influenciar o processo recomendado pelo NICE para determinar intervalos de retorno personalizados dentro do ambiente de atendimento de cuidado básico.

Além disso, ao mesmo tempo que existem muitos que acreditam que estender o intervalo entre as consultas de revisão aumenta a oportunidade de acesso aos serviços odontológicos e reduz a exposição do paciente ao risco de intervenções desnecessárias, outros fatores podem ser muito mais importantes para os cirurgiões-dentistas e pacientes. Evidências questionáveis obtidas a partir de entrevistas conduzidas pelos autores demonstraram que os profissionais temiam que seus pacientes interpretassem um intervalo de retornos maior do que seis meses como uma brecha para o surgimento de necessidades de cuidado profissional. Isso pode indicar que outras estratégias, diferentes do intervalo de seis meses há muito tempo aceito, provavelmente variam de acordo com resultados de não saúde, os quais não são considerados no processo de determinação do intervalo do NICE. Uma série de entrevistas aprofundadas foi recentemente realizada com adultos na Escócia e no sul da Inglaterra investigando os sentimentos e opiniões dos usuários sobre as consultas de revisão. Em concordância com os resultados de outros estudos, os usuários comentaram que o intervalo de seis meses entre os retornos lhes dava: segurança – "Sinto segurança de que tudo está correndo bem" – assim como o aumento da confiança em relação à sua saúde bucal – "esse intervalo nos dá um sentimento de confiança, autoconfiança e bem-estar".[20,21]

Ainda existem poucas questões que devem ser pesquisadas mais profundamente:

1 Avaliar a eficácia relativa dos diferentes intervalos de retorno para revisão odontológica nos diferentes níveis de risco de cárie;

2. Desenvolver e validar ferramentas eficientes e com boa relação custo-benefício para facilitar a avaliação baseada no risco do histórico odontológico do paciente e de seu estado de saúde bucal; por exemplo, equipamentos para o consultório, ferramentas eletrônicas;
3. Examinar o impacto do retorno, da reavaliação e do monitoramento sobre a saúde bucal e a qualidade de vida do paciente;
4. Determinar a taxa de progressão das doenças bucais;
5. Comparar os resultados do aconselhamento e de medidas preventivas contra as doenças bucais;
6. Examinar o impacto dos intervalos de retorno sobre as expectativas e a visão do paciente quanto ao seu cirurgião-dentista e o tratamento odontológico;
7. Examinar os efeitos do tratamento rotineiro de raspagem e alisamento sobre a saúde periodontal (em conjunto com instruções de higiene bucal) em diferentes populações; especificamente, são necessárias pesquisas para examinar a eficácia clínica e a relação custo-benefício da realização desse procedimento em diferentes intervalos de tempo;
8. Determinar com que frequência cada fator de risco deve ser revisado e como (p. ex., radiografias interproximais, exames salivares);
9. Validar os fatores preditivos do futuro desenvolvimento de lesões cariosa atualmente aceitos em crianças e adultos.

Algumas dessas questões estão sendo avaliadas atualmente. A Dental Health Services Research Unit na Escócia, o SDCEP e as Universidades de Dundee, Aberdeen, Edinburgh e Newcastle, bem como as Primary Care Research Networks da Escócia e da Inglaterra estão no processo inicial de conduzir ensaios para investigar se o intervalo fixo de 24 meses ou intervalos de retorno baseados no risco são mais eficazes e apresentam melhor custo-benefício na manutenção da saúde bucal do que o período tradicional fixo de 6 meses entre as retornos. Os objetivos secundários do ensaio são comparar o impacto de diferentes intervalos entre os retornos sobre a provisão e o uso dos serviços odontológicos (processo de cuidado incluindo a prevenção e a intervenção), sobre a ansiedade dos pacientes, a sua satisfação com o cuidado, o conhecimento sobre saúde bucal e as atitudes e o comportamento de saúde, bem como sobre os custos econômicos e seus benefícios. O impacto sobre o comprometimento profissional do clínico, o estresse relacionado ao trabalho e sobre a saúde psicológica também será explorado.

Conclusão

O tratamento da doença cárie, abrangente e centrado no paciente, requer a adoção de uma nova abordagem para determinar o intervalo entre os retornos para a maioria dos pacientes. Enquanto ainda há necessidade de mais pesquisas e do desenvolvimento de uma infraestrutura de suporte para melhorar e possibilitar o julgamento pelo clínico e pelo paciente no processo de cuidado, as orientações do NICE se baseiam nas melhores evidências disponíveis, e os autores deste capítulo recomendam seu uso para determinar intervalos de tempo variáveis entre as consultas de avaliação, reavaliação e monitoramento da saúde bucal dos pacientes.

Referências

1. Davenport C, Elley K, Salas C, Taylor-Weetman CL, Fry-Smith A, Bryan S, et al: The clinical effectiveness and cost-effectiveness of routine dental checks: a systematic review and economic evaluation. Health Technol Assess 2003;7:iii–127.
2. Boehmer U, Kressin NR, Spiro A III, et al: Oral health of ambulatory care patients. Mil Med 2001; 166:171–178.
3. Thomson WM: Use of dental services by 26-year-old New Zealanders. NZ Dent J 2001;97:44–48.
4. Bullock C, Boath E, Lewis M, et al: A case control study of differences between regular and causal adult attenders in general dental practice. Prim Dent Care 2001;8:35–40.
5. Freire M, Hardy R, Sheiham A: Mothers' sense of coherence and their adolescent children's oral health status and behaviours. Community Dent Health 2002;19:24–31.
6. Bader JD, Shugars DA, Bonito AJ: A systematic review of selected caries prevention and management methods. Community Dent Oral Epidemiol 2001;29:399–411.
7. Bader J, et al: Diagnosis and management of dental caries throughout life. J Dent Educ 2002;65:1162–1168.
8. Bader J: Risk-based recall intervals recommended. Evid Based Dent 2005;6:2–4.
9. Beirne P, Forgie A, Clarkson JE, Worthington HV: Recall intervals for oral health in primary care patients. Aust Dent J 2005;50:209–210.
10. Beirne P, Forgie A, Worthington HV, Clarkson JE: Routine scale and polish for periodontal health in adults. Cochrane Database Syst Rev 2005;1: CD004625.
11. Ismail AI, Sohn W, Tellez M, Amaya A, Sen A, Hasson H, et al: The International Caries Detection and Assessment System (ICDAS): an integrated system for measuring dental caries. Community Dent Oral Epidemiol 2007;35:170–178.
12. ICDAS Coordinating Committee: International Caries Detection and Assessment System (ICDAS): rationale and evidence for the International Caries Detection and Assessment System (ICDAS II); in Stookey GK (ed): Clinical Models Workshop: Remin-Demin, Precavitation, Caries – proceedings of the 7th Indiana Conference. Indianapolis, Indiana University School of Dentistry, 2005, pp 161–221.
13. Chesters RK, Pitts NB, Matuliene G, Kvedariene A, Huntington E, Bendinskaite R, et al: An abbreviated caries clinical trial design validated over 24 months. J Dent Res 2002;81:637–640.
14. Department of Health: Modernizing NHS dentistry: implementing the NHS plan. London, Department of Health, 2000.
15. Audit Commission: Dentistry: primary dental care services in England and Wales. London, Audit Commission, 2000.
16. Department of Health: NHS dentistry: options for change. London, Department of Health, 2000.
17. National Institute for Clinical Excellence (NICE): Guide on dental recall: recall interval between routine dental examinations. Clinical guideline 19. London, October 2004. www.nice.org.uk/CG019 NICEguideline (accessed March 2009).
18. American Academy of Pediatric Dentistry: Clinical guideline on periodicity of examination, preventive dental services, anticipatory guidance and oral treatment for children. 2003. http://www.aapd.org (accessed March 2009).
19. Scottish Dental Clinical Effectiveness Programme. Oral Health Assessment. NHS Education Scotland 2006. February 5, 2007.
20. Gibson BJ, Drennan J, Hanna S, Freeman R: An exploratory qualitative study examining the social and psychological processes involved in regular dental attendance. J Public Health Dent 2000;60:5–11.
21. Wyrwich KW, Tardino VM: Understanding global transition assessments. Qual Life Res 2006;15:995–1004.

J.E. Clarkson
Dental Health Services and Research Unit, University of Dundee
Mackenzie Building, Kirsty Semple Way
Dundee DD2 4BF (UK)
Tel. +44 1382 420060, Fax +44 1382 420051, E-mail j.e.clarkson@cpse.dundee.ac.uk

15   Implantação

Melhorando a detecção, a avaliação, o diagnóstico e o monitoramento da doença cárie

N.B. Pitts

Dental Health Services and Research Unit, University of Dundee, Dundee, UK

Resumo

Esse capítulo aborda a melhora na detecção, na avaliação, no diagnóstico e no monitoramento da doença cárie para assegurar um *tratamento* ideal e *personalizado*. Isso pode ser conseguido colocando em prática o conhecimento atual (evidências reunidas e sintetizadas e o consenso internacional) de forma mais eficiente e consistente, bem como dirigindo pesquisas e inovações nas áreas nas quais elas são necessárias. É preciso entender melhor as peças do quebra-cabeças que constrói a odontologia baseada em evidências, isto é, as ligações entre (a) pesquisa e síntese, (b) disseminação dos resultados das pesquisas e (c) implementação dos achados das pesquisas, que deve assegurar que esses achados modifiquem a prática no nível paciente-profissional. Há indícios de que os sistemas de controle preventivo da ocorrência de lesões cariosas podem ter falhado no passo da implementação em alguns países e em outros não. Entre as *oportunidades para implementação*, estão: capitalizar a política global da Organização Mundial da Saúde (OMS) para a melhora da saúde bucal, que determina um plano de ação para a promoção de saúde e a *prevenção integrada de doenças*; utilizar os avanços nas opções do Sistema Internacional de Detecção e Avaliação da Cárie e na educação continuada (*e-learning*); dar continuidade a iniciativas da International Dental Federation e da American Dental Association e relacioná-las às preferências do paciente, os movimentos mais abrangentes para manutenção do bem-estar e da saúde. Os *desafios da implantação* incluem a lenta evolução dos sistemas de remuneração odontológicos e a não adoção da prevenção clínica por alguns grupos de cirurgiões-dentistas. No futuro, a prática do que foi indicado por evidências atuais e em desenvolvimento deve ser acompanhada de pesquisas sobre como adotar os achados das pesquisas na prática clínica de rotina, considerando o impacto sobre o comportamento dos pacientes, profissionais e autoridades políticas.

Copyright © 2009 S. Karger AG, Basel

Este capítulo aborda a melhora na detecção, na avaliação, no diagnóstico e no monitoramento da doença cárie a fim de assegurar um *tratamento* eficiente e *personalizado*. Isso pode ser conseguido realizando o que sabemos até agora (evidências reunidas e sintetizadas e o consenso internacional) de forma melhor e mais consistente, bem como dirigindo pesquisas e inovações nas áreas nas quais são necessárias.

Os detalhes sobre a quantidade de informações que temos e as áreas nas quais precisamos de maior número de pesquisas de boa qualidade foram apresentados nos capítulos anteriores deste livro. O foco deste capítulo está, mais especificamente, na implantação dos achados das pesquisas na área da cariologia clínica. A discussão a seguir abordará a situação atual, as oportunidades e os desafios dessa implantação e também fornecerá o esboço de um mapa para o futuro.

Odontologia baseada em evidências e a colaboração para melhorar a odontologia

A Introdução, escrita por Pitts (pp. 9-22) fornece uma visão geral das questões básicas, incluindo o fardo continuado que a cárie dentária como doença passível de prevenção representa em escala global e o desenvolvimento de ferramentas que forneçam uma base sólida para a detecção, a avaliação e o diagnóstico das lesões, que, quando combinadas com informações apropriadas sobre o nível de risco do paciente e seu monitoramento, possibilitam o planejamento efetivo do tratamento. O Sistema Internacional de Detecção e Avaliação da Cárie (ICDAS), baseado nas pesquisas em cariologia realizadas nos últimos 50 anos, e que pode possibilitar esse processo,[1] também foi apresentado na referida Introdução. Apesar desse progresso e de evidências de que a abordagem puramente restauradora não cura a doença, o controle preventivo da cárie tem sido pouco adotado em muitos países, mas não em todos.[2]

Os conceitos da odontologia baseada em evidências também foram delineados na Introdução. Há uma necessidade de entender melhor as peças do quebra-cabeças que constrói a odontologia baseada em evidências. Existem ligações, idealmente suaves, entre (a) pesquisa e síntese,[3] (b) disseminação dos resultados das pesquisas[4] e (c) implantação dos achados das pesquisas.[5] Entretanto, na prática, na odontologia como em tantas outras áreas da saúde, essas ligações acabam sendo lentas e imprevisíveis.

A Figura 15.1 apresenta uma representação triangular do que deveria ser um ciclo contínuo de levar as evidências para a prática; este é o chamado modelo de Colaboração para Melhorar a Odontologia.[1]

As ligações dinâmicas entre esses elementos, juntamente com os lados do triângulo e as ligações entre os três braços, são todas vitais para mover adiante a odontologia baseada em evidências. Embora seja algo difícil de conseguir, seguir esse processo e assegurar uma comunicação mais ampla entre as várias autoridades deveria assegurar que:

- um cronograma informado de pesquisa contribua com uma base de evidências sistematicamente atualizada;
- os achados das pesquisas sejam disseminados ativamente;
- a implantação dos achados possa alterar a prática no nível paciente-profissional.

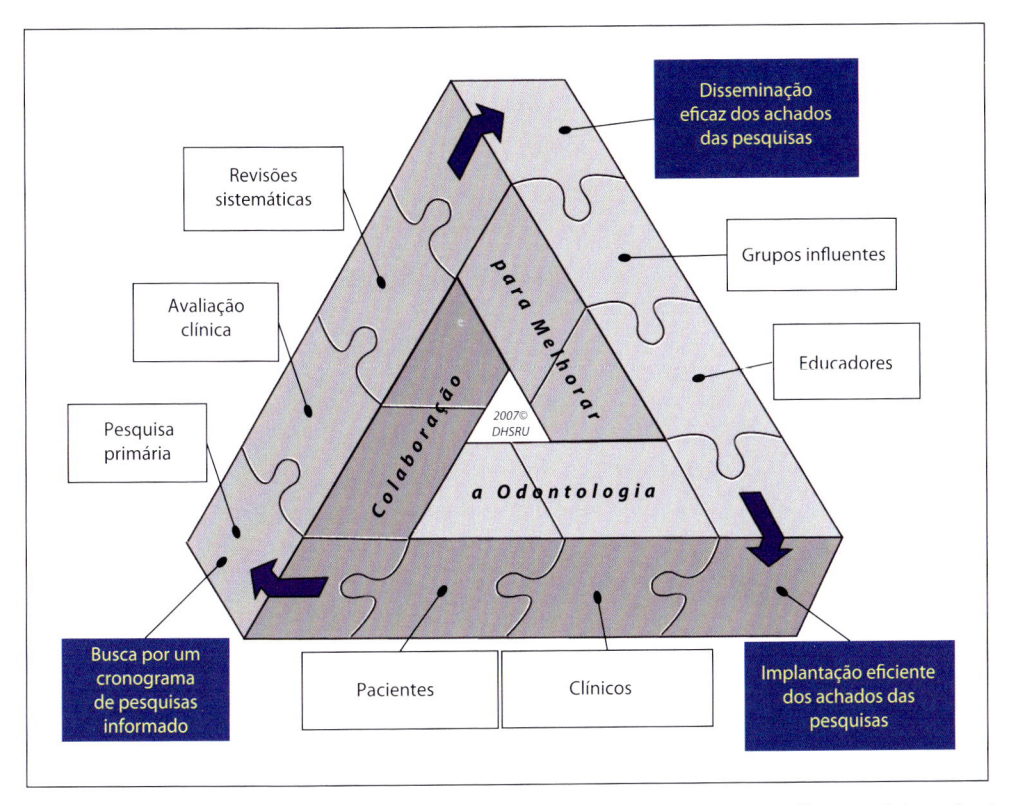

Figura 15.1 Representação triangular do modelo de Colaboração para Melhorar a Odontologia.

As pesquisas em implantação são uma prática relativamente nova, mas cada vez mais importante no campo em desenvolvimento da medicina translacional*. O objetivo não está apenas na ligação inicial entre os bancos do laboratório e o leito do hospital em um ambiente de pesquisa (medicina translacional tipo 1), mas também em um sentido mais amplificado de incluir o uso de inovações em nível de paciente (tipo 2) e comunidade/político (tipo 3). A necessidade de se fazer progressos mais consistentes na tradução da pesquisa em cariologia para o planejamento do cuidado clínico de rotina e para a prática consiste em determinar como melhor administrar o processo completo de medicina de tradução, isto é: dos laboratórios de pesquisa para

---

* N. de R.T.: Medicina translacional é um processo de soluções sustentáveis e tem fortes raízes na evolução das ações intervencionistas proporcionadas pela epidemiologia geral ao longo do século passado. Pode ser considerada como uma evolução da medicina baseada em evidências. Mas o que há de interessante nessa abordagem da saúde humana é que ela fornece uma visão calcada na integração das ciências básicas, sociais e políticas com o objetivo de otimizar os cuidados aos pacientes e desenvolver medidas preventivas que não devem ser esgotadas somente pela provisão de recursos proporcionados pelos Serviços de Saúde. A medicina translacional é ciência porque se baseia em produção originada de pesquisas; é um processo que parte da medicina baseada em evidências em direção a soluções sustentáveis para problemas de saúde da comunidade.

o consultório, para o paciente individualmente, para populações e, por fim, para as autoridades políticas, e novamente no sentido contrário.

Esse trabalho começou a ser relatado na odontologia, por exemplo, por meio da aplicação de teorias psicológicas na prática baseada em evidências que busca a identificação dos fatores preditivos para realização de radiografias intrabucais.[6] Os resultados dessa investigação sugerem que uma intervenção que tem como alvo as variáveis psicológicas preditivas pode intensificar a implantação da prática baseada em evidências, enquanto a simples influência sobre o conhecimento provavelmente não seria capaz de fazê-lo. O campo é complexo e multidisciplinar.

Enquanto a chamada hierarquia das evidências relacionadas aos estudos randomizados controlados continua a desempenhar um papel importante na compreensão das intervenções clínicas e a produzir orientações, cada vez mais se tem consciência da necessidade de evidências integradas igualmente qualitativas e do consenso nas opiniões dos especialistas, particularmente nas áreas nas quais as evidências são deficientes e quando estão envolvidas autoridades políticas.

A situação atual

A situação atual, no que diz respeito à implantação dos achados das pesquisas relacionadas à detecção, avaliação, diagnóstico e monitoramento da cárie para assegurar um *tratamento* ideal e *personalizado,* incluindo a prevenção e o controle clínico da doença cárie na prática odontológica, é variável. Em alguns países, a implantação foi bem-sucedida durante muitos anos e o seu controle preventivo com foco no tratamento precoce das lesões iniciais é visto como prática estabelecida, sem controvérsias.[2] A adoção eficaz do controle da cárie baseado em evidências tem sido observada nos países da Escandinávia há algumas décadas, e o modelo Nexo constitui um impressionante exemplo do que pode ser conseguido.[7] Esse estudo avaliou a efetividade de um programa de tratamento não operatório adotado desde 1987 no município de Nexo, na Dinamarca. A média de COP-S entre os indivíduos de 18 anos em 1999/2000 demonstrou que as crianças que chegavam à idade adulta em Nexo apresentavam significativamente menos cáries do que nos outros municípios comparados.[7] Exemplos recentes também incluem esforços para adoção da abordagem do ICDAS na prática clínica e no ensino na Colômbia e em outros países da América do Sul.

Em vários outros países, é na fase da implantação que a adoção do controle preventivo da cárie que explora a detecção, a avaliação, o diagnóstico e o monitoramento cuidadosos, parece ter falhado.[2] Apesar do que é enfatizado no ensino contemporâneo da odontologia, a comunidade odontológica está, frequentemente, focada no tratamento restaurador/cirúrgico do sinal clinico da doença cárie dentária, o qual ainda é a base de muitos sistemas de remuneração. Com frequência, nesses cenários, não se vê nenhum valor na avaliação das lesões antes do estágio de cavitação evidente.

Ainda com relação a falhas na implantação dos achados das pesquisas, outro exemplo envolve as tentativas de remineralizar clinicamente as lesões de cárie. A International Conference on Novel Anticaries and Remineralizing Agents, realizada em 2008, revisou as evidências existentes quanto à remineralização das lesões cariosas no

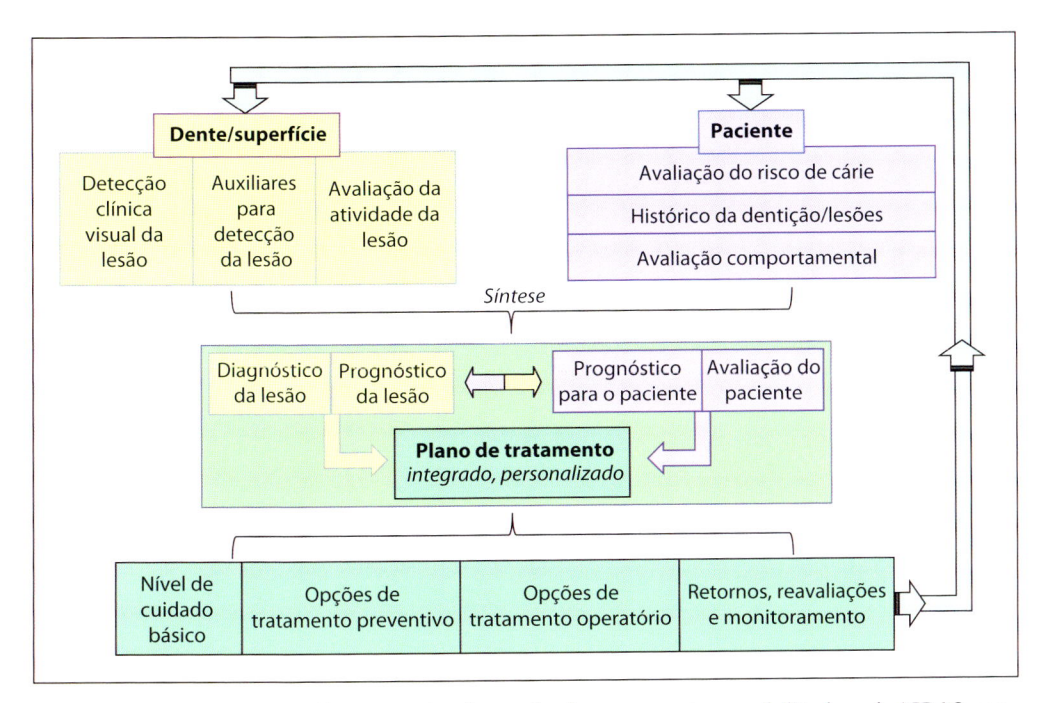

Figura 15.2 A estrutura clínica para implantação do tratamento possibilitado pelo ICDAS, centrado no paciente.

contexto do tratamento clínico "moderno", visando a prevenir a progressão e promover a inativação e, quando possível, a regressão das lesões não cavitadas. Os delegados das conferências concluíram que, como grande parte das evidências havia sido publicada, mas não tinha sido adotada durante décadas, são necessários programas para a disseminação e implantação mais eficiente dos achados das pesquisas entre os educadores, os clínicos e os pacientes.[8]

É necessária uma melhor compreensão dos diferentes graus de sucesso da implantação das evidências em cariologia pelos cirurgiões-dentistas em diferentes países. Isso também é importante para combater a discrepância entre o que é ensinado aos estudantes de odontologia atualmente e a realidade que eles encontram ao se formarem.

Oportunidades para implantação

A posição quanto ao estado atual de evidências e consenso internacional foi delineada nos capítulos anteriores de acordo com a estrutura apresentada na Figura 15.2. Esse "fluxograma" para o tratamento da doença cárie centrado no paciente possibilitado pelo ICDAS identifica os passos fundamentais que devem ser levados em consideração para a implantação. Isso deve ser feito de forma flexível a apropriada ao local, que ainda segue a liderança das evidências e pode ser atualizada com novos achados que são adicionados ao conhecimento sintetizado nas áreas especificamente cobertas.

Espera-se que a reunião das informações na forma de um livro possa, para alguns, auxiliar nesse processo de implantação. É o momento de abordar a questão da implantação, já que agora se tem uma visão purificada da comunidade científica sobre muitos aspectos da detecção, da avaliação, do diagnóstico e do monitoramento da doença cárie em seus vários estagios[9], bem como uma estrutura que busca facilitar as linhas de comunicação entre a epidemiologia, a pesquisa e o tratamento clínico apropriado da cárie.[1] Essas informações, a pesquisa do ICDAS atualizada e material de educação continuada, em várias línguas e a estão agora disponíveis na rede mundial de computadores, assim como os artigos originais.[10]

As oportunidades de implantação podem ser consideradas em todos os domínios da odontologia, mas aqui com o foco voltado para a prática clínica.

Prática clínica

Em nível governamental, agora há uma oportunidade de capitalizar a partir da política global da Organização Mundial da Saúde para a melhora da saúde bucal, originada na Sixtieth World Heallth Assembly de 2007, que adotou um plano de ação para a promoção de saúde e a *prevenção integrada de doenças*.[11] Esse plano afirma que, ao adotar políticas e estratégias para saúde bucal, deve-se dar ênfase especial à "construção de capacidade em sistemas de saúde bucal orientados à prevenção das doenças e ao cuidado básico" e que os "serviços de saúde bucal devem ser organizados desde a prevenção, do diagnóstico de da intervenção até a provisão de tratamento e reabilitação e do manejo dos problemas de saúde bucal da população de acordo com as necessidades e os recursos disponíveis".

Essas ideias estão bem de acordo com a promoção da odontologia minimamente invasiva pela International Dental Federation[12] e com o trabalho inicial realizado pela American Dental Association de revisão dos sistemas de classificação da cárie.

Em nível de prática odontológica, em muitos países há uma variedade de oportunidades para relacionar esses avanços às preferências dos pacientes e ao maior movimento em direção ao bem-estar e à saúde e à manutenção da saúde. Esse tipo de cuidado bucal tem sido encarado como edificador da prática clínica e, comparado à odontologia operatória e à anestesia local, tem dado aos pacientes o que eles desejam da odontologia moderna. Também há boa concordância com as mudanças observadas em muitos países no tipo de habilidade do profissional – com o cirurgião-dentista se comportando mais como um médico da boca na liderança das equipes de saúde bucal, concentradas na prevenção e no controle das doenças.[2]

Epidemiologia/saúde pública

Tem havido um número crescente de pesquisas epidemiológicas publicadas com a inclusão das lesões em esmalte e em dentina observadas em exame visual. Um exemplo notável é o mais recente National Child Dental Health Survey realizado na Islândia, que utilizou os critérios do ICDAS (Agustsdottir, comunicação pessoal). Os dados produzidos em tais levantamentos devem se enquadrar melhor nas necessidades de planejamento para os tipos de serviços odontológicos preventivos e restauradores que estão sendo comissionados e realizados do que as estimativas tradicionais que apenas registravam as cavidades que deveriam ser restauradas. A disponibilidade de recursos de educação continuada para o treinamento dos examinadores também auxilia na implantação.[10] Atividades por toda a União Europeia têm sido realizadas no sentido de utilizar a abordagem de inclusão de lesões iniciais nos estudos epidemiológicos[13] e também de aproveitar oportunidades de vigilância em saúde para reunir dados do ICDAS obtidos por cirurgiões-dentistas clínicos.[14]

Pesquisa

Tendo identificado uma série de prioridades de pesquisa nesse campo, a oportunidade de levar adiante as pesquisas e as inovações nas áreas em que são necessárias está clara para os pesquisadores, para as agências de financiamento e para a indústria da saúde bucal e seus parceiros.

Há uma quantidade de colaborações ativas nessa área, já existentes e em desenvolvimento, dentro da comunidade de pesquisa da cárie. Tem sido demonstrado interesse particular pelo sistema amplo e aberto do ICDAS, trabalhando juntamente com as redes de pesquisadores da European Organization for Caries Research e da International Association for Dental Research.

Ensino

Alguns anos atrás, no ensino da odontologia, Kidd e Fejerskov[15] publicaram um desafio para as faculdades de odontologia para que aceitassem a responsabilidade de mudar a atitude dos profissionais a fim de que refletissem as modernas evidências da cariologia e, em particular, reconhecessem que os esforços para inativar a progressão das lesões e evitar o desenvolvimento de cavidades são uma prioridade clínica. Nos últimos anos, parece ter havido uma resposta a esse chamado por alguns desses países nos quais a discrepância entre o ensino e a prática continua. As oportunidades incluem: o compartilhamento do material de pesquisa, como na criação do pacote de educação continuada a distância do ICDAS;[10] os planos para um currículo europeu de cariologia intermediado pela European Organization for Caries Research e a Association for Dental Education, na Europa, além da criação de um Cariology Special Interest Group na American Dental Education Association. Na Austrália, tem havido grande movimentação no sentido de adotar a odontologia minimamente invasiva na prática, e isso é percebido no desenvolvimento de estratégias preventivas baseadas em evidências para os profissionais, que recebem esse preparo já na faculdade.[16]

Desafios à implantação

Os desafios à implantação podem ser considerados em cada um dos domínios da odontologia, mas novamente damos ênfase à prática clínica.

Prática clínica

A filosofia intervencionista e restauradora que sustenta muitos sistemas odontológicos foi identificada como uma das barreiras fundamentais para a adoção de estratégias mais holísticas e preventivas de tratamento da cárie por muitos autores e autoridades. Esse é um sério desafio que necessita de soluções urgentes e criativas propostas por todos os envolvidos, incluindo as associações de profissionais. Em vários dos capítulos anteriores, foram identificadas barreiras específicas à implantação, e todas elas devem ser abordadas quando tiverem relevância, seja para uma prática específica ou em um país específico.

O mais notável é que os ensinamentos de um ícone da odontologia, Dr. G.V. Black, ainda exercem bastante influência 100 anos depois da publicação dos seus textos fundamentais sobre o tratamento restaurador da cárie. Pode-se supor que Black, pesquisador e observador perspicaz, atualmente estaria horrorizado se ainda fosse vivo e visse que o uso das evidências não avançou muito pouco em relação ao que se sabia 100 anos atrás. Black escreveu sobre a importância das cáries em esmalte e buscou dar a seus pacientes um cuidado preventivo e de longo prazo. Existe uma lacuna de disseminação no que diz respeito aos achados da cariologia e sua relevância clínica para muitos cirurgiões-dentistas clínicos. E é assim que as atitudes persistem, com muitos profissionais se concentrando apenas no cuidado restaurador da cárie. Essa postura está, inclusive, atraindo a atenção de outros profissionais, como dos que recentemente escreveram um editorial para médicos na revista *The Lancet*, afirmando que os cirurgiões-dentistas não estão adotando a prevenção.[17]

Evans e colaboradores[16] citam como "uma das muitas razões para a atitude atual" entre os que ainda se concentram no tratamento exclusivamente restaurador da cárie a confusão criada pela terminologia e no uso do termo "cárie dentária" para representar tanto a doença quanto sua manifestação. O glossário de termos específicos, apresentado no Capítulo 16, procura abordar essa questão importante, mas negligenciada.

Epidemiologia e saúde pública

Na epidemiologia e na saúde pública ainda existem muitos "conservadores" que, em termos de metodologia, estão atrelados ao passado, e alguns parecem presos a uma rotina de realizar apenas comparações retrospectivas sem nunca mudar seus critérios ou métodos. Existem problemas de comunicação a serem superados na coleta de dados sobre a cárie, que podem ser listados em detalhe e, paralelamente, recalculados em um *software* para comparar estimativas sobre o que poderia ter sido relatado caso intervenções mais precoces tivessem sido empregadas. Também existem desafios aparentemente renovados e continuados no ensino para assegurar que tudo seja mantido atualizado em termos de cariologia como disciplina e de acordo com as melhores evidências. Essa é uma problemática para os que comissionam e avaliam as intervenções clínicas para prevenção da cárie.

Pesquisa

Durante algumas décadas foram sentidas algumas ameaças à pesquisa da cárie no que se refere à garantia de financiamento para essa área de interesse em uma época na qual o fardo da doença e seus custos sociais em longo prazo[11,17] não eram bem compreendidos em todos os países. Essa é uma questão permanente que deve ser solucionada pelas organizações de financiamento para pesquisa.

Ensino

Em vários países surge uma preocupação com relação à aposentadoria de "cariologistas", quando estes não são substituídos por novos professores e pesquisadores na área. Essa é uma ameaça real quando cada vez mais se reconhece que é de vital importância comunicar o conhecimento científico atualizado sobre a cárie dentária para os estudantes de graduação e cirurgiões-dentistas formados, bem como para o restante da equipe de saúde bucal e geral.

O futuro

Se há de haver melhora sustentável na disseminação dos conhecimentos que temos, bem como melhora na detecção, na avaliação, no diagnóstico e no monitoramento da cárie para assegurar seu tratamento ideal e personalizado, então algumas das atividades incompatíveis descritas acima precisarão ser abordadas e corrigidas.

A Figura 15.1, baseada no modelo de Collaboration for Improving Dentistry, demonstra a forma pela qual vários processos relacionados à criação e síntese da evidência precisam ser sincronizados mais de perto e sistematicamente com a disseminação dos achados para todas as autoridades e a comunidade acadêmica. Ela também apresenta o desafio mais difícil de ser superado: a implantação para melhorar sensivelmente a interação paciente-profissional. Esse último elemento, no futuro, precisa ficar bem mais claro para todos aqueles que buscam melhorar o cuidado da cárie para os pacientes. No futuro, os ramos que constituem a cariologia, as "divisões" da prática clínica da epidemiologia/saúde pública, da pesquisa e do ensino, terão de se comunicar melhor e trabalhar de maneira mais próxima para colocar em prática sua potencial contribuição para a saúde bucal.

Como foi ressaltado na Introdução escrita por Pitts (9-22), também é importante ter consciência de que o foco clínico adotado por esse livro não deve, de maneira nenhuma, ser dissociado das missões paralelas do ICDAS (que são levar a uma melhor qualidade de informação para influenciar as decisões sobre o correto diagnóstico, prognóstico e tratamento clínico nos níveis individuais e de saúde pública) nos domínios da epidemiologia/saúde pública, da pesquisa clínica e do ensino da odontologia.

A Figura 15.2 utiliza a estrutura de tratamento da cárie possibilitada pelo ICDAS e centrado no paciente para identificar os passos fundamentais que devem ser abordados para alcançar a implantação ideal. Essa estrutura é interativa, e há necessidade de aumentar o foco no cuidado longitudinal e no plano de tratamento a longo prazo. A estrutura também deve orientar o cronograma de pesquisas nessa área.

Futuramente, a comunidade odontológica deve pôr em prática as evidências que possui na detecção, na avaliação, no diagnóstico e no monitoramento da cárie para assegurar um tratamento ideal e personalizado e avançar em direção a métodos inovadores de controle e remineralização de lesões cariosas que trabalhem de forma aceitável em todas as partes do mundo. É importante que, no controle da cárie, sejam levados em consideração os aprendizados dolorosos de algumas sociedades odontológicas ocidentais, para que os países emergentes passem direto para um modelo preventivo secundário, ligado à prevenção primária e também a outras profissões, a fim de obter máximo impacto sobre a saúde bucal e a saúde em geral.

O cronograma de pesquisas futuras estabelecido pela International Conference on Novel Anticaries and Remineralizing Agents[8] também é relevante aqui e se enquadra na estrutura da Figura 15.2. Esse grupo reconheceu que o objetivo é facilitar o controle da cárie durante vida toda, utilizando prevenção baseada em evidências, clinicamente eficaz e multifatorial, com o intuito de manter o processo de cárie em equilíbrio. Ao longo dos próximos anos, a comunidade de pesquisa odontológica dedicada a esse campo deve continuar a aplicar os novos conhecimentos e métodos de fora da odontologia e desenvolver estratégias para o controle da cárie que sejam eficazes para indivíduos, grupos e populações, utilizando protocolos comparáveis e consensuais.

Um novo e importante objetivo para o futuro também deve ser pesquisar como *colocar em prática os achados das pesquisas, com impacto no comportamento dos pacientes, dos profissionais e das autoridades políticas*. Esse cronograma de pesquisa translacional dos tipos 2 e 3 é necessário, caso se deseje compreender qual a melhor maneira de implementar na prática clínica rotineira os achados das pesquisas em cariologia.

Referências

1. Pitts NB: 'ICDAS' – an international system for caries detection and assessment being developed to facilitate caries epidemiology, research and appropriate clinical management. Community Dent Health 2004;21:193–198.
2. Pitts NB: Are we ready to move from operative to non-operative/preventive treatment of dental caries in clinical practice? Caries Res 2004;38:294–304.
3. Pitts NB: Understanding the jigsaw of evidence based dentistry. 1. Introduction, research and synthesis. J Evid Based Dent 2004;5:2–4.
4. Pitts NB: Understanding the jigsaw of evidence based dentistry. 2. Dissemination of research results. J Evid Based Dent 2004;5:33–35.
5. Pitts NB: Understanding the jigsaw of evidence based dentistry. 3. Implementation of research findings. J Evid Based Dent 2004;5:60–64.
6. Bonetti D, Pitts NB, Eccles M, Grimshaw J, Johnston M, Steen N, Shirran E, Thomas R, MacLennan G, Clarkson JE, Walker A: Applying psychological theory to evidence-based practice: identifying factors predictive to taking intra-oral radiographs. Soc Sci Med 2006;63:1889–1899.

7 Ekstrand KR, Christiansen MEC: Outcomes of a non-operative caries treatment programme for children and adolescents. Caries Res 2005;39:455–467.
8 Pitts NB, Wefel JS: Remineralization/desensitization: what is known now and what is the future? Adv Dent Res, 2009, in press.
9 Pitts NB, Stamm J: International Consensus Workshop on Caries Clinical Trials (ICW-CCT) – final consensus statements: agreeing where the evidence leads. J Dent Res 2004;83(spec iss C):125–128.
10 ICDAS – International Caries Detection and Assessment System. www.icdas.org.
11 Petersen P-E: World Health Organization global policy for improvement of oral health – World Health Assembly 2007. Int Dent J 2008;58:115–121.
12 Tyas MJ, Anusavice KJ, Frencken JE, Mount GJ: Minimal intervention dentistry – a review. FDI Commission Project 1-97. Int Dent J 2000;50:1–12.
13 European Association of Dental Public Health. www.eadph.org/.
14 Bourgeois DM, Christensen LB, Ottolenghi L, Llodra JC, Pitts NB, Senakola E (eds): Health Surveillance in Europe – European Global Oral Health Indicators Development Project Oral Health Interviews and Clinical Surveys: Guidelines. Lyon, Lyon I University Press, 2008.
15 Kidd EAM, Fejerskov O: Prevention of dental caries and the control of disease progression: concepts of preventive nonoperative treatment; in Fejerskov O, Kidd EAM (eds): Dental Caries – The Disease and Its Clinical Management. Oxford, Blackwell Munksgaard, 2003, pp 167–169.
16 Evans RW, Pakdaman A, Dennison PJ, Howe ELC: The Caries Management System: an evidence-based preventive strategy for dental practitioners – application for adults. Aust Dent J 2008;53:83–92.
17 Editorial – oral health: prevention is key. Lancet 2009;373:1.

N.B. Pitts
Dental Health Services and Research Unit, Univesity of Dundee
Mackenzie Building, Kirsty Semple Way
Dundee DD2 4BF (UK)
Tel. +44 1382 420067, Fax +44 1382 420051, E-mail n.b.pitts@cpse.dundee.ac.uk

16 Glossário de termos específicos

C. Longbottom[a] – M.-C. Huysmans[b] – N.B. Pitts[a] – M. Fontana[c]

[a]Dental Health Services and Research Unit, University of Dundee, Dundee, UK; [b]Department of Cariology & Endodontology, TRIKON: Institute for Dental Clinical Research, University of Nijmegen, Nijmegen, The Netherlands; [c]Department of Preventive and Community, Dentistry Oral Health Research Center, Indiana University School of Dentistry, Indianapolis, Ind., USA

A precisão na definição das palavras constitui elemento crítico em qualquer empreendimento científico; é essencial para a comunicação exata e efetiva entre os clínicos e, separadamente, com os pacientes. Existe uma enorme quantidade de literatura odontológica, se estendendo por mais de um século, que constitui pesquisa científica em evolução sobre a cárie e a cariologia, e que está repleta de definições confusas e, algumas vezes, contraditórias (explícitas ou implícitas) de muitas palavras. Infelizmente, no âmbito da literatura da cariologia existe até mesmo uma variedade de usos para a palavra "cárie" propriamente dita.[1] Isso leva a ambiguidade, confusões e falta de rigor científico, apesar dos grandes esforços dos pesquisadores em cariologia e de seus colaboradores e revisores. Na comunidade odontológica internacional, não existe um grupo de autoridades único e de reconhecimento generalizado que seja responsável por especificar (e manter) as definições mais importantes e essenciais com relação à cárie.

A tentativa de alterar essa situação se apresenta com muitos desafios, inclusive o de abordar as ambiguidades bem reconhecidas presentes no idioma científico internacional – o inglês – bem como questões de tradução relacionadas à existência de palavras em inglês que podem não ser fácil ou diretamente traduzidas para outro idioma. O estabelecimento de uma lista de definições internacionalmente reconhecida em relação à doença cárie exigirá acordo e cooperação entre grupos e indivíduos diversos.

Várias conferências de desenvolvimento de consenso, comitês de associações odontológicas nacionais, bem como outras organizações odontológicas, tentaram diversas vezes abordar esse problema debatendo e desenvolvendo definições que refletissem as evidências atualizadas em relação a vários aspectos específicos da doença cárie. Essas iniciativas incluem o International Consensus Workshop on Caries Clinical Trials realizado em 2002,[2] que reuniu 95 especialistas internacionais do meio acadêmico, empresarial e da comunidade regulamentadora, provenientes de 23 países diferentes. Após 25 apresentações de revisões das evidências, na forma de um *workshop* internacional de consenso, eles criaram, debateram e finalizaram declarações consensuais que concordavam com "a direção indicada pelas evidências". Uma das declarações mais importantes na área da terminologia da cárie foi a concordância de que "existe certa confusão com a terminologia empregada na literatura sobre o diagnóstico da cárie (o que deve implicar a soma de todos os dados disponíveis realizada por um indivíduo profissional), sobre sua detecção (que implica algum método objetivo para determinar a presença ou não de doença) e sobre a avaliação da lesão (que tem o objetivo de caracterizar e monitorar uma lesão, uma vez detectada)".[2]

O presente glossário constitui uma tentativa de compilar definições em relação a um número limitado de palavras comumente utilizadas na cariologia e no diagnóstico da cárie. Esta é meramente uma coleção de palavras centrais, mais relevantes para essa publicação e fundamentais para a compreensão da doença e de seu tratamento clínico.

São necessárias outras versões adicionais e expandidas para abordar (pelo menos) os quatro domínios reconhecidos da odontologia para o uso de tais termos – *prática clínica, pesquisa clínica, epidemiologia/saúde pública e ensino* – cada um deles apresentado diferentes necessidades. As definições devem ser:

- suficientemente breves e exatas para o clínico e o paciente;
- detalhadas e sem ambiguidade para o uso em pesquisa;
- específicas e compatíveis com o uso para populações em epidemiologia;
- amplas e mais fundamentadas no contexto do ensino.

Além disso, foram definidas exigências de para que esses termos ganhem sentido em países específicos, embora haja oportunidades significativas para a harmonização internacional desses termos fundamentais em um mundo cada vez mais globalizado. Em alguns casos, também haverá necessidade de incluir alguns sinônimos – o uso de lesão de cárie/cariosa em diferentes países é apenas um dos exemplos utilizados abaixo.

Esse trabalho de expandir um glossário comum está em andamento, com representantes do Sistema Internacional de Detecção de Avaliação da Cárie, da European Organization for Caries Research, a European Association of Dental Publie Health e a American Dental Education Association Cariology Special Interest Group. Somos gratos pela grande contribuição dessas organizações na confecção do glossário de termos importantes apresentado aqui.

O glossário não está organizado em ordem alfabética, mas, como o processo de cárie envolve os domínios físico e temporal, sendo dinâmico por natureza, iniciamos com a própria doença e o processo de cárie, avançando a seguir por meio de:

- definições relacionadas às lesões, sua detecção, avaliação (caracterização/ descrição) e diagnóstico;
- considerações sobre severidade/extensão e condições da superfície;
- considerações sobre atividade, comportamento das lesões e prognóstico.

A doença, o processo de cárie e os termos de alto nível

Cárie dentária, a doença

A cárie dentária constitui a destruição localizada de tecido duro suscetível pela ação dos subprodutos acidíferos produzidos pela fermentação bacteriana dos carboidratos da dieta.

(Essa definição foi utilizada em uma recente edição da revista *The Lancet* sobre a cárie dentária[3] e reflete a síntese das evidências internacionais, incluindo as apresentadas pela cariologia básica e clínica,[4] bem como as perspectivas microbiológicas.[5])

Processo de cárie

O processo de cárie é a sequência dinâmica de interações entre o biofilme e o dente que podem ocorrer ao longo do tempo sobre a superfície do dente e em seu interior.

(Essas interações químiobacterianas podem resultar em algum dano ou no espectro completo dos estágios de dano, variando desde a desmineralização inicial da superfície externa, em nível molecular, passando pela desmineralização subsuperficial produzindo a formação da lesão de mancha branca em esmalte, pela lesão com cavitação macroscópica, alcançando a dentina e provocando infecção pulpar, até a completa destruição do tecido dentário. A progressão implacável, passando por todos esses estágios de severidade da doença, *não* é inevitável.)

Lesão de cárie/ lesão cariosa

Uma lesão de cárie ou cariosa constitui alteração detectável na estrutura do dente, resultante das interações que ocorrem entre ele e o biofilme devido à doença cárie.

(Essas interações provocam mudanças na estrutura mineral do dente, bem como nas partes orgânicas bem menos abundantes da estrutura dentária.)

Detecção da lesão de cárie/cariosa

Um processo[2] que envolve o reconhecimento (e/ou o registro) tradicionalmente feito por meio visual ou físico, de alterações no esmalte e/ou dentina e/ou cemento, que apresentem características aparentemente causadas pelo processo de cárie.

Avaliação da lesão de cárie/cariosa

É a avaliação das características[2] de uma lesão de cárie, uma vez detectada. Essas características podem incluir parâmetros ópticos, físicos, químicos ou bioquímicos, como cor, tamanho ou integridade da superfície.

Diagnóstico de cárie

É a soma realizada por um indivíduo profissional de todos os sinais e sintomas da doença[2] para chegar à identificação da ocorrência passada e presente da doença cárie.

Avaliação das lesões de cárie

Severidade da lesão de cárie

O estágio da progressão da lesão ao longo do espectro de perda mineral, desde a perda inicial em nível molecular até a destruição total do tecido. Esta envolve elementos da extensão da lesão na direção da polpa e da perda mineral em termos de volume.

Extensão (pulpar) da lesão de cárie

Medida/mensuração física da perda mineral líquida na direção pulpar. Esta pode ser graduada, classificada ou medida em termos de frações da espessura do esmalte e/ou dentina que tenham sofrido perda mineral na direção pulpar.

Lesão de mancha branca

Uma lesão de cárie ou cariosa que alcançou o estágio em que a perda mineral líquida subsuperficial produziu alterações nas propriedades ópticas do esmalte, de tal forma que elas ficam visualmente detectáveis como perda da translucidez, resultando em uma aparência esbranquiçada da superfície do esmalte.

Lesão de mancha marrom

Uma lesão de cárie/cariosa que alcançou o estágio em que a perda mineral líquida subsuperficial em conjunto com a aquisição de pigmentos intrínsecos ou exógenos, produziu alterações nas propriedades ópticas do esmalte, de tal forma que elas são visualmente detectáveis como perda da translucidez e pigmentação marrom, resultando em uma aparência amarronzada da superfície do esmalte.
(Esta deve ser diferenciada do manchamento superficial.)

Lesão não cavitada

Uma lesão de cárie/cariosa cuja superfície se mostra intacta macroscopicamente.

Microcavidade/microcavitação

Uma lesão de cárie/cariosa cuja superfície perdeu seu contorno/sua integridade original, sem a formação de cavidade clinicamente visível.

(Esta pode ter a forma de um "alargamento" localizado na morfologia fissural do esmalte em uma lesão inicial em esmalte, e/ou de uma cavidade muito pequena sem dentina detectável em sua base.)

Cavidade/lesão cavitada

Uma lesão de cárie cuja superfície não se apresenta macroscopicamente intacta, que apresenta descontinuidade evidente ou o rompimento da integridade superficial; características estas observadas por meio óptico ou tátil.

Atividade de cárie, comportamento da lesão e prognóstico

Desmineralização

É a perda de material calcificado da estrutura do dente. Esse processo químico pode ser mediado pelo biofilme – isto é, como ocorre na cárie – ou mediado quimicamente – isto é, na erosão dentária – e por fontes exógenas ou endógenas de ácido – por exemplo, da dieta, do ambiente ou do estômago.

Remineralização

O ganho líquido de material calcificado no interior da estrutura dentária, substituindo o que havia sido perdido anteriormente por meio da desmineralização.

Atividade da lesão de cárie (progressão líquida)

A soma da dinâmica do processo de cárie resultando na perda líquida de material mineral em uma lesão de cárie ao longo do tempo – isto é, há progressão ativa da lesão.
(Embora uma lesão de cárie que esteja sofrendo remineralização líquida esteja em estado de "atividade" química – isto é, passando por mudanças e, assim, não se apresenta quimicamente estática – a definição acima foi elaborada especificamente para evitar uma possível confusão e registrar a realidade clínica de uma lesão em estado de progressão da doença, em oposição à regressão da doença.)

Lesão de cárie ativa

Uma lesão de cárie, a partir da qual, ao longo de um período específico de tempo, ocorre perda mineral líquida, isto é, a lesão está em progressão.
[Esta pode ser identificada das seguintes formas: (a) a caracterização da lesão em um ponto no tempo, utilizando parâmetros particulares da lesão indicativos de progressão, ou (b) comparação, em dois ou mais pontos no tempo, de parâmetros específicos da lesão ao monitorar a mesma.]

Comportamento da lesão de cárie/cariosa

O comportamento da lesão é definido em termos de quais mudanças, se há de fato alguma, ocorrem na condição de uma lesão ao longo do tempo em resposta ao equilíbrio entre a desmineralização e a remineralização.

[Uma lesão pode, entre dois pontos no tempo: (a) progredir (apresenta perda mineral líquida), (b) inativar, isto é, permanecer inalterada (estática/ estável), ou (c) regredir (apresenta ganho mineral líquido). Em outro ponto mais adiantado no tempo (terceiro ou subsequente), a lesão pode apresentar qualquer das alterações anteriores e, assim, pode (d) passar por oscilações em sua condição.]

Monitoramento de uma lesão de cárie/cariosa

A avaliação, ao longo do tempo, de uma ou mais características de uma lesão de cárie para detectar qualquer alteração que possa ter ocorrido nessa lesão.

(Este pode envolver a comparação de uma ou mais características, como a severidade ou a extensão ou a atividade de uma lesão.)

Lesão de cárie inativa

Uma lesão que não está sofrendo perda líquida de mineral – isto é, o processo de cárie nessa lesão específica não está mais progredindo.

(Isso pode ser avaliado por meio de comparação/monitoramento das características da lesão ao longo de um período de tempo específico ou da avaliação/determinação das características da lesão em um determinado ponto no tempo, características consistentes com aquelas de uma lesão inativa.)

Lesão de cárie remineralizada

Uma lesão de cárie que apresenta evidências de ter sofrido ganho mineral líquido – isto é, houve reposição do mineral que havia sido perdido devido ao processo de cárie.

Regressão da lesão de cárie

Ganho líquido de material calcificado na estrutura de uma lesão de cárie, repondo o mineral que havia sido perdido anteriormente com a desmineralização provocada pela cárie.

[Isso envolve uma alteração na área (bidimensional) e/ou no volume (tridimensional) das características minerais da lesão e pode levar a alterações na qualidade mineral.]

Prognóstico da lesão de cárie

O comportamento futuro provável de (ou o resultado clínico de) uma lesão de cárie específica, ao longo de um período de tempo determinado, avaliado por um clínico – levando em consideração a soma dos múltiplos fatores que influenciam a possível progressão, inativação ou regressão da lesão.

Definições e termos – esclarecidos e atualizados/ultrapassados e censurados

Várias formas de "senso comum" no uso de alguns termos odontológicos importantes relacionados à cárie persistem há décadas, e podem gerar confusão. Esta afeta não apenas a comunidade odontológica, mas também os pacientes atendidos, bem como o público e as autoridades políticas. Devido a essa confusão, em muitos casos é importante atualizar claramente as definições; em outros casos o uso de determinado termo não é mais apropriado. São dados três exemplos a seguir.

Odontologia minimamente invasiva

Este é um termo de vital importância, mas um dos que têm diferentes significados para diferentes profissionais no universo da odontologia. Sua definição deve ser esclarecida.

(A odontologia minimamente invasiva é sustentada pelas evidências mais recentes e pelo consenso internacional, sendo foco internacional de pesquisa da Fédération Dentaire Internationale,[6] por exemplo, e de outras instituições,[7] e continua sendo aprimorada. A abordagem da intervenção minimamente invasiva enfatiza a filosofia preventiva, a avaliação individualizada do risco, a detecção precoce e precisa das lesões e as tentativas de remineralização das lesões não cavitadas com a pronta realização de medidas preventivas, a fim de minimizar a intervenção operatória. Quando esta for inevitável, tipicamente em lesões cavitadas ativas, o procedimento utilizado deve ser o menos invasivo possível.

O que não tem sustentação por evidências ou consenso internacional, mas que algumas vezes é erroneamente denominado minimamente invasiva, é a atividade clínica na qual se busca pelas lesões pequenas, iniciais e inativas e, prematura ou desnecessariamente, elas são submetidas a intervenções operatórias.)

Livre de cáries

Este termo tem sido utilizado frequentemente para falar da avaliação realizada (em indivíduos ou grupos), mesmo quando o limiar diagnóstico empregado tenha sido "em dentina ou mais profunda", ignorando todas as fases de lesão inicial que também podem estar presentes. Atualmente, o termo deve ser evitado e outros mais precisos devem ser utilizados.

(Esse termo dá a impressão errada de que não há doença presente e pode confundir facilmente os cirurgiões-dentistas, os pacientes e as autoridades políticas.[8] Em tais circunstâncias, e também quando não forem utilizados auxiliares para detecção de cáries, como as radiografias, o termo "ausência de cárie dentinária evidente" tornou-se preferível hoje.)

Cáries ativas

Este termo costumava ser empregado em referência a qualquer lesão que houvesse chegado à dentina. Atualmente, as definições mais modernas de "atividade" já explicadas anteriormente devem ser utilizadas.

(Alguns cirurgiões-dentistas, nos domínios da prática clínica ou da epidemiologia, tradicionalmente utilizavam esse termo para descrever qualquer lesão em dentina, não especificando se a mesma estava progredindo ativamente ou inativa.)

Referências

1 Evans RW, Pakdaman A, Dennison PJ, Howe ELC: The Caries Management System: an evidence-based preventive strategy for dental practitioners – application for adults. Aust Dent J 2008 53:83–92.
2 Pitts NB, Stamm J: International Consensus Work-shop on Caries Clinical Trials (ICW-CCT) – final consensus statements: agreeing where the evidence leads. J Dent Res 2004;83(spec iss C):125–128.
3 Selwitz RH, Ismail AI, Pitts NB: Dental caries. Lancet 2007;369:51–59.
4 Fejerskov O, Kidd EAM (eds): Dental Caries: The Disease and Its Clinical Management. Copenhagen, Blackwell Munksgaard, 2003.
5 Marsh P, Martin MV: Oral Microbiology, ed 4. Oxford, Wright, 1999.
6 Tyas MJ, Anusavice KJ, Frencken JE, Mount GJ: Minimal intervention dentistry – a review. Int Dent J 2000;50:1–12.
7 Pitts NB: Are we ready to move from operative to non-operative/preventive treatment of dental caries in clinical practice? Caries Res 2004;38:294–304.
8 Pitts NB, Longbottom C: Preventive care advised (PCA)/operative care advised (OCA) – categorising caries by the management option. Community Dent Oral Epidemiol 1995;23:55–59.

C. Longbottom
Dental Health Services and Research Unit, University of Dundee
Mackenzie Building, Kirsty Semple Way
Dundee DD2 4BF (UK)
Tel + 44 1382 420064, Fax +44 1382 420051, E-mail c.longbottom@cpse.dundee.ac.uk

Índice de nomes

Amaechi, B.T. 196

Bonetti, D. 196

Clarkson, J.E. 196

Eggertsson, H. 110
Ekstrand, K.R. 71, 157, 164
Ellwood, R. 50, 60

Ferreira-Zandona, A. 110
Fontana, M. 99, 218
Freeman, R. 121

Huysmans, M.-C. 218

Ismail, A. 121

Kambara, M. 164

Longbottom, C. 60, 157, 164, 218
Lussi, A. 50, 60

Martignon, S. 71

Neuhaus, K.W. 50, 60
Ngo, H. 196-197

Pitts, N.B. 9, 23, 50, 71, 136, 152, 172, 182, 207-208, 218

Richards, D. 136
Ricketts, D.N.J. 172, 182

Topping, G.V.A. 23
Twetman, S. 99

Zero, D.T. 71, 157, 164

Índice

Abrasão a ar, remoção da cárie 183-185
Amálgama, tendências no uso 177, 178
Atividade da lesão de cárie
   avaliação, *ver* Avaliação das lesões de cárie
   definição 221
   pesquisas futuras 95
Avaliação da lesão de cárie
   características anatomopatológicas
     cárie coronária primária 74, 75
     lesão primária de cárie radicular 76, 77
   condição gengival 79
   definição 221
   determinantes de suscetibilidade 80
   estudos de confiabilidade e precisão para sistemas de classificação
     estudos clínicos 87-90
     estudos *in vitro* 81, 91
     lesões de cárie radicular 90, 91
   placa
     estagnação 78, 79
     presença 77, 79
Avaliação do risco de cárie
   ensaios longitudinais
     achados
       cárie radicular em adultos 105-106
       crianças pequenas e em idade pré-escolar 104-106
       efeitos na idade pós-eruptiva 104-105
       em idade escolar e adolescentes 105
   lista de verificação dos fatores modificadores 201-203
   termos 102, 103

Brocas rotatórias poliméricas, remoção da cárie 184, 185

Cárie ativa, definição 222
Cárie da primeira infância (CPI)
   definição 111
   padrão na dentição decídua 111

Cárie radicular
   avaliação da atividade 90, 91
   avaliação do risco em adultos 106
   características anatomopatológicas das lesões primárias de cárie radicular 76, 77
   detecção com monitor eletrônico da cárie 66
Cárie dentária, definição 220
Cariograma, programa 107
Carisolv, remoção químio-mecânica da cárie 183
Cavidade, *ver também* Tratamento operatório
   cavidades cariosas profundas, tratamento 186, 187
   Classificação de Black
     desenho da cavidade 174-177
   definição 222
Cirurgia, *ver* Tratamento operatório
Classificação de Black 173-175
Comportamento, *ver* Comportamento da lesão de cárie; Comportamento do paciente
Comportamento da lesão de cárie, definição 223
Comportamento de saúde, *ver* Comportamento do paciente
Comportamento do paciente
   comportamentos de saúde, definição 122, 123
   conceitos de necessidade 125, 126
   modelo KAB 121
   modelos
     modelo da crença em saúde 123, 124
     teoria da autoeficácia 125
     teoria do comportamento planejado 124
   objetos de avaliação e suposições profissionais 126, 127
   promoção de mudança de comportamento
     entrevista motivacional
       componentes 128, 129
       fase 1 129, 130
       fase 2 130
       fase 3 130
       fase 4 131
       fase 5 131

modelo transteórico
  ação e manutenção 132
  contemplação 133
  pré-contemplação 132
  preparação 133
  recaída 133, 134
  visão geral 129, 132
Coroas metálicas pré-formadas (CMPs)
  tratamento preventivo 168
Cubo da cárie, conceito 14, 153, 154
Cuidado em nível básico (CNB)
  considerações sobre implementação 156
  impacto da avaliação/diagnóstico incorreto da lesão 155
  mudança na condição de risco de cárie 155

Dentina, alterações na cárie coronária primária 75
Desmineralização, definição 222
Detecção da lesão de cárie, *ver também* Sistema Internacional de Detecção e Avaliação da Cárie
  auxiliares tradicionais para detecção
    radiografia interproximal 52-58
    sondagem 50-52
    transluminação por fibra óptica 57, 58
  definição 220
  novos auxiliares para detecção
    fluorescência a *laser* 60-64
    fluorescência quantitativa induzida por luz 63-65
    monitor eletrônico da cárie 66, 67
    radiografia de subtração 65, 66
  sistemas de detecção clínica visual 23, 24
Detecção visual, *ver* Detecção da lesão de cárie
Diagnodent, remoção da cárie 186, 187
Diagnóstico de cárie, definição 220

Enamelon, promoção de remineralização 166
Entrevista motivacional
  componentes 128, 129
  fase 1 129, 130
  fase 2 130
  fase 3 130
  fase 4 131
  fase 5 131
Escavação em passos da cárie 189-191
Esmalte
  alterações na cárie coronária primária 74, 75
  hipoplasia 116

tratamento com *laser* 167, 168
Espessura de dentina residual (EDR)
  mensuração 187
  tratamento das cavidades cariosas profundas 186, 187
Extensão da lesão de cárie, definição 221

Fatores de risco para cárie 100, 101
Flúor
  aplicação com dispositivos de liberação lenta 165, 166
Fluorescência a *laser* (FL), detecção da lesão de cárie 60-63
Fluorescência quantitativa induzida por luz (QLF), detecção da lesão de cárie 63-65
Fosfato de cálcio, promoção da remineralização 166

Gengiva, condição e avaliação da atividade da lesão 79

Lesão de cárie ativa
  abordagens diagnósticas 73
  características anatomopatológicas
    cárie coronária primária 74, 75
    lesões primárias de cárie radicular 76, 77
  definição 222
  exemplos 72
Lesão de cárie inativa
  características anatomopatológicas
    cárie primária de coroa 74, 75
    lesões primárias de cárie radicular 76, 77
  definição 222
  inativação ou remineralização da lesão 116, 117
Lesão de cárie remineralizada, definição 223
Lesão de mancha branca, definição 221
Lesão de mancha marrom, definição 221, 222
Lesão não cavitada, definição 221
Livre de cáries, definição 224

Microcavidade, definição 221
Modelo da crença em saúde (HBM) 122-124
Modelo de Colaboração para Melhorar a Odontologia 208-210
Modelo KAB 121
Modelo transteórico (TTM)
  ação e manutenção 132-134
  componentes 131-133
  contemplação 132, 133

pré-contemplação 132
preparação 133
recaída 133, 134
Monitor eletrônico da cárie (MEC)
  detecção da cárie de raiz 67

Novamin, promoção de remineralização 166

Odontologia minimamente invasiva
  definição 224
  perspectiva histórica 177
  preparo tipo túnel 178, 179
Organização Mundial da Saúde (OMS), sistema de detecção e avaliação da cárie 45, 46

Padrões, cáries
  dentição decídua 112
  dentição permanente 113
  efeitos da hipoplasia do esmalte 116
  efeitos da má-oclusão 116
  estágio eruptivos 113
  inativação ou remineralização da lesão 116, 117
  lesões cavitadas e não cavitadas 115
  molares permanentes e época de irrupção 114
  suscetibilidade das superfícies dentárias 114, 115
  velocidade de progressão 115
Período de erupção
  avaliação do risco 104
  molares permanentes e época de irrupção 114
  padrão da cárie na dentição decídua 112
Placa, avaliação da atividade da lesão
  estagnação bacteriana, 79
  presença 77, 79
Plano de tratamento
  tratamento abrangente 11
  evolução 137-139
  importância 140
  Sistema Internacional de Detecção e Avaliação da Cárie
    estrutura 137-139
    informações relacionadas à lesão 143-146
    informações relacionadas ao paciente 146, 147
    plano 147-149
  plano de tratamento personalizado
    avanços
      Estados Unidos 142, 143
      Reino Unido 140, 141
    questões sobre a implementação 150

questões para pesquisa 149
estrutura clínica para implementação para 16
Preparo cavitário com *laser* 185, 186
Preparo tipo túnel, odontologia minimamente invasiva 178, 179
Probióticos, tratamento preventivo 167
Prognóstico da lesão de cárie, definição 224

Radiografia, *ver* radiografia interproximal; radiografia de subtração
Radiografia de subtração, detecção da lesão de cárie 65, 66
Radiografia interproximal
  decisões do tratamento 55
  digital ou convencional 53, 54
  fatores de qualidade diagnóstica 52, 53
  frequência 54
  interpretação 54, 55
Recaldent, promoção de remineralização 166
Regressão da lesão de cárie, definição 223
Remineralização
  definição 222
  inativação ou remineralização da lesão 116, 117
Risco, definição 99

Scottish Dental Clinical Effectiveness Program (SDCEP)
  esquema de classificação das recomendações 18, 19
  níveis de recomendação para tratamentos preventivos 160
Selantes, *ver* Selantes proximais; Selantes de fissuras
Selantes de fissuras, taxa de retenção 188
Selantes proximais, tratamento preventivo 165
Severidade da lesão de cárie, definição 221
Sistema de retornos
  experiência do Reino Unido 198-205
  impacto positivo 196-198
  lista de verificação dos fatores modificadores para avaliação do risco 201-203
  recomendações quanto ao intervalo de retornos 199-202
Sistema Internacional de Detecção e Avaliação da Cárie (ICDAS)
  aplicações
    ensino 18, 28, 29
    epidemiologia 18, 19, 29
    pesquisa clínica 20, 28

prática clínica 27, 28
códigos
    códigos de severidade
        Código 0 32, 33
        Código 1 32, 34, 35
        Código 2 34, 35
        Código 3 35-37
        Código 4 36, 37
        Código 5 36, 37
        Código 6 38, 39
    condições da restauração
        cárie adjacente a restaurações e selantes 38, 39
        Código 0 41
        Código 1 42
        Código 2 42
        Código E 41
    lesão cariosa radicular 39, 40
    estágios 31
códigos e opções tradicionais de prevenção
    0-6 anos 159
    6-12 anos 159
    12-20 anos 160
    20 anos ou mais 161
comparação com o sistema da Organização Mundial da Saúde 45, 46
estrutura 137-139
estrutura clínica para implementação do tratamento 14, 16, 17
concordância entre as classificações de Mount-Hume 174-176
exame
    condições 29, 30
    fora da clínica 30, 31
incorporação ao plano de tratamento 137-139, 147-149
informações relacionadas à lesão 143-146
informações relacionadas ao paciente 146, 147
perspectiva histórica 24-26
pesquisas
    prioridades de implementação 46
    prioridades de pesquisa 46
reprodutibilidade, sensibilidade e especificidade 42-45
tratamento personalizado da cárie
    implementação, *ver* Tratamento personalizado da cárie 137
visão geral 9

Smartprep, remoção da cárie 184, 185
Sondagem, detecção de lesão de cárie 50, 62
Sonoabrasão, remoção do tecido carioso 182
SS White, remoção da cárie 184, 185
Streptococcus mutans
    colonização da boca 111, 112

Técnica de Hall, *ver* Coroas metálicas pré-formadas
Teoria da autoeficácia 125
Teoria do comportamento planejado (TPB) 124
Terapia com ozônio, tratamento preventivo 167
Transluminação por fibra óptica (FOTI), detecção de lesão de cárie 57, 58
Tratamento da cárie pela avaliação do risco (CAMBRA) 142
Tratamento operatório
    abrasão a ar 184, 185
    brocas rotatórias poliméricas 184, 185
    Carisolv e remoção químico-mecânica da cárie 183, 184
    cavidades cariosas profundas 186, 188
    classificações das lesões no Sistema Internacional de Detecção e Avaliação da Cárie 173-176
    extensão da remoção da cárie
        escavação em passos 189-191
        estudos com selantes de fissuras 188
        novas abordagens 186, 187
        remoção ultraconservadora 188, 189
        revisão sistemática da remoção completa *versus* remoção ultraconservadora 191-193
        tratamento tradicional 180, 186, 187
    materiais restauradores 177, 178
    preparo cavitário com *laser* 185, 186
    preparo tipo túnel 176, 178
    princípios de Black para o desenho do preparo cavitário 176, 177
    sonoabrasão 182
    uso da resina composta e impacto sobre o desenho da cavidade 178
Tratamento personalizado da cárie
    implementação por meio do Sistema Internacional de Detecção e Avaliação da Cárie
        desafios
            ensino 213-215
            epidemiologia/saúde pública 212, 213
            pesquisa 213
            prática clínica 214

oportunidades
  ensino 213, 214
  epidemiologia/saúde pública 214
  futuro 215, 216
  pesquisa 212-214
  prática clínica 214-215
  visão geral 208
modelo de Colaboração para Melhorar a Odontologia 208-210
odontologia baseada em evidências 208-209
plano de tratamento, *ver* Plano de tratamento
situação atual 211
tipos de medicina de tradução 209
visão geral 208
Tratamentos preventivos
  aplicação de flúor com dispositivos de liberação lenta 165, 166
  categorias de prevenção 157, 158, 164
  ciclo/espiral restaurador/a 160, 162
  classificação 158
  códigos do Sistema Internacional de Detecção e Avaliação da Cárie e opções tradicionais de prevenção
    0-6 anos 159
    6-12 anos 159
    12-20 anos 160
    20 anos ou mais 161
  coroas metálicas pré-formadas 168
  fosfato de cálcio amorfo 166
  novas abordagens à prática preventiva 168, 169
  pesquisas futuras 161, 162, 170
  prioridades de implementação 170
  probióticos 167
  Scottish Clinical Effectiveness Program, classificação dos níveis de recomendação 160
  selantes proximais 165
  terapia com ozônio 167
  tratamento do esmalte com *laser* 167, 168

World Health Assembly, plano de ação em saúde bucal 10

IMPRESSÃO:

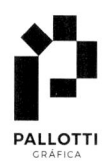

PALLOTTI
GRÁFICA

Santa Maria - RS | Fone: (55) 3220.4500
www.graficapallotti.com.br